癌症疗愈录

肿瘤门诊叙事纪实 二

主审

何裕民

主编

李厚光

副主编

金泉克　杨　涛　李颖菲

编委

陈秋月　王东径　原永鹏
逢晓娟　顾　艳　万启晶
邬　兰　孙娜娜

CTS K 湖南科学技术出版社 · 长沙

图书在版编目（ＣＩＰ）数据

癌症疗愈录：肿瘤门诊叙事纪实．二／李厚光主编．长沙：湖南科学技术出版社，2024．9．-- ISBN 978-7-5710-3244-9

Ⅰ．R73

中国国家版本馆 CIP 数据核字第 2024KS0528 号

AIZHENG LIAOYU LU——ZHONGLIU MENZHEN XUSHI JISHI ER

癌症疗愈录——肿瘤门诊叙事纪实二

主　　编：李厚光

出 版 人：潘晓山

策划编辑：梅志洁

责任编辑：白竹汀

出版发行：湖南科学技术出版社

社　　址：长沙市芙蓉中路一段 416 号泊富国际金融中心

网　　址：http://www.hnstp.com

湖南科学技术出版社天猫旗舰店网址：

　　　　　http://hnkjcbs.tmall.com

邮购联系：0731-84375808

印　　刷：长沙超峰印刷有限公司

　　　　　（印装质量问题请直接与本厂联系）

厂　　址：宁乡市金州新区泉洲北路 100 号

邮　　编：410600

版　　次：2024 年 9 月第 1 版

印　　次：2024 年 9 月第 1 次印刷

开　　本：710 mm×1000 mm　1/16

印　　张：21

字　　数：243 千字

书　　号：ISBN 978-7-5710-3244-9

定　　价：59.00 元

序一

袁钟

北京协和医学院教授

中国协和医科大学出版社原社长

中国医学科学院健康研究中心原主任

上海中医药大学何裕民教授是我尊敬的好教师、好医生和好兄长，我们已熟识且深交近四十年。除涉及多个领域研究外，他临床长期从事中西医结合治疗肿瘤的工作，其特点是擅长从生物－心理－社会－环境层面捕捉和分析临床信息，并提出独到的解决方法。三十多年来，我向众多癌症晚期患者推荐何教授，有效果不错的，无力回天的也不少，但当事人及家属都感觉医生尽心尽力了。不由想起北京协和医院郎景和院士那句话："我不一定能治好你的病，但我一定好好治你的病。"更让我动容的是，几年前我俩在上海小聚，席间谈到他努力治疗的一位患者最后还是走了，说着说着，他掩面而泣。我很吃惊，从医近五十年啦，本应见惯了生与死，可他还是为患者离去如此痛苦和难受，何等的担当？何等的恻隐？让我感受颇深。

何裕民教授邀请我为他主审的新书写序，我欣然接受。

多年来，全球各地和中国死亡人数最多的疾病中，必有癌症。近五十年世界各国——尤其是美国——投入了大量资金和人力研究癌症，试图加以有效防治，甚至希望加以战胜，但至今为止，并无显著突破。人类大概知道癌症与遗传因素有关，与接触致癌物质有关，与不良生活行为有关，与不健康饮食有关，等等，但特异性很强的因素目前仍然模糊。

20世纪70年代，美国著名学者恩格尔（Engel G.L.）强调医学模式亟须转变，即从生物医学模式转为生物－心理－社会医学新模式。他认为：也许这种转变会引导科学家、医学家们更清晰地认识包括癌症在内的各种常见慢性病的本质特点及相关的影响因素，从而才能更卓有成效地加以防范或纠治。世界范围内，人们对这一说法表示高度赞赏，并许诺积极加以奉行，努力地改弦更张，践行生物－心理－社会医学新模式。可是，人们期盼的这类新临床模式之嬗变，全球范围内至今并没有真正地发生。人们还是揣着新目标，却依然走着熟悉的老路——几乎所有关乎癌症的研究、探索及防治措施的实施等，依旧仅仅聚焦且只是着眼于患者的生物学之一隅，视域不能超脱生物学之外。

何裕民教授曾是中华医学会理事兼心身医学分会主任委员，并荣膺中国首届心身医学终身成就奖。显然，这类对他的极高学术嘉奖，源自其身体力行，践行着新的医学模式，临床切实地重视对患者生物、心理、社会和环境等多方面信息的捕捉和分析，有机地融汇到具体患者的实践全过程，并创造性地实施个性化、全身心的纠治。我多次注意到他在临床诊疗同时，着眼于患者生活性别、年龄和职业与癌症等的错综关系，并关注患者家庭压力、工作压力和社会压力等与他所患之癌之间的可能关联性；他尤其汲汲于患者生理、心理、家庭和社会的完整回归，并兼顾了患者生活背景的风俗习惯、宗教信仰等因素与癌症防治和康复瓜葛的破解，且匠心独具地加以改善。

显然，何裕民教授长期以来在中西医结合诊疗癌症方面进行多元、多维且多层面的创造性探索，硕果累累——中国首届心身医学终身成就奖是其结晶之一；他数十年来在临床肿瘤界名声显赫，多年来"一号难求"，求治者来自天南海北、境内域外，也是结晶之一；李厚光先生主编《癌症疗愈录——肿瘤门诊叙事纪实》（第一、第二辑）集中了37例案例，更是叙事性、纪实性的结晶体现。

原国家卫生部有位老领导曾发问：科技越来越进步，医疗越来越发达，为什么各种慢性病的患者却越来越多？他的发问当然涉及癌症。想起当年，我们《癌症进展》杂志组织中国科学院众多乳腺癌患者座谈癌症预防，面对高知们，我们从生物层面讲完科学预防知识后，没想到，患过乳腺癌的女科学家们却告诉我们，她们患癌症的真正原因并不在生物学层面，而在"生气，着急，心累"，完全是脱离生物学层面的归因，都涉及心理、社会和环境等非生物学因素。这些具有高知身份的当事人的切身体验，全然颠覆了在座医学家们的固有成见，迫使我们对人所患之慢性病——尤其是癌症——亟须做出全方位的新思考。且需大大拓展视野，亟须超越纯生物医学之局限。

这又令我记起世界著名物理杂志《物理世界》（*Physics World*）谈及癌症时，强调："癌症是机体应对压力及物理作用后的组织系统性响应。"更想起了我的好友、著名哲学家赵汀阳在《坏世界研究》中认为："经济社会是'亲情、爱情和友情等大幅度贬值之社会'，无情的经济社会，人与人之间信任度降低，许多依靠信任维系的人际关系瓦解，从而使生活在其间的人更孤独、更无助、更冷漠、更焦虑、更恐惧等，这必然导致许多心身疾病及慢性病的泛滥。"这在癌症领域，尤为突出。若对这些因素不加以兼顾，只会盯着癌瘤看，那么，癌防治的事倍功半，或劳而无功，就是必然的结果！这，就是人们现在深陷于癌症防治困境与泥潭的深层次痼疾所在！

有机会细读何裕民教授主审的新书《癌症疗愈录——肿瘤门诊叙事纪实二》，更是加深了这层认识。该书以叙事及纪实方式，展现了与癌相关的方方面面，甚至犄角旮旯等；乍一看，似很琐碎，其实内在有着关联性，给人一个与癌症等慢性病相关的、逐渐凑齐了的"全景图"，且涉及了种种颇为有效的应对之策。因此，本书不仅能够完善人们对癌症是慢性病的相应认知，且可以启迪有效应对；能在更开阔的视野，触及更深领域的同时，获得许多启发及智慧，增强癌症应对时众人的从容与自信，从而倍增多方面获得感。不得不说，这还是得益于何教授厚实的中西医学文化底蕴，尤其是在中医学的造诣。因为《黄帝内经》就强调"为医"需"上知天文，下知地理，中知人事，可以长久"。

这又使我想起 2006 年随中国肿瘤代表团访问加拿大一事。加拿大多个肿瘤医院都邀请我们帮他们筹建中医科，我还与何教授多次谈及此事。更想起北京协和医学院资深的肿瘤科西医大夫王颖轶教授，跻身主任医师后却认真努力拼搏多年，考取中医师执业证书之事；还想起了重庆万州三峡中心医院（西医医院）有四个临床医生"一号难求"，其中三个是中医，最年轻的是中医肿瘤专家魏大夫……这些都说明：世界范围内，业内专业人士高度认同了中医学在肿瘤防治中的潜在意义及价值，并提示肿瘤临床医学正在探索过程中，中国肿瘤临床医学也在探索过程中，而以中医学为背景的临床肿瘤医学及医生们更卓有成效地探索，"各美其美，美美与共"，人们将借助以往的经验及成果积累，绘制更美好的癌症防治前景。其中，发掘中医学这方面智慧及经验，并令其发扬光大，可以闪耀出无与伦比的价值及现实意义！而经历了 40 多年不懈探索的何裕民教授，其主审的《癌症疗愈录——肿瘤门诊叙事纪实》等，就是其中精华之萃取与完美之展现，值得珍视。

细读后，深感《癌症疗愈录——肿瘤门诊叙事纪实二》可令众人获益——患者读后可从成功康复案例中汲取养分，引为楷模，激励自我更好地康复；家属及关注者可从中了解各种相关细节，以更好地呵护、指导、帮助亲友走出困厄，少走弯路；医者读后则可开阔视野，跳出纯生物医学窠臼，从而更自信且多维地关注患者，提升医疗效果；**医学研究者**或其他各科的关注者则可拓展思路，在相关研究及工作中获得启发，以适应未来健康及医疗发展之大势！

总之，本书可以令人开卷有益！

2024 年 6 月 10 日于北京

序二

何裕民

上海中医药大学教授，博士研究生导师
中华医学会心身医学分会前任会长
中国健诺思医学研究院创始人

我对叙事的关注，始自心理学。

1975 年，在那个特殊年代，我的大学梦阴差阳错地被指定学习医学，而且是没有丝毫感觉的中医学。我原本对工/理科很感兴趣，对医学却兴味索然。可在那个特殊年代，我并没有选择的自由及权利。恢复高考时（1977 年），我提出重新报考，再行选择，一心想逃离中医，但被学校的工宣队主管骂了一通，只能作罢。恢复研究生考试（1978 年），我大学还没毕业，考取了西医院校研究生，却非让我调剂回中医院校。心有不服，但也只能无奈顺从。

既然只能干中医，且被指定留校从事教学及研究，我就开始找寻并聚焦兴趣点。插队落户时闲暇无事，看了不少杂书，哲学、文学、医学、心理学，均有涉猎。那时注意到中西医学研究的对象都是"人"，朦胧中感到西医对"人"不够看重，遂萌生研究"人"的兴趣，希望通过对"人"的关注，找到中西医交融的切入点。当时，社会上中西医对立并不明显，较为和谐。要关注人，最好的切入点就是心理。20 世纪 70 年代末，整个社会刚刚开放，对心理问题并不重视。故读研究生聚焦研究课题时，导师裴沛然教授给我定的是研究特异功能（当时人体科学热），我婉拒了，选择了心理情绪与疾病关系的研究。这开始了我从心理角度介入医学的最初努力，也让笔者在中国心身医学发展过程中出了点微薄助推之力。

临床中，笔者注意到要治好人的病，首先要了解他是怎样的人，这也是中医学传统。然而，"怎样的人"并没有明确的界定，也没有其鲜明的物理学/生物学特征，只能从其个性、心理、行为、举止及应对方式等多维度着手。那些，只能是现象学（或曰唯象）层面，没客观标准，也没有公认的评价及相应的理论体系。很大程度只是凭借生活经验及阅历，但这不等于说它不重要。相反，"知道他是谁，比知道他生了什么病更重要！"越来越强烈地成为我的临床座右铭。

一切都在朦胧中孕育着，意识和兴趣等，却并不很清晰。

1998 年，我诊疗了一位特殊患者，医患交往过程中收获颇多，我猛然开窍，形成了较为清晰的思路与方法。该患者叫水谷照彦，是日本大阪八尾市议员，精于模具加工的企业家、社长（类似中国的董事长），在日本模具加工界颇有影响。他得了晚期胰腺癌伴胃转移，胃内还有原发性腺癌病灶。被日本当地（东京和大阪）医生直截了当地判为没治疗价值了，一致认定仅剩 3 个月寿限，他却自我症状感觉不明显，于心不甘。正好有亲属在北京中医药大学读书，建议他不妨来中国试试，并向他推荐了我。9 月下旬他通过多种途径找到了我。

初见水谷照彦先生时他六十多岁，一脸阴沉、严肃，不苟言笑，整个诊疗过程只是一问一答，没有多余的一句话。我看检查报告，胃镜提示有两个病灶：一个是原发灶；一个是外壁顶上来的，可能和胃壁外的胰头肿块有关。活检提示后一个病灶是胰腺癌来源的。胰腺癌的特异指标糖类抗原 19-9（CA19-9）高达 1 200 多，可见，胰腺癌的诊断非常明确。细细询问，他从不喝酒、不抽烟，没暴饮暴食史，也从无胃痛史，与教科书描写的没有相同之处。唯一的特点是性格特别沉闷，言语相当理性（也可能与患病后特别郁闷有关）。当时，我已有数十例胰腺癌康复的治疗经验，遂好言相劝，提醒他短期内（半年内）别太注意该指标。因为经验告诉我指标短期内只会上升，建议他隔三岔五找我会诊一下。他应允了，几乎每3周从大阪飞上海一次。

水谷照彦先生的严谨较真，可举一例说明：他第二次取药就提示我，开完剂量即可，无须分别打包。原来，他自己根据处方剂量，用天平一味味称重后再分别包装（中国的药房分药，大都是凭经验）。而且，其随从告诉我，水谷照彦先生煎煮药时旁边放置定时器，喝药时间也严格按照医嘱规定，严格定时。可以说他是我见过的几万名患者中最严谨、最遵循医嘱者。这也许是日本人个性使然，也许是模具精加工的工作特征使然。总之，在水谷照彦先生身上，我理解了什么叫一丝不苟的工匠精神。

三四次后，CA19-9指标还在升，升到了4 000多，他依然3周一次来就诊。过了元旦，他又来复诊，这次CA19-9已不再上升了，他似乎话语多了起来。那年的春节，是2月中旬。春节前几天他又来了，兴冲冲地。原来这次日本做的CA19-9指标没上升，反倒下降了，故看上去他有了笑容。我建议他别急忙回去，到上海华东医院再做一次，同时做个胰腺B超和胃镜。他在银河宾馆住下了，几天后结果出来，约我在银河宾馆再次会诊，房内有六七个人。我看着几份报告，CA19-9指标进一步下降，且幅度颇大；胰腺肿块没长大；两次胃镜照片比较，原发胃癌灶消失了，转移灶也变平坦了。

看着这些，我颇兴奋，说了句很有技巧的话："社长，你安全了……"没想到此话一出，素来不苟言笑、严肃寡语的他，居然"哇"的一声，大哭起来，弄得在场者很是尴尬。几分钟后，他停住了，擦着泪，轻声且谦卑地说："抱歉抱歉，我失态了，我失态了。"通过翻译，他告诉我：这些天，他天天在算；掰着手指数数字，日本医生说他只有3个月寿限，而4个多月后的140天，中国医生却告诉他安全了，故控制不住，失态了。其

9

实，是强压抑着的那个情绪爆发了，释放了。此后，借助翻译，我们成了无话不谈的好友。2000 年末，他在上海嘉定投资的模具项目也正式启动了，我还被邀请参加了颇为隆重的启动仪式。

此后，水谷照彦先生还邀请我去了大阪，参观他的企业，并带我在日本四处参观。交流中得知他确实没有易被胰腺癌盯上的任何坏习惯，也没有家族史，只是这些年压力特别大，拼命工作。须知，20 世纪 90 年代正好是日本经济大萧条时期，公路边上到处挂着"壳"（日语中"卖"字）的大幅招牌。他经营的模具株式会社面临市场危机，陷入困境，几百员工要失业，他是顶梁柱，经营压力特别大……三四年内没松弛过一天。加上本身做事特别顶真，一板一眼，不知不觉中被这个病盯上了。

此后，借助交流叙事，类似案例我遭遇很多。遂在 2004 年前后接受媒体记者采访时，提出难以排遣的压力等也常是许多癌（尤其是胰腺、乳腺、卵巢等与内分泌密切相关的癌）的触发因素，因为临床很常见。可惜眼里只有生物模式的主流医学，对此视而不见。

水谷照彦先生邀请我去日本之际，他亲自陪同观看游玩多地，精神抖擞。不再像以前那样，只知闷头工作，而是经常打高尔夫球、开私家游艇出海。总之，他康复得很好。自从他在银河宾馆失声痛哭后，所有认识他的人都说"社长变了"。他完全变成另一个人——话多了，笑声多了，笑脸多了。以至于合资企业的中国员工私下悄悄地谢我，说社长及日本主管对他们的态度也明显温和友善多了。从心理学角度来说，他郁闷日久的情结一旦释放，即可获得超常正能量。

早期的癌症教科书总是说胰腺癌有几大危险因素，但在对 5 000 多例该病患者诊疗中，我们觉察到许多可能的危险因素被忽略了。该案例强烈提示：胰腺癌除与膏粱厚味（饮食）、烟酒、基因（那时基因概念并不强烈）、慢性胰腺炎反复发作等有关外，还存在着一些潜在的关联性——如难以排遣的压力、性格及胆道慢性炎症等（后者多见于女性）。故，除生物等因素外，还需了解患者的其他方面。作为一个完整人的患者，多方面把握患者的特点，才能更好地了解他、治疗他、指导他。这些，都需通过临床叙事——聊天、交谈，故本人很早就形成习惯，所有新患者，初诊都会用上 20 ~ 30 分钟，了解他的职业、习惯、兴趣爱好、长期生活地等看似无关的信息，借助交谈，知晓其生活特点、应对方式、个性特征等。其实，这些就是叙事。那时代（20 世纪末）西方叙事心理学方兴未艾，炙手可热。凭直觉，我感到这方法完全可借用于肿瘤诊疗，肿瘤叙事意识就在朦胧中萌生了。

对临床医生来说，肿瘤叙事不仅仅是增加人文色彩，拉近医患关系，令医学变得可亲、可爱而有温度、厚度，还能帮助医学更好地"复原真相"[1]。这是我曾经作出的学术总结。它的重要性，无论如何强调都不为过。

换个角度，中医临床没法了解，或不关注患者及其癌瘤等的基因靶点、分子式等生物学特征，但却特别注重了解患者作为完整的人，他的生活方式、喜怒哀乐、情感特点、生活坎坷、对事件的应对模式等。了解这些，对完整地把握患者作为人的具体特征至关重要。只有同时兼顾这些，才能更全面、更立体地知晓患者特点，完善对他的特征之认识。这些方面，中西医完全可以有机互补。

笔者曾在《医学与哲学》上撰文提出："叙事医学的本质属性在于努力复原临床'真相'"；受邀为《叙事医学》创刊号撰写论文时也提出："叙事医学不仅是增加人文素养，还有助于全

1　何裕民. 叙事医学"要旨"之追问：努力"复原真相"？〔J〕. 医学与哲学（A），2018，39（5）:10–14.

面探求临床真相。"这些，对整个治疗、诊断和康复指导都很有价值。

本书是作为叙事肿瘤全新尝试的第二辑。笔者自以为是位标准的理工男，文学感悟方面略显笨拙，只会干巴巴地平铺直叙，在觉察人的细微情感起伏方面似显不足。这，在医学临床中并不会制约观察、体验及诊疗。但要感悟细节，挖掘内心变迁，形成感人文章，自叹不如。

机缘巧合，李厚光是位高级教师，文学功底深厚，省城语文学科带头人，曾荣获全国教师语言文字基本功大赛一等奖，所教学科"工具性"和"人文性"的双重属性，让他越来越关注文字、文学和文化之关系。穿越并采风数十个民族、民风、民俗后的他，尤其希望教师和医生"联姻"，把医、文、哲打通，使其互动关系愈发深刻。李老师接触肿瘤患者后非常强烈地想反映他们的内心波澜，遂和我形成了一个有趣的组合。我们将有故事且愿意表达的患友，由李老师采访，深挖他们身上的故事细节，发掘出来供各位涵泳参考。

本书是医学人文叙事的大胆尝试，是患者、文学家、医生和健康呵护者之间互动的尝试，其内容是真实的，其形式是全新的。相信这或许能给予我们更多的教益，各方面可以各得其所。这也是医学、文学、心理学、哲学多门学科有机整合的一大创举。

患者诊疗过程及全程追踪、关爱有许多参与者、贡献者。书中所体现的悉心关爱等，很多正是得益于他们的辛勤付出。因此，其中部分添列本书作者之列。

恰逢本书第二辑杀青之际，欣然为序。

2024 年 6 月 10 日

前 言

——写在获"2023 年度医界好书"奖之后

李厚光

这是一本医者、患者必看的书！

先讲第一个故事——

时间：2012 年 5 月—2014 年 1 月

地点：重庆

2012 年 5 月，银行职员陈女士总是感觉胃部不舒服，吃了饭后就胀。她所在的重庆市开州区多家医院诊断结果，几乎都是开点肠胃药。

陈女士总感觉"药不对症"，又分别来到重庆医科大学附属第一医院和西南医院（陆军军医大学第一附属医院）。就诊时做的 CT、B 超、抽血、胃镜检查结果均提示为：胃窦炎症。后面又来到新桥医院（陆军军医大学第二附属医院）和重庆市中医院检查，依然没发现问题。2014 年 1 月，再次回到西南医院，能查的项目尽查、全查，最终还是没有发现问题。

陈女士终于忍不住吼了起来："我很不舒服，还有没有其他项目可查？我有病。"

医生笑出了声："你确实有病——神经病。"

直到 2014 年 6 月 2 日，被急救车送医院抢救时发现：腹腔里长满了密密麻麻像鸡蛋仔一样的恶性肿瘤，因无法手术，只能再次缝上（详见第 276 页"病，不会说谎"）。

再讲第二个故事——

《旷野无人——一个抑郁症患者的精神档案》一书中,李兰妮被精神科医生认定为抑郁症,并命令:必须服用抗抑郁症药物。为了证明不是抑郁症,她跑了广州的两家医院,找了四个科室看病。

肿瘤科判断:没事。

妇产科建议:少胡思乱想,多做家务活。

五官科结论:咽炎,多喝盐开水,常把话梅、陈皮含在嘴里。

眼科则认为:化疗副作用。

第一则故事中的医生,只相信自己的经验和仪器的数据;第二则故事中的医生,只带着自己的专业眼光,给出区域聚焦的诊断意见。

难怪,丽塔·卡伦(Rita Charon)在《叙事医学:尊重疾病的故事》(郭莉萍译,北京大学医学出版社,2015)中提到:医生更多地寻求如何提供最先进的医疗技术服务,而忽视了聆听患者对疾病的倾诉,缺乏对患者情感的关注。

患者在忍受疾病折磨的同时,感受不到治疗中的理解与安抚,比疾病本身更痛苦的是,求助后依然看不到疾病的真相,着实令人唏嘘。

阿瑟·克莱曼批评当下的临床路径:只有病,没有人;只有公共指征,没有个别镜像;只有技术,没有关爱;只有证据,没有故事;只有干预,没有敬畏;只有告知,没有沟通;只有救助,没有拯救……

所以,克莱曼主张将疾病(disease)与疾痛(illness)区分开来,因为这是两个不同的世界:一个是医生的世界,一个是患者的世界;一个是被观察、记录的世界,一个是被体验、叙述的世界;一个是寻找病因与病理指标的客观世界,一个是诉说心理与社会性痛苦经历的主观世界。

2001 年 10 月，韩国首尔某综合医院的某天夜里，一个仅 11 个月大的孩子被送往急救中心。本应活泼可爱的孩子此时却意识全无，身体条件反射也基本丧失。经过一系列检查，最终确诊为硬脑膜下出血。

主治医生无法相信这个结果，硬脑膜下出血一般是头部与地面或墙面发生猛烈撞击导致的，基本不会自然发生在小孩身上。

几天后，孩子还是走了。主治医生在心痛的同时也很苦恼，因为患者死后要出具死亡诊断书，死因为"病死"的患者会被直接安葬，而这位医生认为孩子的死因并不明了。孩子没有脑血管疾病，即便摔倒，身材矮小也不会造成过大伤害。左思右想后，医生在死因一栏里写上了"外因致死"，医院行政部门按照流程报了警。

直到最终判决阶段，检方在查阅警方案件调查报告后，对案件有了新的看法，要求解剖验尸。孩子父母听闻强烈反对，他们声称无法接受在孩子的尸体上动刀。当然最终还是依照检方的要求，实施了解剖验尸。

在医院解剖死者尸体前，法医柳成昊确认了所有医疗记录和检查资料。随后，又仔细观察了整具尸体，发现右臂和右手腕有瘀青。解剖尸体后，肉眼可见头部左侧颞骨骨折、右侧硬脑膜下出血。

验尸结果显而易见，孩子死因是头部损伤，具体来讲是高速运动骤停对头部造成了冲击。同样的损伤在成人中多发于醉酒后跌倒，但是对于身高不足 1 米的孩子，如果只是像妈妈说的那样走路时不小心摔倒，是绝对不会造成如此严重的伤害的。

最终，在警察问询和法医逻辑推断的共同努力下，终于让孩子妈妈说出了真相——

真相令人扼腕叹息：孩子的父母高中刚毕业就生下了这个孩子，极不情愿地肩负起了家庭的重担。孩子爸爸找不到好的工作，每天借酒消愁。一天他正心情烦躁，孩子又在一旁哭闹，他一气之下抓起孩子扔了出去，可怜的孩子撞在墙上后就彻底安静了，并失去意识。警方后来在他们家中的墙上找到了撞击的痕迹。（《逝去的温度——法医手记》，马碧汶译，四川文艺出版社，2023）

临床医学中的客观性是不可穷尽的，主观性是漂浮不定的，唯有主客间性（有共情而派生的医患水乳交融）的佳境偶成才能成就医患交往的和谐。（《反弹琵琶——医学的现代性批判》，王一方著，北京大学出版社，2024）

也就是说，循证与叙事的整合才是对客观诊疗规律的真实呈现，循证医学＋叙事医学＝疾病的真相。

鉴于此，2023年，本人采访了国内外数十位肿瘤患者，记录了他们的恐惧、哀怨、绝望、呻吟、挣扎、沮丧、悲伤、征服情感曲线，出版了《癌症疗愈录——肿瘤门诊叙事纪实》（何裕民主审，李厚光主编，湖南科学技术出版社，2023）一书，并参与了由《医师报》社与中国医药卫生文化协会共同主办，医师网、医TV协办的"2023我与好书有个约会·医界好书"评选活动。活动经过征集、严格评审、评委投票、学术委员会审议，最终统计出包括医学科普·成人类、医学科普·儿童类、医学学科类、医学管理类、医学文学类/人文类、医学编译类六大系列"医界好书"名单，《癌症疗愈录——肿瘤门诊叙事纪实》榜上有名！

郑州乳腺癌患者刘女士说：这本书给了我无限的力量，让我一点点纠正给自己带来内耗的性格，一点点淡忘痛苦的经历，让自己回归社会，有质量地生活着。

浙江大学生命科学学院赵烨教授说：李厚光老师以优雅平实的文笔，将一个个鲜活的案例呈现出来，在科学诊断的基础之上关注肿瘤患者的人文关怀，从另外一个角度展现了当代肿瘤治疗的心路历程。现实生活中绝大多数人对于肿瘤抱有忌讳、慌乱、害怕以及恐惧的感情，同时患者以及家人往往难以判断和选择合适的治疗方法，容易患得患失。但随着当代科学研究的进步，我们对于肿瘤的发生和发展有了更为深刻的理解，其具有相当程度的干细胞特性，只是生长和分化脱离控制。大量新的药物和治疗方法的开发也使得部分肿瘤在一定程度上可控，已能被大家认为癌症是一种慢性病。肿瘤是一个客观现实的存在，对于肿瘤的战斗并不只局限于患者个人，更需要家人和朋友的支持，唯有保持乐观和积极向上的心态，才能够"活在当下"，进而理性思考，并将其控制驯服。

在广大读者的激励下，2024年，我继续采访、记录了本书的18个案例。

江苏常州的肺癌骨转移患者、92岁高龄的史医生是最后一位采访者。之所以拖延到最后，我担心：

（1）92岁高龄的她，思维不够清晰，记忆可能会有点模糊，方言过于浓厚，造成我的倾听障碍。

（2）"作为医生去看医生"，在很多医生潜意识里，会显得自己医术不够高明。尤其是身为西医的史老，去求助中医，我担心她难以启齿。

事实完全出乎我的意料：

（1）史老声如洪钟，笑声爽朗，思维脉络分明，碎片记忆深刻。

（2）史老心扉敞开，娓娓而谈，包容万象，从谏如流。

不由让我联想到，宁波某局一位领导Z先生，平时生活习惯良好，不抽烟、不喝酒、不应酬，但工作压力大，操心的事儿多。有一次聚会吃了两只甲鱼，开始腹痛加重，去医院一查，初步诊断为胰腺炎，进一步检查，确诊为胰腺癌，伴有肝转移。

因Z先生同床的一个病友也是胰腺癌晚期，没做任何的治疗（包括手术和化疗），已经安然度过一年多了。Z先生就坚持认为，西医的创伤性较大，遂采取自然疗法。

2024年1月底，Z先生女儿获悉4月份何裕民教授将来杭州巡诊，瞒着父亲，前来同仁堂国医馆咨询和挂号。回到家之后，把过程复述给父亲，可Z先生非常抗拒。

直到有一天，他的肿瘤压迫到胆管，引起了梗阻性黄疸，肝功能指标（包括胆红素指标）都在上升，这是一个非常危险的临床病症，需要去做支架，必须得去接受西医治疗。Z先生入院后，开始研究何裕民教授，几乎把他的书看了一遍。做了支架以后，黄疸指数和肝功能基本恢复正常，这才从心理上开始接受西医化疗，与中医方案整体治疗。

也不知是性格固执，心门上锁导致罹患胰腺癌因素之一；还是罹患胰腺癌后，才会把心门锁上，生性多疑。我当场目睹了多个案例，发现和医生难以沟通的患者多具以下特点：讳疾忌医、盲目自大、满腹狐疑、固执己见、冥顽不灵……大数据证明，这些特质并不利于患者的治疗和康复。

而采访史医生的70分钟期间，我至少听到老人家13次的笑声。考虑到92岁高龄的体力和嗓力的疲劳，约72分钟时，我示意结束采访，而史老还意犹未尽。

我写书，本来是想给叙事医学添上一笔，给病患及亲属一点教益，没想到在史老这里，我受教了！

教育学上，教学相长；

医学上，医患互益。

强烈建议，不管是中医还是西医，都要阅读这本书，用倾听疾苦的耳朵阅读，用热烈深邃的目光倾听。因为，18个故事还原了主人公与癌共存的换位思考，这样的谈话，更容易传达真实的信息，洞悉临床真相。

目录

12 平方米有乾坤

——肺癌教授的办公室秘闻

松先生

年龄：48 岁　　职业：大学教师　　地区：重庆

小细胞肺癌罕有 5 年生存者？左肺门占位并有纵隔淋巴转移，未行手术。厨房和办公室，揭开疗愈密码。

患者自述

咳了3个月

2019 年 5 月，97 岁的爷爷去世了，我去台湾吊唁。回来后就经常咳嗽，起初以为路途劳累，伤风感冒，或者是水土不服。按照正常的康复周期来看，一周过后应有好转，可是依然如故。最初还是没有太在意，因为我不抽烟，又经常跑半程马拉松，仗着身体硬朗，就任由其咳吧。

7 月底，爱人回外地的工作岗位之前，坚持陪同我去检查一下，就到了新桥医院。当时一位医生问了我一些情况后对我说："初步判断，没啥问题，因为你只是晚上咳嗽，白天不咳。但是，一般情况下，来到我们这儿，还是要做个常规检查的，你去做个CT（计算机体层摄影）吧。"

结果出来后，这位医生先是对我夫人说了一番话，又对我说："肺部情况不容乐观，直接办理住院手续吧。"

看来不是小病，有病当治病，我并没有过多的担心。如上所述，我身体的基础状态原本是很好的；但是我也知道，现在状况不是很好，由于职业的原因，我接待较多，喝酒较多，熬夜较多。

多到什么程度呢？我的晚饭，每天要吃 3 次。因为重庆人的招待热情，晚饭后还得喝夜啤酒，啤酒刚刚在消化通道循环一圈后，熬到了午夜，还要去磁器口吃猫儿面。

为啥叫猫儿面？顾名思义：夜猫子吃的面。

因为我的这些生活习惯，夫人感到大事不妙，就瞒着我悄悄地给我弟弟打了电话。

来安慰我的弟弟，反而被我安慰了

弟弟从外地匆匆赶来，到医院陪同住院的我。在湖边散步时，我告诉弟弟："没事的，老父亲 2001 年做了胃癌手术后，不也活了 16 年吗？其实爷爷 80 多岁的时候，也有消化道的问题，后来不也活到了期颐之年吗？更何况，我还不至于这么严重吧？"

或许是我的宽慰，也或许是谈到了祖孙三代人，反而引起了弟弟的警觉。他就通过在苏州和上海的家乡商会，找到了一位在上海做医生的老乡，向其咨询后，也说没关系。

装糊涂的清醒

8 月 6 日，肺部肿块的病理活检结果为：小细胞肺癌。对于这个概念，我一无所知，就百度了一下，对于病理简介、临床特征，我没有任何感觉，因为都是专业术语。当看"预后因素"里描述"是肺癌中最凶恶的，一般发现后就容易有远处转移，对放化疗比较敏感，经过治疗后肿瘤体积会减小，看似缓解得很好，但是用不了多久还会复发"时，心里不免紧张起来。

8 月 8 日，做了全身的 PET/CT（正电子发射计算机体层显像），结果如我所料：有纵隔淋巴结转移。知道这个结果后，我的紧张感反而消失了。转移就转移吧，转移到哪里，就治疗到哪里。工作上不也经常遇到棘手的事情吗？兵来将挡，水来土掩就是了。

夫人试探我："你可能知道了。"为了避免彼此的不开心，我回答："知道了。"

其实，医生什么也没告诉我本人。

虽然我不知道病情的详细情况，但我知道这一定不是好事。

此刻就难免往后想：夫人、老母亲和女儿……

切？还是不切？

除了肺部的症状，肠镜检查还发现了肠息肉。8月13日，先进行了肠息肉切除。8月的重庆是火炉，对于我这样一个异乡人来讲，正常的皮肤都能烤灸出伤口来。更何况我手上被扎了无数个针眼，反复同一个地方，都溃烂了。就问护士："非得扎这一个地方吗？"答："不要每天换部位扎针，否则的话，对血管有害。"

肠息肉切除以后，三四天都不能吃东西。我问主治医生："大夫，您能否给我输点葡萄糖？我饿得很啊！"答曰："输了也饿得很。"

从表到里，从手上到肚皮下，没有一个舒服的地方，可谓"坏透了"。

即便是这样，按照治疗方案进程，8月16日开始，还不得不接受6个疗程的全身化疗。

和广大化疗病友一样，我也没有食欲，恶心呕吐，迅速掉了头发。与其掉光，还不如剃光，所以第一次化疗后，我就把头发刮得干干净净。每次化疗前都要做各种检查，第四次检查前，我发现，病灶已经消失了。

第二次的时候，医院的主治医生针对"要不要切除"做了会诊。主治医生判断我进入到了局限期，会诊团的其他医生认为，已经到了广泛期，因为淋巴肿大已经非常明显了。因为肿瘤长在肺门处，所以也没给出切除或不切除的明确意见。

弟弟打电话问我做还是不做时，我坚决回答说：不做。

因为，我想起了自己的专业：生物学上的一个理论——顶端优势。

顶端优势

我的本科，学习的是生物学专业。农业生产上，常用消除或维持顶端优势的方法控制作物、果树和花木等的生长，以达到增产和控制花木株型的目的。

去顶芽保侧芽，例如："摘心""打顶"，可使植物多分枝、多开花。我的童年，家里栽种了几亩地的棉花，父亲常用"打顶"的办法去除顶端优势，以促使侧芽萌发、侧枝生长。

如果不"打顶"，棉花株就会疯长旺长，耽误了开花、结果。反之，就会增产、增量、增收。

体内的肿瘤也呈现为一个生命系统。既然我的原发病灶已向淋巴多处转移，切掉原发，不就相当于"打顶"，从而激发了转移病灶的生长吗？

我有个同事的先生就是小细胞肺癌，手术之前，几乎咨询了本地所有大医院的主任医生，都说可以做。可是做过后3个月，这位先生就"走"了。

于是，我向主治医生坚决表态：不做。

我不认识自己了

我接受了6次化疗。

第五次的时候，病房的一位病友对我夫人说：你看你老公，现在脸都变形了。

我赶紧照镜子，果然，我不是"我"，我认不出自己了。不禁苦笑道：怎么可能不变形？早上8点开始输液，快一点的话，晚上8点多可以结束；慢的话，则要晚上12点，连续5天。试想，就算沙石堤坝，连续 12 小时冲刷，不也会倒塌变形吗？

对于不在意外表的中年男人来说，只要对康复有积极意义，至于变形，就随它去吧。

糟糕，是必经之路

6 次化疗之后，开始放疗。放疗时已有新型冠状病毒疫情，大年初二坐车去医院时，整个公交车就我一个人。一个人的公交车，一个人的大街，一个人的放疗之路，我常常悲天悯人，思绪万千。

在这期间，放疗引起了放射性肺炎。职业的原因，我喜欢看书，尤其是迷茫时。书上说：小细胞肺癌，一旦复发，后果不堪设想，我很紧张。放射性肺炎影像学检查报告单上，有许多描述性术语，我看不懂，因为不像现在 CT 等报告单上往往会有一些结论性判断，让人们可以基本理解。

主治医生说：现在做 PD-1（程序性死亡受体 1）的很多，你可以了解一下。

我想，没有必要。医生告诉我："你现在用的化疗药，即使半年后复发，对你也是有用的。如果不到半年就复发，就很难控制了。"

30 次放疗后，又做了 10 次脑部预防性放疗，之后，每月检查一次。2020 年 7 月底去检查，主治医生告诉我："经我看的小细胞肺癌患者，没有活过一年的。明天（8 月 1 日）我就要离开这个医院到其他医院去工作了，现在看来，你恢复得还不错，生命不易，且行且珍惜吧！"

从落寞，到紧张，再到忧思，最后庆幸……开始有点乱，是每个病人都要经历的，重庆中医肿瘤康复群里大家一致发现：不管病情多么严重，不管康复得多么好，这个阶段是必经之路。该过程度过了，就好了。

彼相非此相，影像非真相

患者在放化疗结束后的康复阶段，身上会有各种各样的不适（比如疼痛），这些不适往往会引起患者焦虑、恐慌——复发？转移？让人浮想联翩。

我是这样理解的，人要学会感受（或阅读、体验）自己的身体，不要被一些不适感影响自己的思维及感受，以至于影响家人或他人的生活。

一直以来，我的肩膀、胳膊（发病的那一侧）都感到疼痛，一开始，也以为是复发或转移，我还到医院做了相关的检查，检查的结果是骨转移。医生看了片子后，说问题不大，我也就没有管它。后来这种疼痛又出现了好几次，每次我都感到和上一次差不多，我就想着对比上一次出现这种状况和这次出现这种状况的环境（季节、节气、天气等）和我个人身体（疲劳、睡眠、饮食等），如果情境差不多，肯定是天气和身体变化引起的。读懂自己，才能从容应对生活。

就像教育上：能说会道不一定叫聪明，很可能是话痨，是一种不好的习惯；习惯用肢体与人交际，不一定叫顽皮，很可能是缺爱。

当身体出现状况时，不要把所有的生理功能都和原病灶产生关联性。要寻求真相，而影像并不就是真相，它只是影像科医生的一个相对客观又带有主观的判断而已。

把听诊器捂热的密码

第一次化疗后，去找了我的一个同事，她是卵巢癌转移到肠，恢复得很好，我特意登门拜访。她始终不相信我会生病，因为我经常锻炼又没有不良嗜好。听了我的病情，她向我推荐了上海中医药大学的何裕民教授。

2019 年 12 月化疗结束，之后做了 30 次的胸部放疗和 10 次脑部预防性放疗。2020 年 7 月，我在重庆渝北区源盛堂见到了何裕民教授。

第一次看诊，他说："这个病，一部分原因是你做事过于认真。"又给我举例同济大学某位老师的例子，说"这个病来得快，走得也快。一般情况下，两年内不复发，后面基本上也就相安无事了"。

当时，我正为放疗出现的放射性肺炎发愁，正在服用激素类药物抗炎。

何裕民教授嘱咐：小细胞肺癌，一年半内必须稳定，其特点是来势凶猛，一旦稳定下来，就会很稳定。激素类药物不能长期使用。配合中药后，要逐渐减少激素类药物剂量直至停药。

何裕民教授的轻声细语，让我仿佛置身于一座禅院，听闻着梵音袅绕，内心无比的平静。

同是高校的老师，我很理解何裕民教授，他首先是大学老师，其次才是医生。所以并不像一般医生一样，问一些病的数据后，马上开处方。教授先跟我聊天，跟他聊天，仿佛在给我治病；看他给我治病，仿佛又是在聊天。

看过何裕民教授，后来每两周一次的复诊，他的学生杨涛医生每次给我把脉之后，也会摸摸、揉揉我的手心，其实是向患者传递一个信号：医生看关节的软硬度，也看温度。

一个患者如果善于思考的话，就会想：医生为什么会这样？

听说，协和医院有一个不成文的规矩，就是在把听诊器放到患者胸口前，要把听诊器的前端用手捂热，再放上去。

为什么？当然是为了不让患者觉得突然被冰了一下，不舒服。

听到这个故事，不禁感叹：我们没法知道一个医生的医术是不是高明，但我们可以通过细节判断一个医生是不是有爱。

试想：当一个患者通过听诊器，通过"捂一下"这个小动作，就能感知到医生对自己的关心，能感知到这个医生面对的不是"病"，而是一个活生生的"人"，他对医生也就有了一层信任，有了信任，患者就会更遵从医嘱，那治疗的效果就会更好。

以小见大，所有做成的事，不都是建立在良好的关系之上吗？所有的良好关系，不都是建立在人和人之间的信任之上吗？而所有的信任，不都是建立在真实的触点之上吗？

何裕民教授师徒们的聊天和抚摸，看诊一次，我受用良久！

早市（四）的烟火

患病以来，饮食上，我坚持每天四顿。中餐和以往没啥变化，主要是早餐和晚餐。

概括起来，就算每天必做"早四白六"。

1. 早上四件事

（1）每天四点起床，对着镜子照一下，先笑笑，再对自己说三句话：

"一切都会好起来的。"这句话是我生病期间学校领导来看我时对我的鼓励，我现在的手机主屏，一开机就会显示这句话。

"你一定行。"

"我爱你。"

（2）用冷水洗鼻子。

（3）喝一杯温水。

早餐：用五谷杂粮一锅煮，由最初"四神汤"（山药补脾养胃、生津益肺；莲子补脾止泻、养心安神；茯苓利水渗湿、健脾胃；芡实益肾固精、补脾止泻）。到后来的"必配汤"（枸杞子、龙眼肉、益生菌必备，其他任意添加）。

（4）出去做早操，不管刮风下雨，都会风雨无阻。

2. 白天六件事

白天在工作中，也会见缝插针地锻炼，这便是"白六"：

（1）早到办公室，安排好一天的事情之后，练腹肌轮和甩手功。

（2）中午半小时午休。

（3）下午会练一段八段锦。

（4）晚餐是果蔬汁（芹菜＋西蓝花＋水果＋坚果）加一碗面条。

（5）晚饭后，散步半小时。

（6）然后泡脚，搓脚心，10点准时上床，听着古典音乐，坐"金刚坐"。

有恒心者有恒产

或许有人会问：练腹肌轮和甩手功、练八段锦，这都发生在上班期间，哪来的时间和场地呀？时间挤挤总会有的，至于场地，我就充分利用办公室的12平方米，可谓：小天地，大乾坤。

2023年10月2日，瑞典卡罗琳斯卡医学院宣布，将2023年诺贝尔生理学或医学奖授予卡塔林·卡里科，这个已不再是新闻。可是鲜为人知的是，卡里科的女儿苏珊，也是两届奥运会赛艇项目金牌得主。媒体问卡里科："你是怎么培养孩子的？"卡里科答："作为一个女人，我想告诉其他女科学家和母亲，你不必在家庭和事业之间做出选择，你不必过度帮助你的孩子，你的孩子会以你为榜样。"

确实如此，苏珊说："赛艇运动中，运动员往往都是背对着终点，这意味着你看不到终点和你的距离。我的母亲同样也是如此，她无法知道哪里才是终点，但你需要相信，每一次付出，都会让你距离终点越来越近。"

真正的教育，不是牺牲所有时间去陪孩子，而是要努力过好自己的人生，做更好的自己，才是对孩子最好的教育。三流父母做保姆，一流父母做榜样。

我喜欢看书，受我影响，我女儿也喜欢看书。每次她在家写作业或看书时，只要我在家，都会在看书或工作。初中三年，按学校的要求，每天晚上下自习我都会去接女儿，回家的路上，我们会手拉手聊天、聊书，等到她高中的时候，我发现，她对一些知识的理解已经在我的水平之上。她对一些历史人物的评价很有自己的观点，而且很有道理，这又督促我要在学习的路上一直走下去。

如今，女儿已经在读大学，成绩很好。很庆幸，我的持之以恒无痕地给女儿做了榜样；很庆幸，女儿又成了我的榜样。所以，我在教学生涯中，始终保持一份谦逊，因为青出于蓝而胜于蓝，有恒心者有恒产。

卸任后的心愿

当年，我在担任单位办公室主任时，我们单位领导编制不够，主要领导对我说："你这个办公室主任，其实就是干常务副院长的活儿，拳打脚踢，什么都得干。"

后来，带研究生、申请课题、接待、草拟领导发言稿、拟定学院计划和总结……

我常说我很幸运：生了一场大病，让我彻底改变了生活方式；生病期间，又遇到了疫情，让我有时间和空间静心休息；从领导岗位上下来后，责任、压力和工作范围小了很多，让我有时间和精力去做自己喜欢做的事。

卸任后，我思想轻松了，心境平静了，时间宽裕了。母亲问我想干啥，我说"想学中医吧"；问夫人建议我干啥？答："去学点中医吧。"

刚好，我自己也是这么想的。老娘，老婆，和我，不谋而合。这，还多少受到了何裕民教授及杨涛医生行医行为潜移默化的影响。

一个人生病和康复，都会有方方面面的原因。对于我而言，康复过程中中医药是主要的，因为除了放化疗我没有服用任何西药。所以，如果有相同病情的病友，我希望都能读到这个故事，希望我康复的过程，能给别人带来帮助。

当然，所有的学识，受益的肯定先是自己。

三年前，肠息肉，去查，有8个；一年以后去复查，还是8个。医生建议我手术，我毅然拒绝，因为住院就得吃泻药，我不堪其苦；今年，在查之前，我想，如果不增多，我还是不去动它。结果，8个变成3个了，而且很小很小。医生不信，反复找，反复找，就是没找到。

然后劝我："干脆一起做个胃镜吧，反正要麻醉一次。"我坚决回答："胃镜我肯定不用做，这个我很有自信，我的饮食我做主，我的生活我了解，我的身体我懂得。"

读懂自己，才能了解自己，判断自己。

美国有句名言：I will talk to you from an example perspective（我以实例的角度给你谈话）。至此，我的过往，我的选择，我的志向，都叫——实例。

医 者 点 评

我们为什么会以小细胞肺癌为例进行分析？是因为它是肺癌中最难诊治的，且易转移复发，肺癌中数它最为凶险。为什么此案不到10年便列入？是因为一般情况下小细胞肺癌虽来势汹汹，却常常去得也"爽快"，一般过三四年后就安全了。总之，小细胞肺癌比较特别。众所周知，在中国，肺癌是第一大癌，肺癌中又以小细胞肺癌最让人恐惧。虽然小细胞肺癌只占整个肺癌的14%～18%（我们8 000多例肺癌患者，近千例属此类型），它却占据肺癌死亡人数的一半以上。

一般认为，小细胞肺癌有几大特点：①发病隐匿，一旦发作来势汹汹；②容易转移及复发；③第一阶段对放化疗比较敏感，但化疗四五个疗程后很可能出现转移/复发；此时当然可试一试二线方案，但效果差多了。因此，我们的经验是第一时间就中医药介入，因为中医药起效需一定时间，如能够持续3~4个月，可大幅度降低此病转移/复发率，提升生存概率。

在我们看来，小细胞肺癌还有其他特点：如虽来势凶猛，但相对较"爽快"，一二波控制住后，较一般腺/鳞癌而言，远期来得稳定些，较少有拖泥带水、反复复发等现象。又如小细胞肺癌因太容易转移复发，故通常不考虑手术（或者说手术常得不偿失），因为往往可能已远处有转移了。总之，小细胞肺癌的疗效总体上是令人不满意的。但早期中医药介入，可明显提升长期疗效。

我们还注意到一点，尽管小细胞肺癌不抽烟的患者也不算少，但相较于抽烟者，不抽烟者更容易控制些。

早在30多年前，本人就诊疗一位明确的小细胞肺癌患者，当时已知道此类肺癌不好治，但他却比较成功。那时，癌须区分不同病理类型，这是国际上新发展趋势。接触时医患双方就已明确，他的癌属不好治的类型。患者男性，机关干部，年龄稍长于我，有长期吸烟史，因剧烈咳嗽而确诊。当时刚开始区分鳞癌、腺癌、小细胞肺癌等，双方心照不宣地知晓其治疗之尴尬。我记住了他的名字，叫吴强。为什么不善记人名的我会记住他呢？因为他和那时走红的小说《红日》的作者吴强是同名，遂印象深刻。此君老家在南通，世纪之交时我们已是好友了。后来回南通养老，2004年后，南通门诊还陆续复诊过几次，目前康复很好。因此，我们并不认为小细胞肺癌是绝症。相反，积极有效控制，效果可相当不错。

印象最深刻的小细胞肺癌患者是义乌老乡小明，女性，1998年的一天，她先生堵在我大学讲课的教室门口，一下课便硬是拽着我去上海肿瘤医院（当时上海中医药大学与肿瘤医院相邻），而当时我们并不相识。只见一位中年女性被限制在床上，因为颈椎转移，一查是小细胞肺癌。会诊的多位中西医医生面面相觑，没人提出积极性建议，大家都认为她治疗无望，只能死马当活马医。好在患者本人并不知情。放化疗后回家，仅靠中医药调整，和她一直有联系。没想到2007年时，我回老家义乌探访，她说要来接我。一出车站，居然见她独自一人开车。这下子，我傻眼了。可见，小细胞肺癌虽棘手，但并非绝症。我们的小细胞肺癌患者中，有数百例活得很好，这就促使我认真思考反省了。

初步分析认为，小细胞肺癌仅仅是讲细胞形态的大小，其实还有亚型可分：有些以神经内分泌为主体的，往往第一时间"刹"住车，就控制住了。因此，此病强调一定要第一时间控制住；而欲第一时间控制住，关键之一就是尽早同时且及时中医药配合。

至于本叙事的主人翁松老师，我们见面多次，印象深刻，是我所认识的同类患者中最理性且最彬彬有礼的一位。也许是因为和我一样，是学者型的大学教授。

分析松老师此病起因，他不抽烟而患此病，有些因素需重视：①他工作压力太大，做事顶真，长期生活在巨大压力下，往往自我免疫力（特别是伤损后的修复/复原）受到戕害。在我们看来，超限压力常是很多健康难题的始作俑者，但却往往被人们所忽略。他凡事认真，又肩负领导责任，始终活在重压下，难免日常有伤损，却自我难以修复；久之，发展蜕变成恶性肿瘤。②他尽管不抽烟，但应酬多，特别是饮食习惯欠佳，这些都成为癌症的启动因素。

至于他为什么康复良好，有利因素众多：①他不抽烟，总体生活方式不错，身体素质可以。②他很理性。作为大学教授，他并不盲从。这在他借用"顶端优势"来指导自己手术与否中，可见一斑。这又是认真的好处。其实，在我们看来，今天治癌不缺方法，缺的是理性，故我们著有《智慧治癌》一书。③能知行合一。我们聊了几次后，所有认可的健康行为他都能坚持且坚决执行，这难能可贵。④叙事帮了他。见面后我们进行了交流，因为他是搞环境研究的，同济大学一位研究环境的教授与他十分相似，也属难治性癌，在我处控制十余年，被认为是奇迹。告诉他后可确立榜样，可以说叙事帮他提升自我康复信念，能义无反顾地坚定走下去。⑤他能自我激励。这体现在多方面，在我们看来，促进康复之实践贯穿在日常琐碎行为之中，他充分利用小小办公室，小空间里践行有益行为。⑥他善于自我疗愈。多发息肉要不要手术，他长期改善饮食，结果非常奇特，后大量自我消解。这些，不是简单借助医学措施所能实现的。

至于松老师注意到杨涛医生号脉时常轻轻握握手，说明他观察细微，但解释却不尽然。这实际上是我们师徒间不传之秘。大家知道，中医学强调望闻问切。其实，这是搜集生物信息过程。而轻轻地拂过患者手心，也有采集信息之功。我们注意到：如切脉时患者手掌心微微汗出，湿漉漉的，表明该患者属高度敏感紧张（其背后机制主要是迷走神经张力很高），故说话时需有分寸，以免他/她过度猜想。如果手掌冰冰凉，皮肤白白的，又提示其末端血供不良，畏寒怕冷，或属阳虚……这些都有助于分析诊断。只不过这些是我们的发现及发明，并结合了现代认识的创新而已。

总之，人们可从松老师的康复实践中，发现很多对自我健康及癌症康复的有益之处。

中国有种民族艺术叫作瓶内画，是一种用特制的小笔，从小得仅容黄豆的瓶口进入壶内，用反手画法，在透明的壶壁上绘以人物、禽兽、花卉的绘画艺术。1997香港回归的庆典活动上，各个省市都送给香港特区政府一件瓶内画礼物，可谓：方寸天地，内有乾坤。

邮票不仅是"邮资凭证"，也可以包罗万象，可称为"百科全书""国家名片"，既是"博物馆"，又是"小百科"，可谓：小天地，大乾坤。

浙江省温岭市石塘镇的小箬岛上，宁波市东钱湖的利民村落里，各有一家网红咖啡馆，出入的小路是导航都找不到的狭窄弯曲的石阶，咖啡也是常见的做法，没有特别的风味。可是，四季几乎是每天每时每刻，都座无虚席。

2023年国庆节，我去探了个究竟，发现，两家咖啡店里都有4只猫和1只小柴狗，都是把民房里里外外修葺了一番，角角落落种上花花草草，在最佳角度搭建一个广角露台，来来往往的游客在这里撸撸猫、唠唠嗑、晒晒太阳，看着远方的潮起潮落、渔船的启航归航。10多平方米的小天地里，承载了四面八方游客的诗与远方。

12平方米，并不是一个抽象的概念。一张办公桌、一架书柜而已。对于大多人而言，只是8小时办公的场所。而松老师用山不转水转的哲学，以时间为经，化静为动，在有限的空间里，传道授业，习武健体，仰观天文，俯察地理，近取诸身，远取诸物，取类比象，始画八卦。

癌情概述

　　肺癌是全球发病率和死亡率最高的癌症，小细胞肺癌是肺癌的亚型，占肺癌总数的 15%，小细胞肺癌具有恶性程度高、预后差的特点，5 年生存率仅为 5%。而且这一类型的肺癌一般生长速度较快，较早出现远处播散转移。大多数小细胞肺癌患者在诊断时已出现远处转移，只有三分之一的患者病灶仅局限于胸腔内。这种类型的肺癌对放化疗比较敏感，但也极容易复发。

　　小细胞肺癌分为局限期和广泛期。局限期小细胞肺癌，病灶仅局限在同侧胸腔，且可以被一个放射野所包括。广泛期小细胞肺癌，病变跨越一侧胸腔，出现远处转移；或者同侧肺内多个病灶，不能被一个放射野所包括。手术只适用于极少数 I 期的小细胞肺癌患者，术后如果发现有淋巴结转移，应在化疗的基础上进行同步放疗。

　　结合小细胞肺癌生长速度快、易转移、放化疗敏感的特征，放疗、化疗的使用是以往传统的治疗方法。但近些年随着研究的不断深入，可以看到抗血管多靶点联合化疗、免疫治疗联合化疗等方法。通过联合治疗提高了小细胞肺癌的短期缓解率，延长疾病控制时间和生存期。

　　小细胞肺癌容易早期转移，肺上的病灶很小的时候就可能发生远处转移，甚至转移灶比肺上原发灶还要大。故通常不考虑手术，或者说手术常得不偿失。文中患者在刚发现癌症时就有纵隔淋巴结的转移，好在他结合其自身专业上的"顶端优势"理论选择了不切除原发病灶，而是进行放疗加化疗，在这个过程中加入中医药治疗，配合中药后把激素类药物逐渐减量直至停药。

　　小细胞肺癌往往来势汹汹，死亡率很高，但也比较"爽快"，重要的是一定要第一时间控制住，而欲第一时间控制住，关键之一就是尽早同时且及时中医药配合。我们的经验是第一时间就中医药介入，可明显提高长期疗效。

耄耋老人的16字箴言

——肺癌骨转移后，中西合璧康复16年

史女士

年龄：92岁　　职业：大学校医　　地区：江苏常州

晚期肺腺鳞癌多发骨转移，无法使用靶向药，如何稳定多年？全身多发骨转移一定会疼痛吗？如何尽量无创地控制骨转移？耄耋医生靠中西合璧康复16年告诉你答案。

患者自述

寂寞的气味

2004年，退休10年、子孙又不在身边的我，深感无聊和失落，总想找点活儿干，哪怕义务劳动我也愿意。抱着这种目的，找到了天宁区一家工厂当厂医。周边厂房连片，化工厂、印染厂，还有一家颜料厂，整天乌烟滚滚，时不时就有怪味飘进我的医务室，随着四季风向的变化，气味的浓烈和节奏也会跟着变化。

从事一辈子医务工作喜欢酒精气味的我，并不喜欢飘来的味道，曾动过念头，想辞掉工作。转念一想，退休前，从部队到地方，辗转多个省份，生活那么艰难，都挺过来了，这点烟雾算得了什么，也就别矫情了；再说，回到家寂寞的味道，说不定比这更难受！

在静守孤独和忍受异味之间，我选择了后者。

罪魁祸首

安心工作一年多后，时不时就会咳嗽，总以为是感冒了，每次吃点药都会有所好转。转眼工作到第三年（2007年12月）时，呼吸道发炎比前两年频繁很多，全身乏力，白细胞下降，经常会咳出灰黑色的痰液，嗓音也几乎接近失声的状态……身为医护人员的我预感大事不妙，立即去常州医院做胸部 CT，第一次 CT 结果为：间质性肺炎。

过了一段时间，仍旧有咳嗽，遂复查 CT，结果为：左肺上叶后段占位，考虑左肺上叶癌伴纵隔及左肺门淋巴结转移。时年 76 岁的我，拿到报告的那一刻，除了害怕就是后悔：悔不该太矫情，悔不该耐不住寂寞，悔不该太贪恋，悔不该 73 岁了还跑出来上班……结果是，没得到多彩的生活、丰厚的奖赏，却得了肺癌。

所在的单位是民政局下属的小包装厂，全部是简单的物理操作，没使用化学制剂，不会有任何污染。罪魁祸首，就是周边的那些浓烟，那些化学气味，就是致病元凶，别无可能。

无须化疗的医嘱

结果出来后，常州医生说：需手术，但因长的位置靠近心脏，手术有点难度。

我的孩子们商量后，决定到上海再听听建议。入住了同济大学附属肺科医院放疗科，全面检查后，科主任周道安教授对我说："考虑到年龄，考虑到左上肺位置，建议做微创手术。你们联系外科医生吧！"

我虽是医生，但也仅限于拥有常州地区的医疗资源，就请求周教授："既然找您了，外科医生的事，就全部拜托您了！"

于是，周教授就推荐了该院的胸外科做微创手术的领军人物。

2007 年 12 月 18 日，行 VATS（电视胸腔镜外科手术）左肺上叶切除术。术后病理示：左肺上叶前段，腺鳞癌；局部累及脏层胸膜；切缘未见癌累及。

微创术后，又回到放疗科。周道安教授嘱咐："术后，你还要放疗，放疗效果不亚于手术，可以弥补手术的不足。"

先做 X 射线定位，再检查，最后做了共计 DT 60 戈瑞/30 次。临该出院了，我问周道安教授："就这样出院了，我下一步该怎么治疗？要不要化疗？"

答："有的人，化疗一下子就被打趴了。"

听得出，周道安教授的意思很明显，不主张我化疗。

自从找到周道安教授，不管我怎么问，他从来不烦不躁，总是耐心解释，博学又谦逊，一派学者风度。不管是医术，还是医德，都使我对他非常信任。

所以，我记住了他的医嘱，回到了常州。

必须化疗的住院条件

到了常州医院肿瘤科，医生却极力主张化疗。我搬出周道安教授，以及他的观点，以为可以说服医生，没想到对方依然坚持，并振振有词地说："要住进来就听我的，否则你们只能另请高明。"

常州医生的话，有力而坚定，似乎没有丝毫商量的余地。这里毕竟代表本地最高医疗水平，不住这里去哪里？只能从命。

于是，2008 年 3 月 28 日至 7 月 8 日期间，采用力比泰 1.0，第 1 天 + 泉铂（奈达铂）140 毫克，第 1 天方案，共化疗了 4 个疗程。

化疗期间，与很多癌友们一样，我的白细胞也下降，胃口变差。但一向坚强的我还是坚持了下来。化疗结束，身体各方面功能恢复还挺快，我暗中窃喜——这个化疗，也不过如此而已。

花轿没到就放炮

2008 年 12 月 31 日，女儿从上海回来过元旦，同时也为了给我庆祝治疗的结束，一家人在饭店订了桌团聚宴。从发现病情至今已一年多，久违的开心，所以，我的胃口特别好。

家人照顾到我的病情，当时给服务员讲清了需求——不吃辣，服务员也答应了。

菜上桌后，我还特意夹了一小口，以尝尝辣不辣。入口后，觉察到了微辣，立马不吃了。

回到家没多久，后背就开始隐隐作痛。再过一会，不光没有减轻，反而变得钝痛、钻痛，恍若千军万马的小虫子沿着脊椎往上钻。

彻夜无眠，想想一年来从发现，到手术；从化疗到放疗……痛苦只是一个过程，最终还会转危为安。心想天亮了，应该会好转起来。

可是，凌晨时症状并没有减轻；天大亮了，还没减轻；早饭后，更加剧烈了。孩子们怕出问题，立马把我又送进了常州医院。

骨扫描，结果显示：多发性骨转移，尤以胸椎骨最严重。

拿到报告的那一刻，全家愉悦的心情一下都被打到了谷底，对这个癌细胞我真的害怕了起来，它怎么就这么厉害，治疗刚结束，它就卷土重来了……一瞬间，我陷入悲恐之中。

看来，我高兴得太早了——花轿没到就放炮。

医患之间，到底谁听谁的？

自我理解，化疗等于没起作用。

去征求常州医院副院长的意见，他建议我使用靶向药——吉非替尼。

职业生涯中，我曾看过书，印象中靶向药会有一定的副作用——可导致呼吸困难和间质性肺病。心里想：我的肺病最初本来就是间质性，万一副作用发作了，这不就完了吗？而且，我的病理明明是混合性的腺鳞癌，腺鳞癌对靶向药是不敏感的。故副院长再次来查房时，我赶紧向他报告："院长，有个事情忘记了，我的病去年在医院刚被发现时，就是间质性肺炎。这样，还能使用靶向吗？"

他若有所悟："哦……你这么一说，靶向药，你是不能用的。让肿瘤科 J 主任决定吧。"

回到肿瘤科，J 主任问我："你准备怎么办？"

我笑了笑："病人肯定听医生的，我听您的。"

J 主任笑了笑："我不是最后还得听你的吗？这样吧，还是上化疗吧！考虑到力比泰副作用大一些，用国产的捷佰舒吧，加上长春瑞滨，还是双料治疗呢！"

故在 2009 年 2 月 5 日，3 月 13 日，5 月 5 日，用长春瑞滨 10 毫克，第 1~7 天 + 捷佰舒 130 毫克，第 1 天，分别化疗 3 次。就在他们的坚持下，2009 年 6 月 29 日，我又做了第四次化疗，用了盖诺 10 毫克，第 1~6 天 + 捷佰舒 120 毫克第 1 天。

但这四次的副作用，比第一波的化疗副作用厉害得多了。白细胞下降到只有 1 000，头晕乏力，经常感觉天旋地转，在我的坚决反对下，孩子们果断地叫停了后面的治疗。

切中心窝窝的四个字

住院期间，偶然从病友手中看到了一份资料，谈到了一个概念叫作"零毒治疗"，大概讲道——

尼克松总统发起了"抗癌战争"，并宣称美国将在 5 年内，攻克癌症。但 30 年过去了，美国斥巨资在癌症研究和癌症治疗方面，其结果是每年死亡人数达 700 多万。可见，以手术、化疗及放疗等为基础的现代医学治疗癌症的效果是令人遗憾的。

许多肿瘤医生持有"根治癌症"的观念，从而导致患者的"过度治疗"。最后，作者呼吁"应该建立一个经科学验证、无毒、花费少、疗效又很确切的新疗法——零毒治疗"。

这四个字，让我心头一震，可以说，切中了我的心窝窝。

不能在一棵树上吊死，当时就下定决心：求助中医，虽然我是西医，但心里还是更敬重中医。

我为什么会相信中医呢？先说一说自己的经验吧！

地黄丸点醒了我

2000 年秋天，我去上海的女儿家里，路上便感到肩膀三角肌处疼痛。到了女儿家，蹲下去就有困难，强行勉强蹲下去，也起不来。

俗话说：八月里来雁门开，大雁脚下带霜来。莫非我穿得少受寒了？可我早早就穿上毛衣了。

第二天，我就告别女儿回到了常州。在常州医院风湿科一查，红细胞沉降率升高到 80 毫米/时，医生判断体内有炎症。

接着，采集了口腔活检，看是否属于干燥综合征。我心中明白：口水我有的，泪水也有的。即使是干燥综合征，也是继发性，而非原发性。

出院让我吃泼尼松，天天吃，我也明白：泼尼松是激素，不能一直吃。但是，不吃，第二天就痛，只好再吃。

一筹莫展时，看到了《扬州晚报》健康版的一篇报道：主人公是位女同志，阴虚，和我所有症状均相仿。当时服用了"六味地黄丸"之后，康复了。

我也效仿，赶紧服用了数天仲景牌"六味地黄丸"，疼痛还真的缓解，并渐渐消失了。

"六味地黄丸"还不是根据张仲景《金匮要略》中的金匮肾气丸优化而成？进进出出医院多次，我的病还不是我自己治好的？我的病还不是中医药治好的？而且是经典传统老方药治愈的！

事后恍然大悟：有些慢性病，就要靠中医调理。

组合拳专治"内乱"

想到这些，事不宜迟，赶紧找到了常州源盛堂中医门诊部的王东径院长。2009 年 3 月，王院长帮我挂了上海中医药大学何裕民教授的号。

看了我的片子，了解了我的基本情况后，何裕民教授说："癌症并非外敌，而是人体的一场'内乱'，但也受到周边环境的影响。单纯治'内乱'，不处理好环境影响，后面还会出现新的战乱。中医药的优势所在就是调整和控制，维持脏腑功能阴阳平衡。"并明确告知，我的年岁不算小了，且属于对化疗不敏感的腺鳞混合癌，放疗已经结束了，再次放疗意义不大，对自身损伤不小；不妨先中医药调整，且治疗且观察。

何裕民教授明确告知我，这类情况他经历过多例，好生调整调整，应该能够疗愈。并引荐了多例类似案例，鼓励我从容应对。

开了处方以后，他又交代我"不要拎重东西，一定要穿软底鞋"等。

我从医多年，仅凭这些话，以小见大，我看到了何裕民教授的临床治疗底气及与患者共情的出发点。

差点被吓尿裤子

鉴于骨转移后，第 5～6 胸椎破坏严重。听从何裕民教授建议，我到了常州医院，征求骨科主任："怎么处理好？"是不是考虑中西医结合。

骨科主任答："需要尽快钢板固定。"看我一脸疑惑，又补充道："现在看你蛮好，不迅速加钢板固定的话，会截瘫，以后大小便会拉在裤子上的。"

儿女们一听着急了，这可怎么弄？

召开家庭会议商量，最终还是让我自己做决定，因为我是医生。可是，医生也有专业盲区，所以我很无助，也很无奈。

再一次将骨科医生意见及时反馈给何裕民教授，他依旧从容地说，考虑你的年龄等综合因素，你自我的思考是对的，先保骨针加中医药纠治起来吧，争取很好地控制住。但起居等行动一两年内要多加小心，千万别负重、攀高、远行，以免受损骨骼加重损伤……

回家后，想了一个晚上，总算想明白了，并列举了三点以自我聊慰：

（1）我不是局部的外伤毛病，而是全身毛病，多处转移。用钢板固定了，可能会有新的创伤，可能会流血，这样一来，于事无补。

（2）我年老体弱，经不起大手术的流血创伤，可能还会诱发癌细胞进一步扩散转移，结果事与愿违，性命难保。

（3）化疗科有化疗科的角度，肿瘤科有肿瘤科的角度，骨科当然会从骨科的角度下结论。只有"我"，才会从"我"的角度替自己考虑，遂决定继续以中医药的调理保守治疗为主，挖掘身体内在的抗病能力，争取战胜疾病。

中西合璧，疗效加倍

中医方面，2009 年 3 月，我开始吃中药。何裕民教授不来常州时，就看诊何裕民教授团队的孔祥荣教授，她也平易近人、温柔可亲，看得非常认真。总是对我说："阴虚，没问题的，帮你调理调理。免疫力提高就好了。"记住她的话，我不放松，坚持吃中药。

西医方面，征求周道安教授意见，采用免疫疗法，一周打一次胸腺肽。

就这样 1 个月过去了，半年过去了，身体慢慢恢复起来，原本的骨转移也一点点好起来。

但复查时部分骨头还是有浓聚，又到常州医院去看了骨科，不巧骨科主任出差。问副主任怎么办？副主任还是建议打骨水泥（指用手术方式进行的局部固化治疗）。有了以前的经验，我多了个心眼，接着问该副主任：会有什么副作用吗？该副主任认真看了看我，又看了看片子，说："可能会有，骨水泥打进去，可能会过敏，也可能会打到血管，打到肺……"这么一说，我晓得了，有风险的。

再过一段时间，骨科主任回来了，认认真真地在荧光屏上读了片子，对我说："你的全身治疗还是有效果的，骨头有点钙化了。"钙化了，就是指支撑作用有所加强了，很好！

他压根儿没提到原本曾经强烈建议我的一定要加固钢板；也没有提及骨水泥的固化治疗。从侧面也就证明，我的自我选择没错，当时听从自己的"逃避"想法，有相当的合理性；而且医患双方充分沟通，对完善及坚定自己的选择，起到了很好的强化作用。

人固有一死，如何向死而生？也需要借助临床叙事，在充分沟通情况下，我得以坚定地遵循何教授"切勿过度治疗"原则，顺其自然，安安心心吃中药。

结果，十多年过去了，我既没有瘫痪，也没有尿裤子。

不知医院骨科两位主任，看到我现在的这个样子，会不会些愕然！

圆桌叙事的奇迹

从 2009 年 3 月开始，通过王东径院长和何裕民教授结上缘。因为同样是医生，我们之间似乎沟通交流比常人来得要多些，顺畅些，并逐渐与他结下了不解之缘。

我们两人年龄相差 20 岁，一个西医一个中医；一个患者一个医者，而患者本身也有医者履历；他很快成了我的精神支柱。

首先，他看病方式大不一样，常州也好，上海也好，都是圆桌门诊；近10人排排坐，大家绕着大桌子，一个挨一个；气氛轻松融洽地聊着天，似乎是在唠嗑话家常，没有通常看肿瘤科那种紧张和忐忑；也许是因为我的年龄（往往是同一次求治者中最年长的），也许是因为我病的关系，总被他们照顾着，安排在第一个；由于职业特点，也许是性格使然，最初几年我的问题特别多，会反复地询问、了解，追着打破砂锅问到底，似乎想从教授嘴里掏出他所知道的一切。他和前面说的周道安教授一样，每每不厌其烦地回答问题。我们涉及的不仅仅是医学、身体、康复等问题，还涉及更多的疑惑。如：我为什么会生这病？为什么我会被这病如此纠缠不休……其实，事后反思，内心是想得到心理的强大支持。

作为临床老大夫，以前对"叙事医学"闻所未闻，事后才有所听闻。对我来说，医患的临床叙事确实很有好处，让我能逐步认清自己，获得一种积极的支持，并能找到某些病因，并加以消解，尤其是可化解很多疑惑……这些，对我们的整体康复大有裨益。试想，耄耋老人，肺癌放化疗都做了，又多处骨转移了，还需要椎体固定、骨水泥；且患的是非常明确而棘手的腺鳞癌（混合型的腺鳞癌我查过资料，很不好治疗），在这种情况下，还在被疾病所不断折腾着，多个椎体转移，椎体转移一不小心会高位截瘫……行医多年的我，这些后果都很清楚，积极的干预，已经做了，似乎罔效，再施以更积极的，耄耋之躯何以堪受？

就是借助医患双方的叙事，在心理纾解过程中，至少我的疑虑困惑得到了消解与释放，一旦康复信念确立后，借助中医药和保骨针，坚定而义无反顾地一直走了出来，走向了康复，创造了奇迹。

我的坎坷治疗经历及康复旅程，想让给更多的人有所知晓，以帮助他们的成功康复。可以说，一位耄耋之年的老医生，患了棘手的晚期肺癌骨转移，16年的康复经验与教训，对他人来说就是一面镜子、一种鼓舞、一种鞭策，更是希望。当然，作为双重身份的我，尤其推崇临床叙事方式看病。

16年16个字

就这样一年一年过去了，每次何裕民教授来常州门诊我都过来看，2019年后几年，何裕民教授已不给我开中药了，说我已走向康复，即使有点小问题，随机辨证施治，找助手开方即可。

就这样，从76岁到92岁，跟着何裕民教授专家团队一路走来已有十六个年头。身体各项指标基本正常，思维清晰，自主生活。

必须承认，这是中医"适度治疗、零毒治疗、整体治疗"的思路，给了我第二次生命。中医学中有很多关于对生命与健康的摸索，诸如医圣张仲景的《伤寒论》，绵延千年而经久不衰，靠的就是一代一代地传承与发扬。

传承这些经验可以少走很多弯路，对我而言，对医生而言，就是可以在有生之年帮助更多的患者。下面就是我大病之后用了16年，总结出来的16个字的箴言：

（1）打持久战。癌症是慢性病，不一定要急于求成，立竿见影，要耐住性子"以慢治慢"，打持久战，与癌共生存。

（2）八字方针。牢记"医、药、知、心、食、体、社、环"的综合康复八字方针，全面配合治疗，有所禁忌，不能乱来。

（3）避免过度。任何事物，包括检查、治疗等都不能过度。物极必反！如过度的自由和过度的恐惧，都无法让精神繁荣。至少在我晚年抗癌经历中，自我避免了多次各种类型的过度：如果当时我做了钢板固定手术，也许早不在人世了，至少生活不能自理了；如果我遵循"宜将剩勇追穷寇"原则，第2个疗程化疗第 4 次时不果断 "STOP"（停止），也许我的忌年已度十多载了；如果我听从指南要求，长期用激素，它的后果也难以想象……

（4）群体抗癌。抗癌患者的故事是生命的赞歌，他们在与死神的较量中，展现出生命的顽强和力量。他们的故事让我们看到生命的不易，也让我们感受到生命的坚韧和美好。正是这种生命的力量，鼓舞着我们珍惜当下，活在每一个当下。

作为同样是给人看病的医生，何裕民教授的诊疗方式最初只是让人觉得很好，有助于医患双方的充分沟通与形成合力。后来了解多了，也耳闻"叙事疗法"一说，难免感慨万千：的确，加强临床叙事，对慢性病的纠治，意义重大。与本书中的另一位医生出生的许主任所想类同（第 213 页）。

医者点评

其实史老医生的自我叙述中，脉络已说得很清楚，有关细节都有交代，再作点评，似多此一举。但她的康复叙事，别有韵味和提示性，值得学习领会，故愿意再作点评，以飨读者。

史老医生因在我处前前后后诊疗 16 年，常在常州或上海门诊遇到她，她比较特别，格外引人注目：一是因为年龄偏大，往往被照顾安排候诊在前面些；二是因为其本人是医者，是老资格的西医师，早年从部队转业，善侃侃而谈，故印象深刻。

她来找我时（2009 年），我们对肺癌骨转移治疗已有不少经验，成功者很多。本人记忆深刻的女性患者就能列举多案：如早在 2000 年前后，宁波的邓女士是位教师，50 多岁时患的就是肺癌胸骨、颈椎转移。当时她颈部不能动弹，疼痛厉害。那时候，国内的保护骨的针还比较落后，有反应，她打了几针后就不敢打了，仅用中医药控制，控制得很好，大概三年后所有症状都改善了。现应在 75 岁以上了，不久前还来看望我，康复满意。

另外，江西南昌的刘女士也是肺癌骨转移，转移到颈椎、胸椎，活动严重受限，加上剧烈痛，难以缓解，甚至一度想轻生。2004 年找到我诊疗后，约两年完全康复，后来成为南昌市的抗癌典范。2012 年还上了江西省电视台。她的积极抗癌态度及成功案例，影响了不少江西患者。

因此，当史老医生找来时，我们已有较多的成功经验，比较有信心，底气很足。遂坚定地建议她：鉴于其年龄（当时已近 80 岁了），手术、放化疗都已经用了，无效，不能再折腾了。中医药加保骨针，以保守治疗为主，慢慢调控；同时注意生活方式调整，包括不能负重、攀高、远足等；也不宜再创伤性治疗了，包括骨水泥、钢板固定等，都可暂缓。果真，在中西医学的加持下，在她本人积极配合下，她恢复得相当不错，这也是个骨转移康复的典范。

她为什么会生癌？且控制不佳？这也是史老医生所纠结的问题。她自认为是化工厂的毒气污染所致，此话不假。因此，如何保护好环境是个大的社会问题。关系到芸芸众生的健康，怎么强调都不为过。但污染只是外界因素之一，芸芸众生中被污染所害的，绝非少数，但患了肺癌的毕竟是少数。我们的临床观察表明，还有其他一些潜在因素，需特别兼顾。试解其中一二：

今天，中国女性的肺癌患病率直线上升。除污染外，人们往往归诸二手烟，此话成立，但有点勉强。也有人归罪于其他因素，如烹饪、炒菜、油烟等所害，都有一定关系。但我们还注意到一点：它还和个人性格及应对方式密切相关。

先补个小插曲：十四五年前，我是河北石家庄某大医院肿瘤会诊中心顾问。一次癌症会诊来了几十位患者，诊疗结束后特别感慨。那段时间石家庄雾霾很厉害。这些患者中有四位前后连着号的女性，都是肺腺癌，都做手术了；我有认真问诊的职业嗜好，每位仔细询问，都是财务出身，被告知她们财务室没抽烟的，且家属大都不嗜烟；每位我都号了脉，对了话；这个现象引起了我的高度兴趣。

进一步了解，发现她们大都处事拘谨，认真负责，谨小慎微，且无不良嗜好。那时之前，我约已看过不下数千例女性肺癌患者，大都有上述特点，其职业不是办公室管理者，就是财务审计，或老师等，却几乎没干清洁、扫马路的女士。照理说，如是污染所致，后者被污染概率更高些才对！显然，常规解说有误。前后参照，恍然大悟！原来是忽略了人的主观因素——污染的确是致癌源头之一，但外因要通过内因才能起作用。污染环境的确造成患肺癌概率大幅度提升，但每个个体毕竟都有自我修复能力，在反复刺激状态下叠加自我修复力之薄弱，不能及时清理异物、修复刺激损伤，才导致包括肺癌在内的疾病发病大幅度上升。而自我修复力也属抗癌力重要组成部分。这解释同样适合于史老医生。这些年来，我更坚定了这一种解释。而破解之术就在于对不抽烟的女性肺癌患者要适度释怀。

至于史老医生，十多年的交往给我留下深刻印象：就是做事极其认真，凡事都要追问得清清楚楚，小心谨慎。这可能和她一生从医经历有关。门诊中，她因为年长，往往被让到第一个就诊。最初几年，几乎每次要花半小时与她讨论分析，包括某些细节问题她也打破砂锅问到底。只有彻底释怀后，她才从容离去。其实，对慢性病的癌症患者来说，帮助释怀，这点非常重要。大概三五年后，史老医生康复得很好，她的笑声越来越爽朗，情绪越来越来积极；与此同时，纠结也越来越少。且她每次都愿意帮助新的患者。以她的特殊身份，开导、劝解其他患者，并在患者相互交流中，相互促进康复；成了门诊患者效仿、学习的楷模。

我们很早以前就提出"从'心'治癌"的重要性。至于"从'心'治癌"的主要环节，不是一本正经地用心理医生的方式来咨询，而是贯彻在日常诊疗中的心理疏导疗法。我们认为，医患的有效叙事，就是心理疏导疗法的很好载体。

编者感思

关键词：人类与自然，这个话题看起来很大，其实很小。

关于人，本书的 18 个案例当中，史老是最后一位被采访的。工作人员早已向她请示采访事宜，我也早已拿到她的信息，之所以拖延到最后，我担心：

（1）92 岁高龄的她，思维不够清晰，记忆可能会有点模糊，方言过于浓厚，造成我的倾听障碍。

（2）"作为医生去看医生"，在很多医生潜意识里，会显得自己医术不够高明。尤其是身为西医的史老，去求助中医，我担心她难以启齿。

事实完全出乎我的意料：

（1）史老声如洪钟，笑声爽朗，思维脉络分明，碎片记忆深刻。

（2）史老心扉敞开，娓娓而谈，包容万象，从谏如流。

不由让我联想到，宁波某局一位领导 Z 先生，平时生活习惯良好，不抽烟、不喝酒、不应酬，但工作压力大，操心的事儿多。有一次聚会吃了两只甲鱼，开始腹痛加重，去医院一查，初步诊断胰腺炎，进一步检查，确诊为胰腺癌，有肝转移。

因 Z 先生同床的一个病友也是胰腺癌晚期，没做任何的治疗（包括手术和化疗），已经安然度过一年多了。Z 先生就坚持认为，西医的创伤性较大，遂采取自然疗法。

2024 年 1 月底，Z 先生女儿获悉 4 月份何裕民教授将来杭巡诊，瞒着父亲，前来同仁堂国医馆咨询和挂号。回到家之后，把过程复述给父亲，可 Z 先生非常抗拒。

直到有一天，他的肿瘤压迫到胆管，引起了梗阻性黄疸，肝功能指标（包括胆红素指标）都在上升，这是一个非常危险的临床病症，需要去做支架，必须得去接受西医治疗。Z 先生入院后，开始研究何裕民教授，几乎把他的书看了一遍。做了支架以后，黄疸指数和肝功能基本恢复正常，这才从心理上开始接受西医化疗和中医方案整体治疗。

也不知是性格固执，心门上锁导致罹患胰腺癌因素之一；还是罹患胰腺癌后，才会把心门锁上，生性多疑。我当场目睹了多个案例，发现和医生难以沟通的患者多具以下特点：讳疾忌医、盲目自大、满腹狐疑、固执己见、冥顽不灵……大数据证明，这些特质并不利于患者的治疗和康复。

而采访史医生的 70 分钟期间，我至少听到老人家 13 次的笑声。考虑到 92 岁高龄的体力和嗓力的疲劳，约 72 分钟时，我示意结束采访，而史老还意犹未尽。

我写书，本来是想给叙事医学添上一笔，给病患及亲属一点教益，没想到，在史老这里，我受教了！

关于环境：本人在常州新北区公办学校工作了 6 年，所以对常州的社会事件，尤其是教育事件倍加关注。

2016 年 4 月，常州某学校近 500 名学生被检查出血液指标异常、白细胞减少等情况，个别学生被查出淋巴癌、白血病等恶性疾病。此次事件的罪魁祸首被指向该学校北边的一片化工旧址，该地块地下水和土壤中的氯苯浓度分别超标达 94 799 倍和 78 899 倍。

事发后，原环境保护部、江苏省政府介入调查，教育部也对学校污染问题启动教育重大突发事件专项督导。

面对"毒地"对孩子们生命健康的威胁，各方回应不一。常州某校称"秩序正常，至今未发现白血病病例"；常州市新北区政府则坚持"毒地"没问题；原环境保护部称已与江苏成立毒地事件调查组；而常州医学专家组也承认"毒地"学校学生体检异常。

2016 年 12 月 12 日，该案在常州市中级人民法院正式获得立案。2020 年 4 月，最高人民法院决定提审"常州毒地案"。最终审判结果，想必大家已经听闻或知晓。

本案例如果称为"常州毒地案"的话，史老的故事则可以描述为"常州毒气案"。回到"人类与自然"这个话题，看起来很大，实则与每个人息息相关。

两个案例当中的受害者，表面上看似都是"人"受到了"环境"的影响，但"环境"不还是因为"人类"活动的影响吗？

人类通过改造自然、创造社会和文化，不断地改变着环境的面貌。然而，这种改变并不总是积极的，人类活动也可能导致环境破坏和生态失衡。

在当代中国大踏步走向法治社会的大背景下，在党的生态文明建设大政方针指导下，在环境司法领域健康力量的坚守下，我们呼吁：保护好祖国的绿水青山，绿水青山就是金山银山！

癌情概述

肺癌是我国发病率及死亡率排名第一的恶性肿瘤，其中非小细胞肺癌占到多数，非小细胞肺癌以其组织学类型，可分为腺癌、鳞癌等。该名患者术后病理显示为腺鳞癌，这是一种混合性癌。临床上将肺腺癌和肺鳞癌病理学组成均超过 10% 的肿瘤定义为肺腺鳞癌，是一种较为少见但恶性程度较高的非小细胞肺癌亚型。

患者行微创手术左肺上叶切除后又经放疗和化疗，本以为无虞，不料治疗刚结束就发现多发性骨转移，这是肺癌常见转移部位之一。数据表明，肺癌患者出现骨转移的平均时间为 9 个月，约 2/3 在肺癌诊断时即已发生，即同时骨转移。近期我国一项大型回顾性流行病学调查研究发现，肺癌患者中有 17.42% 出现骨转移，中位生存期为 11.53 个月。1 年、2 年和 5 年的总体生存率分别为 51%、17% 和 8%。

骨转移不仅影响患者日常生活，还会发生骨痛、病理性骨折、脊髓和神经压迫、钙盐和磷酸盐平衡紊乱等骨相关事件。肺癌骨转移的防治目标为症状缓解、预防或延缓骨相关事件、最终延长生存期并提高生活质量。

西医治疗肺癌主张采取手术、化疗、放疗和靶向治疗等手段。因肺癌生物学特性十分复杂，恶性程度高，80% 的肺癌患者在确诊时已属晚期，故从临床反馈来看，单纯上述手段治疗总的治愈率很低。

中医药是肺癌骨转移的全身性治疗方法之一，以其独有的全身性辨证论治的治疗思想，在控制肿瘤转移治疗肿瘤方面的优势得到了医学界的重视及肯定。当人体正气与病邪处于相对平衡的状况下，则可以实现"带瘤生存"的目的。此时的治疗方向，应针对患者体质、重要脏腑、免疫及骨髓功能状况、生活质量的评估，制订个体化、动态调整的扶正抑瘤方案，以期达到及延续正邪相对平衡的状态，从而达到延长患者生存期、减轻痛苦症状、提高生存质量的目的。

考虑到患者已至耄耋之年，恐难以经受手术创伤，再加上腺鳞混合癌对化疗不敏感，再次放疗意义不大且损伤不小等原因，何裕民教授建议中医药加保骨针控制病情慢慢纠治，边治疗边观察。之后一直坚持中西医结合——中药调理阴虚，提高免疫力；西医上采取免疫疗法，一周打一次胸腺肽。

患者义无反顾地走了出来，最终，走向康复。

银行行长的靶向药算盘

——肺腺癌胸膜转移后，停服靶向药

李先生

年龄：74 岁　　职业：银行高管　　地区：天津

早期肺癌，根治手术后还会复发转移吗？靶向药服用期间可以减量吗？——面对西医的"加量"，中医的"减量"，肺腺癌复发，胸膜多发转移的金融专家，打了如意算盘。

患者自述

....

来一刀，没事了

2012 年 5 月，我体检时，CT 发现肺部占位，医生要求入院检查，后诊断为肺癌。

到天津肿瘤医院做进一步治疗，院长说：怎么着也得来一刀。我想：来一刀就来一刀吧。

2012 年 5 月 29 日，进行了肺癌微创手术。术后病理：肺浸润性腺癌（右上），腹壁型＋腺泡型＋微乳头型＋实性型，支气管断端（－），纵隔胸膜（－），区域淋巴结未见癌转移，0/15（－）。

术后出院回家前，我问主治医生，要吃什么药。答："你没病，不用吃药，拿掉就好了。"

听后，我心情大好，就兴冲冲地回家了。

会诊时，我中大奖了！

三年后，也就是 2015 年 5 月 28 日，体检时，PET/CT 影像诊断：

（1）右肺癌术后，右肺相当原手术残端缝线周围贴着纵隔有软组织肿物，考虑是复发。

（2）右残肺中叶及下叶多发混杂密度结节，不除外恶性病灶。

（3）右肺尖胸膜增厚，考虑转移灶。

（4）梨状窦上方左侧口咽侧壁增厚，考虑炎性病变可能性大，不除外恶性。

……

这时候，我开始紧张了，因为我知道，复发的比原发的，还要难治。而且，是多个地方病灶。

拿着体检报告，询问当年的主治大夫——那位旅美回国的博士院长，他也傻了，一言不发。随后，找来了医院的几位专家，进行会诊，并做了一系列的进一步检查。

2015年6月22日，开始进行为期30次的放疗，同时进行基因检测。结果出来后，院长对我说：恭喜你中大奖了，你可以吃靶向药。药房问了一下价格，服用凯美纳（盐酸埃克替尼），一个月要花费一万多元。虽然贵，但它在国内刚刚生产，被称为"国产易瑞沙"，比进口的便宜多了，好在我的薪水勉强能凑够，吃就吃吧。

毕竟，并不是所有的基因检测后，都能吃够靶向药，我应该珍惜我的幸运。

然而，进一步了解后，初期的幸灾乐祸及小庆幸感，逐渐荡然无存了。

一是我借助深入了解后，始知晓所有的肺癌靶向药都会耐药，短则两三个月，长则一两年，几乎没有不耐药的。耐药后虽可以换其他的，但有广谱耐药概念，类同的药，也很快就耐药。耐药后情况更棘手，几乎是绝路……

二是虽然费用勉强可接受，但靶向药不是没有副作用的，有些副作用还不小。就像现在推荐我吃的，常见副作用就是肺纤维化（间质性肺炎）、皮疹、肝损害、肾损害等，有些副作用能够接受，但有些难以接受……

但不管怎么说，先吃了再说吧。也许，车到山前必有路。

让我怀疑的名医工作室

在服药期间，天津抗癌协会向我推荐了天津河西区的何裕民教授名医工作室。2015 年 7 月，我来到乐园道文化中心对面银河广场，工作室在这个并不高档的写字楼里面，80 平方米左右的房间隔出了一个套间，不太宽敞的大厅摆放着几张办公桌，墙面粘贴着何裕民教授等专家的简介。看到房间如此简陋，我想：这到底是医院，还是工作室？到底是工作室，还是骗人的小机构？

接待人员上来问询，我也不予理睬。这并不是我的傲慢，对于医疗资源的警惕，是有原因的——

（1）本人曾是银行行长，经济状况还不错，刚刚退休，还没来得及享受生活，却患了肺癌，而且术后复发转移了，打乱了自己所有的计划和节奏，非常地不解、不愿和不甘。

（2）确诊时，原发肺癌属于早中期，手术顺利，医生以为后续没有任何问题，也就没有引起我的重视和巩固治疗，导致术后三年时复发，右肺尖胸膜增厚，可以说悔恨交加。

（3）咨询了北京、天津、上海那么多的西医内外科专家，都认为复发后不适合手术，只能进行放疗。而放疗只能暂时缓解病情的发展，不能解决长期问题。四处求医问药，也没有明显有效的方法。放疗后的效果比较分析：2015 年 9 月 2 日的片子与 5 月 18 日的比较，右肺门周围软组织增厚范围较前有所缩小，右肺部分结节略显增大，提示病情还在进展中……世上没有后悔药，也许，现在就是"温水煮青蛙"，如果再被延误，就完蛋了。

所以，我只四处打量。无意中，发现前台右侧高高的书架上，赫然摆着很多书籍，其中一本的名字，引起了我的注意，就要走了一本，回家好好读了起来。

一本书对我的冲击

书名叫《癌症只是慢性病：何裕民教授抗癌新视点》，何裕民编著，上海科学技术出版社出版。

书中的很多小标题，都扣人心弦，如"尴尬的局面：贫癌、富癌皆高发""有害无益的放化疗""'好孩子，坏孩子'理论""癌症乃机体'内乱'也""'人'比'病'更重要""以不伤害为原则""生存期预测：最不人道的科学""'乐龄癌'的积极意义""与癌和平共处十要诀"……

记忆犹新的是，书中说道："对于多数癌症患者来说，他们患的只不过是一类与冠心病、高血压类似的慢性疾病，癌症有时比冠心病、糖尿病要好得多。不少癌症患者 5 年以后病情完全可以稳定或者是治愈，不需要再定期用药。而冠心病、糖尿病、高血压只能终身服用。对于老年人来说，癌症只不过是一类慢性病。"读起来，更是荡气回肠。

尤其是举例"黄又彭博士以其自身长期从事尸检的经历认定，若 80 岁左右病故的老人都做一遍尸检，会发现 100% 的人体内都会有肿瘤，越老风险就越低"时，我泪如雨下。

这对于我"癌症不治，等于死亡"的认知，简直是彻底的颠覆。

既然癌症只是慢性病，其发生是一个漫长的过程，那就"以慢治慢"——想办法把已经发展形成的癌症进展速度慢下来吧。

看完书，对何教授由怀疑到信任，由信任到崇敬，由崇敬到崇拜。继续购买了他主审或主笔的《生了癌，怎么吃：何裕民教授饮食抗癌新视点》《何裕民话肿瘤》《何裕民教您抗癌的新生活》《好女人，别让癌症盯上你》等书，一本不落地都看完了。越看，对疾病越有理性的认识；越看，越增强了对自己康复的信心。

由书，我认识了何裕民教授这个人。于是，我放心约诊。

不一样地解释让我豁然开悟

2015 年 7 月 13 日，我终于见到了何裕民教授，他认真看了我的病例记录，号脉查体完毕后，与我轻松地聊了起来。

他似乎洞察了我对凯美纳的疑虑及其带来副作用的不安。没正面直说，而是做了形象隐喻：中西医治癌症，就像围剿敌军——既有先锋部队突前，撕开口子；还需后续部队清扫，稳固成果，根本上解决问题。针对性强的靶向药（也包括一些放化疗），可能会很快获局部突破，因为其分子式针对性清晰。但肿瘤形成，每每是多因素综合所致的。即使针对性很强的靶点，一段时间后必然或变异或适应（化疗也有适应现象），那时就表现为耐药了。因此，单打一疗法难免顾此失彼。而同步的中医药治疗，虽及时性略显逊色，但其属综合性的，通过对周遭环境微调及不利因素消解，常可获得持久效果。故聪明的人，善于有机组合两者——既可借靶向药等，第一时间改善症状；又可借中医药综合微调，加以后续巩固，筑牢堤坝。两者结合，方可收获长期综合之最佳效果……

他的一通解释，让我茅塞顿开。毕竟，我这年龄段都是熟读毛泽东思想长大的，《矛盾论》《实践论》等当时都能背诵。而教授的一番解释，既凸显了中国游击战及孙子兵法思想，又契合当下癌症治疗现状，且能让我心甘口服地接受当下的治疗，并坚定不移。

何裕民教授同时给出明确建议：

（1）化疗不考虑。

（2）放疗见好就收。

（3）4 个月复查胸部 CT。

（4）可适度运用靶向药（包括已经在用的凯美纳），但剂量需调整；现每天4粒，那是极量，绝对超过了（说明书是每天3粒，医生可能考虑我经济条件不错，也可能希望效果更好点，遂加量了，但却没有考虑其他），先两天减一片，以其有所适应，尽快恢复正常用量（三四个月后，回到每天3粒）；一旦症状稳定，检查良好，再逐步递减，原则上是四五月后每天减半粒（两天减1粒）；依此类推；稳定一段时间后，每天服用1粒。最后，争取停服。

特别是他的第四点，既让我喜出望外，又让我心悦诚服。看了北京、天津、上海肿瘤医院的十多位主任，意见都是一致——让我终身服用靶向药。何教授却给出了截然不同的方案，而且，给出了明确的递减步骤及细节！

我明明知道，哪有药物可以终身吃的？只是大家都回避后果，对此不想研究和面对，眼下先得过且过罢了！

只有何教授一人，一开始就让我知晓机制基础上，考虑让我逐步减量；而且，讲究递减的原则、标准、策略及评估方法等；情不自禁地滋生敬佩与折服之心。如此策略与智慧，能不折服吗？能不严格遵从，认认真真践行吗？

及时止损，真的有点不一样

2020年8月初，第12次看何教授门诊，教授对照评估了前后CT片及各方面检查报告，提出可以停服靶向药，其实我早就在盼望这一天了。虽然凯美纳早就维持剂量用，每天1粒了。教授还是认真地说：老李，你的靶向药没必要了。

殊不知，是药三分毒，服药以来，我肠胃受损，体质变差，吃药不就和吃毒一样吗？

何教授还进一步解释说，为何在8月份完全停药？因为天津气候，8月份最适宜于肺病患者。10月以后就干燥了，易伤肺；秋冬天气候不稳定，也容易感冒及肺部感染；而此时是最合适的。

我则暗中思忖着，教授之所以如此这样判断，一是靠他实践的经验，二是根据我片子的情况，三是体现了他的哲思水准。人们不是常说，西医师做到顶级，就是科学家；中医大夫到顶级，则是哲学家。而这些情况，西医主任们也都看到了，但是，没人敢说。

而何教授提出的"零毒疗法"，运用某些具有诱导癌细胞分化凋亡的中药提取物，促使癌细胞"逆转"，回归正常细胞代谢、凋亡，又具有无毒的特点，对人体正常细胞代谢并无不利影响。

我的最后一次系统检查是 2023 年 8 月做的。胸部 CT 示：①右肺中叶、下叶局部支气管扩张，并伴局部肺不张；②双肺多发微结节；③右肺上叶术后改变；④心包少量积液。总体结论，与前比较，稳定，基本相仿。而我自己感觉较前似有提升；与病友们比较，还要好一些。也许是自己更注意生活方式优化了，也许是长期中医药的阶段性调整了。

其实，教授早就让我平素隔三差五地运用中医药，如夏天炎热时可停用；冬天吃四天停三天。逢年过节，像是这些年春节，无须吃药。教授笑眯眯地说："你等早就没必要一年吃到头……"有时候调侃地说："根据国务院规定，也要放假……"这里面，既有他的学术和临床自信，又有他的深厚人文关爱，更折射出他无处不在的疗愈"工夫在诗外"；因为他看似轻松调侃的"春节吃药放假"，让患者接收到的则是满满的轻松、自信、与旁人无异、充满信心……

教授的一句话让我花了近百万元

2015 年 7 月 18 日的第一次看诊，他开的中药方我已经淡忘了。可是他的一句话，却让我花了近百万元。

他在门诊叙说中告诉我："肺癌，为什么京津冀居多？因为，三地秋冬季干旱，雾霾多，你最好多去相对湿润的地方。"

听了建议，我分别考察了大连、营口、葫芦岛、秦皇岛、烟台、威海、青岛7个城市，最后选择了蓬莱，这里属暖温带季风区大陆性气候，年平均气温12.5 ℃，于是我在这里买了套房，居住期间，我天天去海边散步。

清晨，海面上雾气缭绕，若隐若现。难怪八仙常聚在此，修炼仙术。漫步在海滩，听着海浪轻轻拍打，不由想起"海纳百川，有容乃大"这句话。

是啊，万川归海海不盈，万川归海海澄明。疾病于身体，不就相当于河海于大海吗？

几个月后，我回到了天津，见到我的朋友，都说老李气色不错。

被亲友这么一夸，我研究了一下负氧离子，发现：原始森林每立方厘米能达3 000～20 000个；海边每立方厘米50 000～100 000个；而社区，基本没有了。

海边起作用了吗？没有量化。但是，我的身体好转是千真万确的，因为朋友是一面镜子，浑身的力量是一杆秤，我能感觉自己连走路都脚下生风了！

多人一条路？ 一人多条路？

每次在上海或天津参加圆桌诊疗，听着别人好转的消息，我总是信心倍增。

同样，如遇上肺癌患者，何教授也总是向他们推荐：这是老李，你们多与他交流交流。

记得有位天津老板，非常有钱，与我病情相似，可能是因手头太宽裕了；也可能心里忐忑不安，除了找何教授外，还到处寻方问药，结果在东北又找到民间偏方，很贵的，却没用多久，症状迅速加重，不久便完了。与教授谈及，教授唏嘘地说，这类情况太常见了，关键是心神不宁。心神不宁，疾病难以疗愈！因此，教授强调，此病从"心"治疗，非常关键。首先需要改变认知，完善自我。对此，自己深表赞同。

还有一位天津市质量技术监督局的女性患者，50岁左右，局乒乓球冠军，听了我所走过的路，非常赞同我的观点，有没有加以吸收及利用，我不知道。后来，她姐姐说认识这里的专家，认识那里的专家，同时交替轮换地服用多人的方剂，一年后，也不行了。

以上两位，颇让我扼腕叹息：一旦患病，患者自己已经乱了阵脚，再听取七大姑八大姨的建议，无所适从，更乱了套。

因为，一个人，不可能同时走多条路。

相反，我在圆桌诊疗候诊时，在不同的肿瘤康复患者故事里，求同存异，总结出适合自己的一条路，走到底，越走越宽，越走越远。

所以，每当有患者咨询我，不等他们把问题抛出，我总喜欢"先发问人"：你可以静下心看书吗？你相信我的主治医生何教授吗？你能稳定情绪吗？

若不能，我则回答：对不起，我帮不了你！

医 者 点 评

....

对李行长的深刻印象有两大点：一是他文质彬彬，非常儒雅而有文化，说话慢条斯理（当时并不知道他是银行行长）；第二他善于寻根刨底，一旦明确后便义无反顾，认真践行，一丝不苟。多年后方得知他是某银行行长。始悟：这也许和他职业生涯，尤其是从事金融管理，且已成为主要领导有关——因为不理性，没法从事金融主管；不执着且知行合一地践行，没法胜任领导一职。

　　我们第一次"话疗"时（也就是门诊面诊，因为本人习惯于先聊聊，也是叙事的一种亚型），他已开始使用靶向药了，有副作用，手足综合征非常明显，而且剂量偏大——国内医师间有个约定成俗的默契：化疗/靶向药剂量宁大勿小，宁积极用而勿保守观察。美其名曰：保险起见。我一看，他中等个，并不十分壮实。很显然，按常规剂量都偏大。人们为了保险起见，还是加大了用量，剂量大后，短期效果也许明显些，但副作用也成倍叠加，且很快就易耐药。这是有内在逻辑必然性的（也是我们在本世纪初使用靶向药中悉心观察总结出来的）。故一开始就建议他逐步减量（这已见诸前文），且应允他，将辅导他逐渐抽减靶向药，但需一步步稳妥地来。这也正好是他的心病所在。因为知书达理者都知道靶向药会耐药，耐药后会比较尴尬。这一应允显然解开了他的心头大结。且的确如我们预料所言，几年后抽去了靶向药。至今已经 4 个年头了，一切都很好。

　　其实，我们成功地让不少于百余人成功地抽减以至完全不再依赖靶向药了。笔者不久前（2022 年）在国内权威专业媒体以《应对癌：需要的不仅仅是科技，更是智慧》为题[1]，分析报道了严重依赖靶向药而难以承受，最终合理治疗逐渐抽去靶向药的案例。在此作一简述："日前，杭州患友张某来看我，他是多年的晚期肝癌患者。2008 年 10 月他因乏力消瘦被确诊右肝肝细胞癌，二次介入后次年复发，介入没法承受，只能改用当时新的靶向药索拉非尼（Sorafenib），因副作用巨大而求助我。虚弱之极的他无法行走，需人搀扶……他当时严格按照说明书每天 4 粒。看其体态 60 千克上下，遂建议他减量，并给予中医药，同时叮

1　何裕民.应对癌：需要的不仅仅是科技，更是智慧 [J]. 医学与哲学，2022，1（43）:18–23.

嘱相关事宜；并告知靶向药是救急的，眼下可减量运用；一旦稳定，可逐渐抽去，因为早晚会耐药。他信且应诺了。当下笔者即示其减至 3 粒，2 周后复诊，症状明显减轻。2 个月余，检查结果很好，遂改成 2 天 5 粒。半年余，一切皆好，已恢复全天工作，再次减量。就此依次递减，他依旧信且应诺……2013 年前后，他停用所有靶向药，只以中医药为主，生活方式调整为辅。2014 年，他荣升一级，全面主持工作，现 16 年过去了，一切都好。"因此，李先生找我前，对靶向药的使用我们已很有经验。中医学强调"因人制宜"，每个人情况不一样。但西医强调的是按人头算的，不管是拳王泰森，还是林黛玉，许多靶向药剂量差不多。这，显然不合理。

这里延伸出两个思考：一是靶向药使用需讲究智慧，要学会恰到好处。绝不是动不动就使用靶向药。我们看来，靶点准确的话，有时救救急，抵挡一阵子，靶向药非常好用。就像突击部队先上去，帮助控制一下局面。但与此同时需知己知彼，须知其后果，并率先作出防范。我们的经验中同时加减全身调控，就很关键。如调控良好，能从根本上巩固，便可逐步抽减靶向药。这样，既解决了靶向药耐药问题，也很好地融合了中西医学的求本与求标之治，并消解了很多患者对靶向药耐药的恐惧。

二是剂量的思考。剂量要因人而异，且随时调整。我们的经验：每个人的剂量都需要探索，说明书给出的只是参考值。一开始，有的靶向药副作用较大，可先小剂量做出探索，再行加减；如不行，用半粒（每 2 天 1 粒）也可试试；慢慢调整，逐步优化，调整到最佳剂量；一旦起效且稳定，三五个月后可逐渐抽减剂量；甚至只用小剂量维持。而且，抽减时要兼顾节气。例如，秋冬季易感冒，肺癌患者减药就需特别小心；开春病毒萌动，肝癌靶向药抽减要谨慎。与此同时，中医药的培本之治，则是第一时间就必不可少的关键；而同步强调患者需调整并巩固良好的生活方式，也是很重要的。这，才是最聪明的对策。

从李先生案例中接着提出的问题就是要理性地应对肿瘤。笔者认为，癌症的治疗中医学应对经历了四大阶段：①我们开始强调癌只是慢性病（2002年）。②强调癌是多因素导致的，纠治同样需要综合治疗，兼顾多方面。③强调癌的真正康复，需要个体提升自己的抗癌力（《抗癌力：何裕民教授抗癌之和合观》，2015）。④今天治疗癌症手段方法众多，甚至目不暇接；要强调理性选择、甄别，借助智慧以治癌（《智慧治癌》，2021）。⑤治癌中还要强调人性关爱，人文治癌；《癌症疗愈录——肿瘤门诊叙事纪实》系列就是人文关爱的一种体现。其中理性治癌、智慧治癌是一个概念；前文讲述的都包含有理性、智慧治癌的要素。李行长的顺利康复，就非常鲜明地显现出他的理性和智慧。

李行长的理性和智慧，表现为他当时对这一领域充满怀疑，甚至对我，对医疗机构都有质疑及不信任；这在当今社会非常正常，证明他不是盲从者，而是理性思考者。尔后，他一旦认准了，内心接受了，便展现出坚定不移、义无反顾的精神，执着地往前走。叙事中他特别提及了两个案例，反面的案例——就是今天找这个医生，明天找那个大夫。我行医近50年，接触了数万个肿瘤患者，发现朝三暮四者，三天打鱼两天晒网者，急于求成者，到处寻医问药者，往往效果最差。因为癌症是慢性病，纠治有待时日。当然，我们需要随时优化。而医生和患者之间是有缘分的，要找准医生的确很重要。一旦找准了后，就需坚定不移加强互动，在双方良性互动之中，不断锤炼出最理想的长期效果。而这过程中，医患之间沟通交流（文绉绉地说"双方叙事"）非常重要。前面讲的很多问题，包括靶向药的使用特点，如何调整等，第一时间我与李行长都有过较深入的沟通交流。在聊天过程中，在相互沟通中都已交底，做了分析。当然，这要看患者对象及家属意愿。如果对象是文化水准不高、知识储备不多的，或不太知情的，就少说两句，点到为止。但文化水准较高的患者则尽可能要完全交底，医患之间要充分进行沟通。也就是说，要好好地运用"叙事"这个语言工具。这是非常关键的。因此，我们把人文治癌看作是癌症临床纠治的第五个重要节点，把叙事方法则看作为人文治癌中非常重要的一个核心环节。

然而，毋庸讳言，今天中国临床（尤其是肿瘤治疗中），医生惜语（不愿意多说，不愿意交流）的情况十分普遍，这方面，的确需要补课！

编者感思

天津定居也好，蓬莱暂住也罢；叫停靶向药也好，服用"零毒"药也罢；怀疑也好，信任也罢；西药起效也好，中药见效也罢。其实很难断论哪种因素立了赫赫之功，但是从字里行间可确定的是，李先生实现了自我疗愈。

李先生对何教授由怀疑到信任，由信任到崇敬，由崇敬到顺从，皆因读了何教授的著作，因为，文章是思想的理性载体。

林语堂先生说："读书，所开茅塞，除鄙见，得新知，增学问，广识见，养性灵。"低谷时蓄力，烦恼时放空，清醒时做事，烦躁时运动，独处时思考。

李行长在迷茫时，是"书"给他介绍了"医"，是"医"给了他"既借靶向药改善症状，又借中医药加以筑牢堤坝，后续再适时减量"的辩证思维。

不管是博尔特，还是苏炳添，创造奇迹的背后，其实都长期进行动态的、灵活的、复杂的、系统的、艰苦的 FIRST〔Frequency（频率）、Intensity（强度）、Repetition（重复次数）、Sets（组数）〕训练工程。单靠单项训练，或者长期靠一成不变的组合训练，对于成绩的提高都是徒劳的。

这叫适时、适从、适当。

清朝陈颂幕先生治一肿胀患者，予《金匮》麻黄附子甘草汤，麻黄八分，附子一钱，甘草一钱二分，无效。邀吴鞠通先生治之。吴认为陈氏辨证不误，此病确属阳虚水停，选方用药也精纯不杂，取麻黄发表，附子扶阳，甘草和中。之所以无效，是用量不够。吴氏改麻黄为二两，熟附子一两六钱，炙甘草一两二钱，才取得较好疗效。（《吴鞠通医案》）

可见，即使辨证准确、论治周全、选方独到、用药精纯，而用量不达，也断无佳效。岳美中先生说过："不理解组方的原意，不掌握药物的配伍和用量上的精巧之处，就是原则不明。失去了原则性，则谈不上灵活性。"（《岳美中医话》）

这叫适量、适合、适用。

时期不同、体质不同、病情不同、药性不同、配伍不同、剂型不同，据此，适时、适量，这才是疗愈路上的见解之言！

癌情概述

肺癌在我国各种恶性肿瘤中发病率及死亡率均列第一位，其中，肺腺癌占肺癌总数的 40% ~ 50%。此外，我们常说的肺部磨玻璃影（GGO，不局限大小）和磨玻璃结节（GGN，3 厘米以内）有良性感染病变和恶性肿瘤之分，其中的恶性肿瘤绝大部分是肺腺癌。

肺腺癌的发展分为浸润前阶段、微小浸润腺癌（MIA）和浸润性腺癌（IA），一般呈惰性发展、渐进式生长，每个阶段之间的具体时长还未明确。

随着近年来研究的深入，对于浸润性肺腺癌的认知又上了一个台阶，浸润性肺腺癌里面也分多个种类，也可分出"好"与"坏"：包括贴壁状腺癌、腺泡性腺癌、乳头状腺癌、微乳头状腺癌以及实性腺癌，一级级递进；随着递进，恶性程度越来越高；也就是说，贴壁型预后很好，腺泡型和乳头型预后稍次之，微乳头型又次之，实体型预后稍差些。其中，贴壁型 I 期的浸润性肺腺癌的 5 年生存率高达 90% 以上。

不同类型的腺癌，其预后不尽相同，一般来讲：

AIS（原位腺癌）：理论上没有复发的可能。

MIA（微浸润腺癌）：仅理论上有复发的可能性，临床几乎没有复发实例。

IAC（浸润性腺癌）：复发风险增加，部分患者持续发展，可能影响生命。IAC 以 GGO 为主者，多见于贴壁生长为主的浸润性腺癌，其预后一般比较好。而 IAC 中实性成分越多，则恶性程度越偏高。

浸润性腺癌的癌细胞侵犯周围基质超过 5 毫米范围，如果侵及血管、淋巴管，则有机会成群结队、大批量进入血液脉管系统及靶器官内。因此浸润性腺癌被列为高风险阶段，建议手术切除。

术后有效的辅助治疗，能够很大程度地延长患者的寿命。术后化疗和靶向治疗的选择需要根据患者的具体情况来定，旨在提高治疗效果，延长生存期，同时保持患者的生活质量。

严格意义上来说，多数靶向药目前还称不上是一种成熟的治疗方法，只是一种短期内的应急手段，可以应急帮助解决一些急迫问题，争取点治疗时间。也正因如此，靶向药在开始用时就需考虑补救措施，或说准备好失效后的后续方案。

在使用的剂量上，根据我们的经验，靶向药一般都是从半量用起，逐步加加减减，尤其是一些毒副作用大的药，可以半量用起，"摸着石头过河"，也许更显智慧些。临床上，我们常常一点点加量，大多数患者只要半量就够了，少数人加到三分之二的量也就足以控制了，且见好就收。

癌症曾一度被视为无法逆转的死亡判决，如今在医学进步的推动下，逐渐被视为一种可以管控的慢性病。治疗慢性病所追求的，不是一味地"对抗"，而是尽可能地减少疾病给患者生存、生活带来的不利影响，控制或减缓疾病之发展，及其恶化态势可能带来的恶果。

因此，应清晰地把"让患者活得长一些，活得好一些"确定为癌症治疗的真正目标，特别是在中老年肿瘤患者身上。通过合理运用一些西医治法，更多地借助中医药调整，零毒抑瘤，带瘤生存，才是优雅而有智慧的活法。

"老烟枪"的"秋后账"

——隐瞒肺癌病情，健康生活6年

张女士

年龄：65岁　　职业：农民　　地区：江苏淮安

两处原发性肺癌，不放化疗，可以长期稳定吗？适当隐瞒病情，稀里糊涂生活6年。

患者女婿代述

这个"烟枪"不夸张

张阿姨是个地道的农民，有着中国农村妇女共性的品质——吃苦耐劳、任劳任怨，轻伤不下火线（小病不求治）。

同时，也具备一般农村妇女不具备的特点——香烟不离口，火柴不离手。

张阿姨基本没有进过学校，斗大的字不识几个。生活在苏北农村的她，十几岁就下地干活儿。田间地头劳作歇息期间，乡亲们总喜欢聚在一起，说说东家长，道道西家短。在八卦、调侃中捧腹一笑，顺便点燃一根烟，这算是唯一的驱除疲劳的方式了。

乡村的劳动力大多抽烟，为避免"人场"上的"冷场"，张阿姨从一天一根，到一晌一根；再到一会儿一根，最后一根接一根。从"不带烟嘴儿的"，到"带烟嘴儿的"；从细支的，到中支的，再到粗支的。从十几岁的小姑娘，到二十几岁的小媳妇，再到 50 多岁的老婆婆，张阿姨从来没有间断过吸烟。

外出劳作，她吞云吐雾；家里做饭，她烟雾缭绕（农村用劈柴火烧大锅）。

她的发梢上、嘴角边总是弥漫着烟雾，仿佛是一个行走的烟草广告。

她右手的食指和中指，被烟熏得红中泛黄，指甲看起来像玛丽艳红皮白肉的和田玉石。

她满嘴的牙齿也被熏得斑驳，她的呼吸，她走过去的风，都散发着烟草的味道。

"肺"来横祸

农村有首民谣：

抽根烟，解心宽，解馋解懒解腰酸；
抽根烟，解风寒，解决暂时小困难。
抽根烟，解疲倦，解饥解渴解麻烦；
逢喜饭后都来根，人生赛过活神仙。

张阿姨的家庭和睦美满，女儿乖巧孝顺，外孙懂事聪明，这一切更给她的抽烟找到了不可抗拒的借口。

2018 年 12 月，一直持续两三个月的刺激性干咳打破了这祥和的一切。

那时，她突然觉得时不时会心烦意乱，干活再也没有力气。

"搁以前，我都是风风火火，讲话麻利，干活麻利，能吃，能睡，能说，能笑，能干活。再后来发现连走路、做饭都觉得累，稍微闻到油烟异味儿，甚至一冷、一热，就不停地咳嗽，有时喝水还会呛。在干活的时候还好，一旦坐下来，就会觉得累。晚上睡觉的时候，就会觉得胸部突然疼痛，撕裂般的痛。"回忆起当时的感受，张阿姨如是述说。

在家人的催促下，张阿姨到了所在的乡镇卫生院进行了检查。拍了胸片后，发现右肺下叶有一个 3 厘米左右的阴影，形态不规则，还带有毛刺，医生给开了点消炎药。

吃了几天，依然不见好转，又到了县城人民医院。医生看完结果后，把患者家属叫到了医生办公室单独谈话。初步判断肺部病灶不好，有肺恶性病变的嫌疑。

张阿姨的干咳越来越严重，发作也变得越来越频繁。平时不咳还好，咳起来常常停不下来，甚至躺下来咳得更厉害，无法入眠。最后到淮安市人民医院，肺部拍了增强 CT 检查，这才发现右肺中叶出现一个约 3 厘米的大肿块，经过穿刺活检，被确诊为非小细胞肺腺癌。医生建议尽快手术治疗，术后还要化疗和放疗。

但是因为张阿姨身体不好，肺功能也比较差，就不敢轻易去做手术。也正因如此，医生下了判决书——最多只有一年的生存期。

"隐瞒真相"的真相

北方的农村，一旦发现有人得了癌症，很多人都会选择隐瞒病情。这是因为：

（1）认知偏见，有些人认为癌症是"绝症"，患"绝症"的人是一种报应，是一件落人口舌的事情，会被歧视。

（2）一些村民误以为癌症会传染。

（3）农村人对"非正常死亡"很忌讳，寿终正寝是最好的归宿，"非正常死亡"总让人觉得事情蹊跷，强烈的好奇心和神奇的想象力，让患者患病的消息，在村民之间不断传递，演化，版本迭代，最终编纂出"有鼻子有眼"的故事进行消遣。

张阿姨周边一些邻居亲戚也有过类似病史，最终都未能善终，很快告别人世；为此，子女们不想让她知道，怕她知道后会有不测之恶果。好在，张阿姨不识字，且只要不是"大毛病"，她都能开开心心，风风火火。

基于以上原因，女儿没有告诉她真实病情，自己心里更没有丝毫的危机感，因为——

58

近水楼台先得月

张阿姨的女婿就是何裕民教授的亲传大弟子——杨涛医生。杨医生跟何教授 20 余年了，故第一时间，他找到了何老师，想听取何老师的意见。

当时从影像资料上看：右肺下叶一个约 3 厘米大的肿块，边缘带有毛刺，强化密度不均匀。说明肿块长得快慢不一，这也是恶性病变的特征之一，别的地方没有明确的异常。

据此，何教授认为患者的身体不太允许足够剂量的放化疗，再加上患者本人不知情，影像学上也没有明确的其他部位，包括淋巴结的转移，大概率属于早期病变。所以给出了简单易行的建议——

（1）尽快找个医术高明的外科专家，做手术切除肿块。

（2）第一时间改善症状，包括一定要改善好情绪和睡眠等。因为张阿姨做事雷厉风行，手脚利落，身体骤然很累，咳嗽不断，身心都很难受，情绪剧烈波动，性情发生大变。从前经常打打麻将，八卦八卦村内外新闻，而现在闭门不出，卧床不起。

（3）后期好好采用中医药措施稳定和控制，改善症状，争取长期稳定。

并非想手术就能手术

杨医生马上动用了上海的朋友圈，最后同班同学推荐了复旦大学附属华山医院。

因病灶比较局限，做了全身 PET/CT 检查，仅仅发现右肺下叶病灶，并没有发现其他部位的异常病变，只是伴有双肺炎症、老年慢性支气管炎（以下简称老慢支）、肺气肿等。

基于此，外科大夫评估下来，可以考虑手术。但考虑到患者之前肺功能不太好，身体状况差，一直有刺激性干咳，还伴有胸闷气喘的症状，所以建议先用点中医药措施，对症治疗，改善症状，提高免疫力和心肺功能。

杨医生亲自操刀，拟方治疗。过了两三周，患者干咳、气喘气促症状减轻了，身上有点力气了，然后，选择时间手术。

中西医的思维差异

2018 年 12 月底，如约在华山医院行了手术。等待的三四小时期间，患者的女儿紧紧抓着杨医生的手，颤颤巍巍，等到医生通知手术完成的那一刻，夫妻俩才如释重负。

切下来的肺叶病灶区域，就像一个菜花头镶嵌在肺叶上。因为患者术后一直有胸腔积液，导致痛起来不能呼吸，动一下就像刀割在胸口一样。加上肺部病灶有 3 厘米左右，有毛刺。按照国内外的标准，都是术后至少做 4~6 次化疗。其主治医生也不例外，要求恢复以后，要尽快化疗。

何教授和杨涛医生分析后则认为：

（1）患者不知情，化疗会暴露，需要继续瞒着。

（2）患者的身体状况也不太允许进行化疗，因为对于一个 40 年烟龄的烟民来说，心肺功能都不是很好，经常咳嗽，气喘，感冒，需要好好的中医药措施再加上零毒抑瘤片剂，专门做肺部保养，提高免疫力。

一个观点立马化疗，一个观点暂缓化疗。西医让人明明白白地痛苦，家属（中医）则选择让人稀里糊涂地活着。

到底，该何去何从呢？

安生的五年

此后的五年，张阿姨一直断断续续地用着中药措施和零毒抑瘤片剂控制和稳定着病情。

中医药从最初的预防转移复发为主，由于复查病情的稳定，就慢慢转变到控制慢性肺病的发作为主。两三年后，中药慢慢减量，减到两三天吃一服。

复查从一开始每 3 个月一次，到后来半年一次。患者除了有老慢支和肺气肿之外，其余都很稳定。

身体其他一些毛病，咳嗽、感冒、发热，就做一点对症的治疗。肺部化疗、放疗、靶向治疗等，都没有选择运用。

这五年，张阿姨算是身体康泰，女儿家的日子也因此平静而美好。

再遭打击

2023 年 1 月，因为新冠病毒疫情，很多人都感染了，张阿姨也不例外。因为五年来她一直在吃中药和片剂，一开始有点发热，不过只是两三天便恢复正常。但咳嗽持续时间较长，甚至出现了胸闷、憋闷的症状。

2023 年 6 月的一次复查，又发现另一边肺（左肺）下叶新增一个 1.5 厘米的结节，边缘有毛刺和分叶，影像报告怀疑癌变。

这次，张阿姨的女儿恍若听到晴天霹雳的消息，身为肿瘤医生夫人的她，明白转移复发的严重性。好在，杨医生还比较平静，因为见得多，诊疗得多，所以冷静地向夫人解释："从影像和病史上来看不像是五年前那个病灶转移过来的，更像是原发的。"

找何教授求证，何教授建议再观察，拉近一点复查时间，并反复交代，一定要戒烟。因为当时怕她疑心重，所以小两口并没有力阻她戒烟。

3 个月后，也就是 2023 年 9 月，复查发现，右肺新长的结节有点进展。因为是另一边肺的问题，病灶仍比较局限，不排除新型冠状病毒感染的影响诱发激活了陈旧的惰性癌细胞。何教授和杨医生师徒俩这次依旧建议帮她找个好点的外科专家，用微创

（射频消融术）把这个结节处理掉，仍旧不建议施行放化疗，继续加强中医药防治措施——但适当转变一下治疗策略，包括加强一些零毒抑瘤的成分配伍及剂量，片剂也适当增加剂量。

这次女婿托人找到了上海肺科医院的一位专门擅长肺微创手术的专家，也认同这个处理方案。于是，做了微创手术。现在微创手术已半年余，恢复得很不错。各项生物学指标及影像学检查等还可以，患者自我感受很好。这次，仍然对她隐瞒着病情，因为有了上一次的经历，所以这次张阿姨的康复治疗很顺利，没有太多波折，情绪也比较稳定。这次也没有太明显地像上一次的咳嗽……

女婿有话说

我是毕业于上海中医药大学医疗系本科的杨涛，行医整整25年了，毕业之初就选择了肿瘤的中医药治疗，有幸的是第一时间就跟上了何裕民教授。独自行医后诊疗了不下数万病例，颇有心得体会。

肿瘤难治，很大一部分原因就在于它的反反复复，治疗周期较长。有些人过度放化疗导致了机体的免疫功能失调，内环境紊乱，反而更易出现转移复发。

老师何裕民教授认为，我国很多肿瘤患者不是死于肿瘤，而是死于对肿瘤的高度恐惧以及恐惧本身带来的盲目应对。许多患者不知道自己生了癌或尚未确诊之前，常常活得很好，活得很长。一旦确诊，或者得知自己生了癌，病情便急剧恶化，癌细胞也呈加速发展。究其原因，都是因为心态在作祟。

临床上这类现象很常见，可以说是普遍现象，很值得玩味。不知情，不会因癌症而恐惧，也就无所谓心态好坏，癌症也随其生物学特征而被控制，或自我修改，或缓慢惰性发展；知情却又无法正确面对者，天天惶惶不可终日，心境恶劣，全身功能低下或紊乱，则加速了癌症的生物发展过程，"走"得更快。至少，在惶惶不可终日的恶劣情境中，自我修复力受到戕害，抗癌力、自愈力被明显削弱。

所以，我们强调癌症患者的"知情权"应让位于"生存权"；即使告知，**也主张"适当告知原则"**。也就是说，我们倡导的"在适当时候，以适当方式，告知其适当的部分"（《现代中医肿瘤学》，2005）。所谓"**适当时候**"，指治疗3～5个月以后，一般患者最敏感、最脆弱、最容易因得知患癌而出现心理"休克"的时期已过。这时候可以让当事人更积极配合后续漫长而痛苦的治疗过程。而对文化水准不高、年龄偏大者，能够瞒住的，也许不告知是聪明的选择。

当然，最关键的还是**以什么方式告知**。对有些文化层次较高、心理素质较好的患者直截了当告知最为合适；但对善疑虑、情绪不易稳定者，这类方法不适用。此外，所谓"**适当部分**"，是指所告知的病情严重程度要视患者的心理接受能力、可能的预后情况等决定。除病情较单纯而严重程度比较轻的外，一般均不宜和盘托出，特别是过早全盘告知。

适当地隐瞒病情对于治疗的顺利进行，患者的心态情绪影响，乃至治疗效果都是至关重要的。像岳母这种情况，因为文化层次不高，本身又受到传统观念影响，高度恐癌，还是有必要全程隐瞒真实病情的。说白了，就是让她稀里糊涂地活着，往往可以活得更好，活得更久。这类患者一旦知道自己患的是所谓的"绝症"，有可能就信心崩塌，非常不利于康复。

若患者的文化层次较高，比如像教师、财务、科研工作者，他们会非常理性，但又怕病是"不治之症"，可在刚确诊的时候，适当告知其部分病情，先顺利地配合完成初期的治疗，稳定病情后，再晓之以理、动之以情。这期间一定需要医患之间理性和良好的沟通，家属的积极配合。

我曾经有个当教师的乳腺癌患者，因为有几个淋巴结转移，需要后期的化疗、放疗，以及内分泌治疗。刚发现时，家人怕她知道不仅仅是手术切除那么简单，就不敢告知病情的严重性。但患者又高度敏感细心，家属越隐瞒，她就越没底，整天茶饭不思，总以为自己再怎么治疗都徒劳无功。

有次复诊，我就单独和她家属沟通，告知其全部病情：对于乳腺癌，中医西医治疗的方法很多，效果也都不错，从医学角度上，控制病情不是问题，关键是她自己的情绪需要调整稳定。与其总是这样隐瞒病情，弄得她整天疑神疑鬼，还不如讲明情况。后来家属听从，果然患者的心情开朗了不少，也想明白了很多事情，开始积极配合治疗。

还有一类人大大咧咧，很多时候对身体的不适满不在乎，有了病也不去检查治疗；或是怕给家人儿女添麻烦，直到撑不下去再去检查治疗。这在男性患者身上很多见，因为家属隐瞒病情，他也不知道具体情况，而且是治疗一旦稍有点效果，便不再去继续治疗。殊不知，肿瘤是一种慢性病，治疗和康复也需要漫长的过程。这类人就应该在合适的时机，适当告知部分的病情，比如"手术虽然做掉了，但是病理有点小问题，需要后期配合医生治疗一段时间"之类的话语。

对高龄肿瘤患者，我们总的原则是"不告知"或"少告知"为妙。对高龄肿瘤患者，我们大多情况下不主张创伤性治疗，而建议采取"中医药辨证论治"加"零毒抑瘤"即可，要让他们配合这些相对容易。告知后，反而会让老年人担惊受怕，何必呢？

岳母的案例很值得我们去深思。

医 者 点 评

张女士的病比较特别，我只见过她本人一两次。因为两个因素：一是她女婿跟了我 20 多年了，很有相应的肺癌处理经验；二是张女士知道我是肿瘤医生，老找我看，早晚会生疑心，悟出蛛丝马迹。子女们彻底不想让她知道患癌，故我们只是私下讨论治疗问题，具体的治疗细节就由杨医生自己处理。

总体上，这个患者趋于疗愈，相当不错，是比较成功的案例。

须知，在中国，肺癌发病率是第一位的，死亡率也是第一位的。在我们看来，讨论肺癌的严重程度和死亡率须兼顾当事人抽不抽烟和病理类型：如是一个抽烟患者，肺癌死亡率确实很高；但不抽烟的则截然不同，一般不是很高。总体上，中国肿瘤死亡绝对人数中约三成（27%～30%）是肺癌患者。

抽烟的肺癌患者确诊后，一般情况下哪怕整套治疗措施（手术、化疗、放疗及靶向药等）都用上，中位生存期也就17～18 个月，约一年半。五年生存率有不同统计口径，大概15%～20%，很不理想。故抽烟者患肺癌预后不是很好，是公认的事实。

导致抽烟者肺癌预后不好有三大因素：

一是长期抽烟，烟有 200 多种有害化合物，长期熏陶下造成肿瘤本身错综、病理复杂，病症比较麻烦，类型不一；

二是因为恐惧，中医学一直强调"忧愁伤肺"，肺气不足又易忧愁。忧愁与肺的关系密切，绝非虚语，许多肺癌患者更易被吓死；

三是肺气通于天，肺癌症状常易于反复，且比较明显，随时能感受到。诸如咳嗽、喘息、咯血，肺功能差时动即气急，不能平卧，甚至高度恐惧，濒死感，让人惶恐不安。肺系娇脏，不耐寒热湿燥，外界气候细微变化，就会影响到肺，导致咳喘等。

其实换一种思路，也许肺癌情况就不一样。让我重新认识癌症治疗需要反思的，就是 20 世纪 70 年代末的晚期肺癌兼冠心病患者，没乱折腾、阴差阳错地令其活了近十年。故总结出不一定汲汲于杀癌，先解决症状，让他活下去，未尝不是种聪明的对策。

据我们的数据库统计，团队治疗了 8 000 余例肺癌患者，有很多活得很好。活得好的人不是说他的用药很特别，而是兼顾其情绪、生活方式，考虑到各方面调整等。

其中，值得一提的是先锋派作家马原，他不是我的患者，是位知名人士。其疗愈过程却有醒世意义。他长期抽烟，2008 年因装修新房过度劳累，引发严重的带状疱疹，一查晚期肺癌。他本人是上海同济大学引进的知名教授。而上海肺科医院属于同济大学，资源非常好。大学不遗余力救治他，派校领导专门落实他的治疗问题，他已住进了顶级的上海肺科医院。然他很理性，思考良久，认为按常规，手术完了放化疗，也许就活十几个月；不如换一活法，逃离大城市及大医院。遂在新婚妻子支持下，逃到海南，换种活法活下来了。至今 16 年过去了，多年前（2015年）他写了一本很有意义的书，书名《逃离》，讲了他整个逃离过程，以另类的方式应对晚期肺癌，非常成功。

他是一面镜子，《逃离》很值得一看。开篇就说，他以前写小说，很多都是编的，但《逃离》中都是真实经历。

我们并非主张每个肺癌患者如同马原那样"逃离"，但参照一下，理性而从容地应对，绝对有意义。参照张女士康复，更有异曲同工之妙！

回过头来看张女士，她因女婿很有经验，因此，我们商定瞒住她，完全瞒住她。第一时间先改善症状再说。症状改善，体力提升，可考虑做手术。但不考虑后续的放化疗等创伤性大的疗法，以免得不偿失。遂，她一直生活在原本状态，优哉游哉。如果她知道了实情，也许情况就大不相同了。因此，杨医生才会重点讨论如何告知的问题。

生了癌后，大多数中国人都知道这一点：精神比较脆弱者，对其隐瞒是对的。但有些家属神神道道、鬼鬼祟祟地瞒，看上去好像瞒得很好，其实，患者很聪明，很敏感。故回过头来看，要么对不太理性或文化层次不高的患者，索性瞒到底；要么像杨医生强调的那样，在适当时候，以适当方式，告知适当部分。而患者本人似乎知道、又似乎不太清楚，处在忧虑担心状态，是最麻烦的。因此，杨医生夫妻这件事情做得很聪明，彻底瞒住了。瞒住后，老人一点没察觉，悠悠地活着，这种聪明的做法更有助于疗愈。

然而，这里也有个小问题。因为瞒了，故也没强行要求她戒烟。所以，她第二次又出现小问题。通过中西医结合治疗（基本上以中医疗法为主），全身没有大损伤的情况下，病情得以改善。至于隐瞒问题，在中国农村社会，要隐瞒就包括对邻居及亲友等都彻底地隐瞒。否则，邻居亲友们都会以异样眼光看待患者。经常会在不经意的谈话之中流露出蛛丝马迹，难免患者滋生疑虑，节外生枝。

至于肺癌的中医药辨证论治，在此不作展开。总之，对肺癌治疗，中医药是有它特殊意义的，我们提出了"调整为先，零毒为佳，护胃为要"的十二字方针。先解决当下最紧迫的症状，逐步整体救治，常常可以获得不错的疗效。对此，可以参照《现代中医肿瘤学》的相关章节。

对几乎所有的肺癌患者，我们都习惯于推荐一个重要疗法，就是建议患者常吃新鲜的白茅根、芦苇根。也许是因为我们长期推荐之故，网上有大量的新鲜白茅根/芦苇根销售，既便宜、又可口。白茅根本身就有凉血止血、清肺作用。这是历史留下来的经验。如孙思邈《备急千金翼方》治吐血不止"用白茅根一握，水煎服之"。又如《本草纲目》"止吐衄诸血……肺热喘急，水肿黄疸，解酒毒"。我们的经验，当今肺疾患者多少存在着炎症状态，此炎症绝非抗生素所能解决，而新鲜白茅根久服，则有大益。此外，还有一定的补虚作用。如《神农本草经》认为白茅根可治"劳伤虚羸，补中益气，除瘀血、血闭寒热，利小便"。此外，泌尿系统肿瘤，我们也常运用此法，《谈野翁方》有小便出血宜"茅根煎汤，频饮为佳"之说，都属于历史经验之谈。

至于芦苇根，孙思邈《备急千金要方》中就有名方"千金苇茎汤"，有清脏腑热，清肺化痰，逐瘀排脓之功效；主治肺痈、热毒壅滞、痰瘀互结、咳嗽痰多，甚则咳吐腥臭脓血，胸中隐隐作痛等症，十分契合于肺癌等的患者长期饮用。尤其对农村长大的人来说，白茅根、芦苇根都很熟悉。

就一般认识言，芦根可清热生津、除烦、止呕、利尿功效，兼透风热，主治热病烦渴、胃热呕吐、肺热咳嗽、肺痈吐脓、热淋涩痛等症。一般人也可以经常饮用之。而向大自然索取天然药材，不仅方便、口味甚佳，且体现了回归自然的生态医学旨趣，值得推广。

编者感思

20世纪的近70年时间里，美国的癌症死亡率呈上升趋势，其中很大一部分原因是抽烟导致的肺癌，而肺癌占据了癌症死亡人数的近一半。

香烟在第一次世界大战期间开始真正流行，很多士兵用它来调节情绪、缓解巨大的压力。

当时，比利时二十多万士兵在前线饱受饥饿，同时冬天来临，粮食更是紧缺。可是当被问到是希望改善伙食还是发放烟草时，他们斩钉截铁地说："可以给我们更糟糕的食物，但请给我们烟草。"

战争结束后，这个习惯被带回美国本土，烟草公司敏锐地嗅到了商机，立刻进行广告轰炸。香烟最初在男性中流行，但到了1920年左右，女权主义兴起，烟草公司敏锐地抓住热点，推出广告："男人吸烟征服世界，女人吸烟征服男人！"很快，女性抽烟也蔓延了。

但随着时间流逝，美国科学家发现了大问题：各种肺部疾病、心血管疾病的发病率开始上升，肺癌患者的数量更是直线飙升。很多人怀疑香烟是罪魁祸首，于是，关于烟草危害的斗争拉开了序幕。

在政治的干扰下，美国用了50年才取得禁烟胜利。1970年后，美国人均吸烟量终于开始持续下降。又过了整整20年，20世纪90年代以后，死于肺癌的人数才开始下降。从1990年到现在，美国男性肺癌死亡率已经下降了超过43%。

《中国吸烟危害健康报告2020》报告显示，我国吸烟人数超过3亿，其中男性吸烟率高达50.5%，每年有100多万人因为吸烟而死亡。

烟叶如同茶叶，也会有三六九等的层级。文中的张阿姨是地地道道的农民，抽的香烟肯定浓烈、粗糙、烟雾大，况且一抽就是40年。指甲、牙齿都印证了抽烟的时间之久、影响之深、危害之大。试想：没有抽油烟机的年代，厨房的墙壁是什么样子？烟囱内部又是什么样子？张阿姨肺的样子便依稀可见了！

2019年11月15日，"中国肺移植第一人"陈静瑜教授在微博发布的一则视频中清晰显示，肺器官外表布满黑色斑块，像两块黑炭，又像两块还未完全烤熟的烟熏肉，让人看了不寒而栗。这是脑死亡爱心捐肺者的供肺，供者52岁，有近30年烟龄，获取后观察此供肺轻度气肿、有肺大疱和结核钙化，因此只能遗憾弃用。

上述两个例子加以比较，吸烟的危害可见一斑！

2005 年 12 月 9 日，全国启用了 12320 这一卫生行业政府热线。在饭店、写字楼、公厕、电梯、楼道内等公共场所，如果碰到吸烟现象，市民除了有权劝阻吸烟者，还可以拨打 12320，要求该场所的经营者劝阻吸烟者停止吸烟。甚至有些城市开通了"12320 戒烟专线"。

科学证明：

25～34 岁戒烟，平均多活 10 年；

35～44 岁戒烟，平均多活 9 年；

45～54 岁戒烟，平均多活 6 年；

55～64 岁戒烟，平均多活 4 年。

读者朋友们，您忍心把肺当作烟缸使用吗？抽烟损人损己，不抽"戒"大欢喜！

癌情概述

过去 20 年，我国肺癌发病人数持续上升，主要与女性肺癌发病率的上升有关。而且，我国肺癌死亡率较高。2022 年，全球因肺癌致命人数约 180 万人，我国占病例的 39.8%。吸烟是肺癌主要归因风险因素。因肺癌死亡的患者中，有很大一部分是由吸烟（包括被动吸烟）引起的。肺癌的发生被证明与吸烟开始的年龄、吸烟年数、每天吸烟支数、烟草种类均有密切关系。开始吸烟的年龄越小、每天吸烟的支数越多、吸烟的年份越长，肺癌的发生率也会越高。

在吸烟者肺癌中，多以男性、鳞癌占据大多数，并且经常伴有慢性支气管炎、肺结核等。另外在鳞癌与小细胞癌症的病例内，吸烟率有75%之上，明显比其他病理类型要高。与男性相比，女性更容易受到烟草烟雾的影响而导致肺癌。不仅吸烟女性较同龄男性患肺癌风险更高，而且，二手烟对女性的影响也更大。

吸烟不仅与肺癌发病有关，而且会影响肺癌的治疗及预后。研究发现，相较于有吸烟史或者还没戒烟的患者，没有吸烟史的患者对于治疗的预后情况更好一些，发病的时间也更慢，常可大大提升生存率。2013年，美国研究发现，尼古丁能够阻碍紫杉醇等化疗药物杀死肺癌细胞（通俗地说，就是影响化疗的效果），这项研究结论或许有助于解释为何吸烟的肺癌患者治疗难度很大。有项最新的研究认为：吸烟可能会破坏肿瘤抑制因子形成的DNA。换句话说，吸烟会导致"肿瘤抑制因子"停止制造，就像奔赴前线奋勇杀敌（癌细胞）的士兵（抑癌相关蛋白）突然懈怠了，且迟迟得不到增援，致使不正常细胞不受细胞防御系统的控制继续生长，最终加速癌症发展，使癌症变得更加复杂、更难治疗。这就说明吸烟会导致患者的基因损伤加重，肺功能不完善，难以疗愈，并易出现其他并发症等。

所以，对有抽烟习惯的患者来说，尽早戒烟至关重要，同时，清肺养肺也必不可少。可通过深呼吸等呼吸训练、适量的有氧运动等增强肺部功能。也可以配合中医药调理养肺，如黄芪、百合、枸杞子、银耳等，皆对肺部功能的改善有益。

干不掉，就养着

——同患癌症的父女俩，不同"伐"术不同结果

袁女士

年龄：48岁　　职业：国企员工　　地区：重庆

胃癌康复只需"管好嘴"吗？胃癌三期淋巴结转移患者，"没心没肺"康复16年。

患者自述

....

老公突然变得大方

2006 年开始，我跳舞时头会发晕，后背发痛，食欲减退。2008 年 4 月，前胸后背双面夹击地痛，痛到晚上根本不能安生躺下，只能蜷缩一团，不停打滚。实在忍不住了，就到医院做了检查。血常规、尿常规、便常规、肝功能、肾功能、血脂、血糖、电解质、心肌酶谱、CT、胸片、心电图、彩超等，都查了个遍。除了胃没查，因为我对很多药物过敏，不能打麻药。

老爸和老公只有星期天才有空带我去看病，新桥医院的一位老医生，建议我做个常规胃镜，我拒绝了。加上我穿着比较时髦，语气语调娇声细语，老医生就骂我："人家年老体弱的患者都能查，你年纪轻轻，有什么好怕的？"

老爸和老公也随声附和，后来医生就直接把胃管从口腔插下去，做了胃镜，做了活检。结果出来，医生说："你看你的胃烂成啥样了，全都是白斑，可不能乱吃东西了。"

我想：不吃就不吃，反正也没胃口。

我是独生女，父母都是公务员。20 岁的我就开始在一家国企上班，经济条件算是不错。追求时尚又有点爱慕虚荣的我，从参加工作就喜欢奢侈品。结婚后，更是沉迷于此，可是每次老公陪逛商场时总以"不好看"为由拒绝购买；或者是临该买单时，总是以上厕所为由，溜之大吉。

但这次检查后，老公竟然主动提出带我逛逛我喜欢的商场，进了每一家奢侈品店，总是指着包包、首饰、服饰，主动问我："这个适合你，要吗？"

对于老公突然变得大方，我有些疑惑不解。

我身上长着"猪肚"

根据医生描述的特点，我上网查了一下，情况不是太好，需要手术。

手术那天，姨妈对我讲："孩子，你要挺住啊！"

实习医生也对我讲："袁袁，相信你会很坚强的！"

在众人充满哀怜和鼓励的杂乱中，不知是谁一下子把厚厚的、重重的、好似塑料盔甲的东西套在我身上。随即，只听有人叫我的名字："袁某某，你的手术时间到了，我是你的麻醉师"。

啥？麻醉？我不是过敏吗？我提醒他：麻醉可以，你可不能把我"麻"得一"醉"不醒了。

人家都是通过脊椎打麻药，我的后背因穿着"塑料盔甲"；再说，皮试后，我对部分药物过敏，左手指注射了一点点，马上变颜色了。所以麻醉师只能从右手上给我注射，那个痛，真叫"十指连心哪"！

之后的事，啥也不记得了。

出来后，护士把我叫醒了，对旁边的人说："她的痛感比一般人要强烈一些。"我算是听明白了：我是比较脆弱和敏感的。

醒来后，表妹告诉我：失忆约六小时多。

或许是看我醒来了，表妹开心，故意"正话反说"寒碜我说："你的胃好恶心，长得和猪肚没什么区别。"

医生顺势拿给我看：全是白色的颗粒状的白斑，密密麻麻，像是梅雨季节长出的蘑菇伞顶。

我问妹妹："腹部，被切开了多大？"妹妹骄傲地回答："几乎看不到开口，是达芬奇机器人做的手术。"

我瞬间长舒一口气：还好，爱穿吊带的我，可以继续穿了。

特异功能却后知后觉

清醒后，我感觉各方面器官都发生了神奇的变化：原来什么味道都闻不到，现在很远地方的稀奇古怪的味道，我能辨析得清清楚楚；原来我最讨厌吃甜食，那天却很想吃蛋糕。

住院初期，我还没忘记化妆，坚决拒绝穿病号服。直到浑身插满管子，不得不脱下吊带，换上病号服。除了浑身的管子，脖子上还插了个洞，只是为了能打进去营养液。

病床上的我，狼狈，可怕，又难受。

所以，爸妈两个家族共20多口人，分三班倒，确保每时每刻都有人陪同我。舅舅经常紧紧抓着我的手，只要发现有一丝汗，立马把房间的空调关闭。

我常常听到家里人在走廊上哭，有时还能听到他们的叹息：小袁好划不来哦，家里经济刚刚好起来。

因为听到了这句话，我大概给自己下了结论：坐以待毙了。凡是来看我的，必给慰问金；凡是给慰问金的，我一个都不收。因为我想：反正要死了，这人情债，永远是还不上的。既然还不上，何必这一欠呢？

直到有一天，一个病友对我说："哎呀，妹妹呀，昨天还有一位和你一样的，明明是癌症了，还当胃病治。"一下子点醒了我——老公对我突然变得大方，家人24小时三班倒的陪同，走廊上的叹息，病友的点化……这不就是铁证如山的"当胃炎治的胃癌"吗？

医生、护士、老公、亲戚、病友……全世界都知道了，唯有我，后知后觉。

我忽然明白了：在此之前，所有人对我说的话，都是假的，包括医生。因为我问他们，我到底是啥病，都是统一口径——胃炎。

其实是Ⅲ期浸润性胃腺癌（后来才得知，已经淋巴转移了）。

我见过天使，你信吗？

罹患绝症、亲友隐瞒、失去自由……所以，我总是莫名其妙地发脾气。闲谈之间，所有的护士都在议论："那个25床好吵哦，烦得要死。"临床一位大哥实在看不下去了，劝我："小妹，你看人家老人家都七八十高龄了，拄着拐杖，给你送汤来，你不光不喝，反而骂他们。你良心何在呀？"

有一个人例外——我的主要护理师艾超华，她是一位实习护士，不知是实习期间工作态度的原因，还是人本性情使然，她特别认真，一个晚上会到我房间七八次。每次都会轻轻摸摸我的头，绝不是例行检查的象征性动作。与她对视时，还能发现眼里折射过来的柔光，我心里顿时暖暖的。或许她是江浙人的原因吧，她的语调没有川渝方言的火辣与高亢，特别轻柔地问我："你疼不疼啊？我需不需要轻一点啊？"还时不时表扬我："所有的患者当中，只有你不嚎叫，虽然你有时你爱发点脾气。"

很多时候，艾护士走出病房时，我都会抱住她，紧紧地，牢牢地。有一次，竟然把她的手抓破了，但她依然对我温柔以待。护士长看不下去了，就骂她："小艾，你被一个患者控制了，丢不丢脸？"

看到她的伤口，我才知道，我把她当成了救命的稻草，想紧紧地、牢牢地、久久地抓住；她就是我生命中的天使，给我送来爱、智慧和希望。

Double luck

因为过敏，我感觉只能呼出空气，不能吸入空气，也就是弥留之际所谓的"掉气"。术后化疗时，我吃东西就吐，主治医生石教授就劝我：

（1）你吃东西，一定要分成两次吃，因为所有的汤都没有营养，你最好吃固体食物，一小时之后再喝汤，直到现在我依然保持这个生活习惯。

（2）你是我见过的患者当中最勇敢的一个，我给你拧管，处置伤口，从未见你哭过，你以后肯定可以承受所有的一切。

难怪前台和护士站总有患者嚷嚷着："我们要求石教授管床，我们要求艾护士护理。"

病友的渴求，我都遇见了，Double luck（意为"好运连连"），我的心里开始萌发了一个小小的心愿芽儿。

那些化疗的五味杂陈

1. 蜜嘴花甜味

本来我很时尚，自认为身材匀称，颜值尚可，除了隐隐约约的雀斑是块心病之外，对自己形象基本满意。5—10月份，几乎都是着吊带出行，总认为这样才够"拉风"。

化疗后，所有见到我的人，都说我更漂亮了，因为脸上仅有的几块雀斑奇迹般地消失了，有人说我像乌克兰的童星伊莉莎，因为那一年，她出演的农村题材励志剧《俄罗斯姑娘在小城》刚刚走红。

我觉得，化疗，真甜！

2. 难言之苦味

但是，化疗过后好几个月，"大姨妈"（月经）不来了。

莫非，30 岁不到的我，就这样进入更年期了？

这样想着，不免在主张化疗的石教授面前，牢骚满腹。他不仅没有被激怒，反而安慰我："不来就不来呗，不来是身体系统的自我保护。胃癌容易向腹腔转移，月经来了，雌性激素就高了，高了反而把癌细胞激活了。活着重要，还是生理特点重要？"

3. 泼醋拈酸味

见我还是喋喋不休，石教授陡然换了脸色：你这种人最讨厌——

（1）天天怕死，天天睡不着觉；

（2）也不爱惜自己；

（3）人死如灯灭，你活着啥都有，死了啥都消失了。你再不听话，我就给你多用药。你这么爱美，我只有给你多上点奥沙利铂（一种胃癌常用的化疗药药名）……

自从感觉双倍幸运那天开始，心里就萌发了一颗种子——我要买两束玫瑰花，一束红色，99 朵；一束蓝色，999 朵。谁接到红色，谁就是我终生的朋友。出院那天，当两束花香飘逸在病房走廊时，所有医患的目光都聚焦在了我的身上。认识我的患者，都在调侃艾护士，语气酸酸的；认识我的护士，都在调侃石医生，语气也是酸酸的。

一向温柔低调谦逊的艾护士，选择了小一点的 99 朵红玫瑰，这样，就给主治的石医生剩下了 999 朵蓝色妖姬。

抱着花束的石教授告诉我："西医现在已经尽力，手术、化疗，能用的办法都用了，建议还是找中医去看看。"

蚂蚁咬我，我却报之以歌

第六次化疗时，我眼睛都睁不开了。吃东西就吐，吐了还得吃，吃了又拉，拉了继续吃。

一位病友爷爷看我可怜，又看到家里这么多人，太溺爱我，或许是想帮我，又仿佛在激励我："尽力自己照顾自己，不麻烦别人，人有用，老天爷才让活下来。你看我，子女、子孙们，我都不让他们来，整个化疗过程，我就一个人完成的。"

另外一个病友叔叔肺癌骨转移，要知道，骨头上长肿瘤，就连被子碰到皮肤，都会很痛。可我问他哪里痛时，答："有千万只蚂蚁在咬我。"但他一直不吭声，一直到"走"的那一天。

这不禁让我想起刘伯承就诊的一个故事：

护士跑来，低声告诉沃克医生：患者拒绝使用麻醉剂。沃克医生走进手术室，生气地说："年轻人，在这儿要听医生的指挥！"患者平静地回答："沃克医生，眼睛离脑子太近，我担心施行麻醉会影响脑神经。而我，今后需要一个非常清醒的大脑！"

沃克医生再一次愣住了，竟有点口吃地说："你，你能忍受吗？你的右眼需要摘除坏死的眼球，把烂肉和新生的息肉一刀刀割掉！"

"试试看吧。"

手术台上，一向从容镇定的沃克医生，这次双手却有些颤抖，他额上汗珠滚滚，护士帮他擦了一次又一次。最后他忍不住开口对患者说："你挺不住可以哼叫。"

患者一声不吭，他双手紧紧抓住身下的白床单，手背青筋暴起，汗如雨下。他越来越使劲，崭新的白床单居然被抓破了。脱去手术服的沃克医生擦着汗走过来，由衷地说："年轻人，我真担心你会晕过去。"病人脸色苍白。他勉力一笑，说："我一直在数你的刀数。"沃克医生吓了一跳，不相信地问："我割了多少刀？"

"七十二刀。"

选择又放弃的中医

按照石教授指路，亲戚帮我联系到了南京中医药大学的金教授，要求我每周复查一次，因为要辨证改方。这个，我倒是能克服。

中药大概吃了一个月，月经正常了。但月经正常后，我的其他指标反而活跃起来，腹腔有积液了。

金教授医术也相当高明，主编过多套大学本科教材，对红斑狼疮都有独到又深刻的研究。可是大概第四五次复诊时，他问我："你是重庆来的，是吧？你是肾不好吗？"又指着我对他人说，"这个人的毛病很严重哦，如果突然有个地方绞痛，那后果就很严重哦……"

随后又交代我："千万不要吃鹅哦，尤其是老鹅，吃一口，就没救了。"

虽然我很受益，两个问号，还是把我问得生气了。看诊好几次了，连我生的是啥病，他都忘记了……

遂决定，另请高明！

大海里捞出一根针

我在网上查到了上海的何裕民教授，并预约。

2009 年 8 月，见到何教授，没等他开口，我就问："教授，我有好多事还没做，想活得久一点，可不可以一周来一趟上海？"

何教授看看我，笑了笑，没说啥。接着，指着旁边的一位姓朱的女士（《癌症疗愈录——肿瘤门诊叙事纪实》中有她的故事）说："你看她，20 多年了，都没事。你吃几年药，也会完全康复的。""你再看看这些病友（指了指候诊的一圈人，都是癌症患友），他们虽年事已高，都没事了，你这么年轻，你还有啥好担心的？"

手术的各种报告拿给何教授看，他说："手术做得非常规范，非常好。我只是辅助你康复，关键要靠你自己哦！所庆幸的是，你性格很开朗，大大咧咧，从不斤斤计较。这，有助于你的康复。"

听教授连用了两个"非常"，再看看同病相怜的病友，我确实更年富力强，更有康复的信心了。

那时候重庆飞上海机票很贵，但是，我觉得很值。

前后一共去上海看了七八次，后来人不去了，直接给我寄过来中药。但是每次电话问诊，何教授都会交代我："莫大意，胃癌术后 2 年时最容易转移复发。"

中药刚服用两周，腹腔就发炎了，有积液，何教授给我追加了一种外敷药，记得很清楚，几十元一副，连用了 600 元的，去医院检查，西医惊呆了：炎症全部消失，腹腔积液没有了……

就这样过去了一年半，在这期间，我连一次感冒都没有，而同期的病友经常发热。

我提前毕业了

不久，上海何教授团队竟然来重庆开设门诊部了，最初在解放碑的小什字旁的同仁堂，我听到这个消息兴奋极了。

9 月份，何教授第一次到重庆来坐诊，我一大早就跑过去，他看到我，笑得眼睛都眯上了，握着我的手说："怎么样？说你会越来越好，是不是说准了？"

后来，虽然何教授每年来重庆 2 次，我每年都要复诊，但我只看他一次，而且每次都是最后一个。

一是因为比我严重的患者多的是，得把机会让给别人；

二是我得让教授高兴高兴。看到我没事，他肯定也开心。

第三年的时候，何教授对我说：恭喜你提前毕业了，你完全安全了，可以停中药了，埃克信也减到了每天服用 18 粒。

从鬼门关里闯出来了，终于能静下心来好好地活着了，我不免深深地陷入了沉思——

为什么是我？为什么是胃？……

我从小各种过敏，体质又偏差，这或许是基因就决定着免疫力有限。

我从小家境优越，我是家里老大，享受着整个家族的宠溺，直到 20 岁上班的时候，老爹还帮着我洗所有的衣服，飞扬跋扈，也形成了在老公面前说一不二的性情。

因为手里不缺零花钱，从小便喜欢吃好的、穿好的、喝好的、玩好的。至于什么是"好的"，当年的认知肯定是"听到哪里好，就是哪里好"，朋友都说我"好吃辣，好酷耍"，每天四顿饭，重庆城的夜市，没有我不知道的。

有钱时，自主神经功能紊乱；没钱时，恢复正常。

何教授总是劝我，要糊涂一点，生活朴素一点。

现在我才明白，欠下的，总是要还的。生病有多种原因，或许以上就是原因的多种。正所谓——

天知、地知、神知、鬼知，何谓无知？

善报、恶报、速报、迟报，终须有报。

父亲用生死给我上了一课

我们袁家的家族中，男的全像女的一样温柔，女的反而都"凶"得很。

比我晚一年多，父亲 2009 年也患了肺腺癌，做了好多次化疗，好多次放疗。各种病例、检查报告垒起来，有半人多高。爸爸总以为，化疗多做，才能把肿瘤清除干净，把病完全治好。没想到，事与愿违，反而把自己打趴了。

那一天，父亲只是向外咳痰，和我当年的"掉气"相反，这是"捯气"。我看过中医典籍，此时，尽量不压他的手。

我叫他："爸，我问您个问题，您不需要回答，眨眼即可。人就这么一回事，我们都要来的，您先走，可以吗？"

但是老爸始终不咽下那口气，只听到轻微的"吼吼"声。

我继续问："老爹，您是不是不放心老娘啊？我会送她上山的。"说完，老爹的眼泪流下来了，随即，合上了眼睛……

我懂得：老爹三年生病，老娘一直陪伴和照顾。老爹怎能放下老伴于不顾，一个人"上路"呢？

老爹临终前，没有说一句话，却让我见证了老夫老妻之间的生死之恋。

老爹比我确诊得晚，却走得很快、很早；他是肺癌，没有明确的转移证据；我是胃癌，本身并不好治，且已是ⅢA期，属中晚期，癌组织已浸润到周边组织；差异何在？我想，老爹信奉"攻伐术"，希望彻底干净地解决癌症问题，故一直用攻伐术，一波波激进地试图打败肿瘤，却最终被肿瘤打趴了……

如果阴阳相通的话，我还想告诉老爹："人活着就行呗？管他干净不干净呢！"

医者点评

....

袁女士是我印象深刻的年轻女患者之一。印象深刻原因很多：

其一，那个夏天，首诊时，本来清瘦、高挑的她，穿着靓丽、时髦的衣服，让诊室里十余位候诊者都侧目惊叹。

其二，她虽属难治性晚期胃癌，却并不像多数患者那样充满忧愁，透出无助、悲伤之情；而是大嗓门、兴高采烈，用浓厚川音与我谈笑风生，讨论她晚期胃癌问题，没有丝毫悲伤情绪。

我看她的病例及出院报告，病情并不轻，但她自我感觉良好。当时，就强烈地意识到：她定能够走出来，很好地康复。因为，她的个性有助于康复。

毕竟，她才 30 岁左右，如此病情我应当给她配一位"示范者"。恰巧我注意到她的同桌（圆桌诊疗中的其他候诊患者）有位晚期胃癌患者，已康复多年。就主动担任"红娘"，介绍她们相互认识，甚至建议小袁认她为"干妈"，携手抗癌。后面她们间关系如何，我就没再更多地关心。

记得很清楚，初诊时她提出想一周来上海复诊一次。多数人一个月复诊一次已够勤快了，毕竟她在山城重庆，即使飞机直达，单程空中也需 3~4 小时。

分析她的情况后，我建议她两个月来一次足矣。因为问题不大，我颇有把握。就建议她多向"干妈"学习，毕竟康复者的体验是经历过考验的"真经"。尔后，她先后来上海复诊多少次我记不得了，反正一次比一次情况更好。每次复诊还没有见到人，就能先听到她爽朗的笑声。后来告知她我们在重庆有门诊，她很兴奋。我到重庆门诊后，她专门看我，虽早早就来，却不是抢在第一个先看，而总是远远地站着，通常是最后才看……

直到今天才知道她是先让给别人求诊，体现出礼让和从容。从这细节也能看出，她的性格/个性大有改观，不再像多数患者那样，忧愁压抑中夹杂着焦躁，而是充满了阳光。

其实，从她本人的叙事中可以领悟，她是经历了极其痛苦后才走出来的，一旦认准了便义无反顾，坚定前行。正因为这样，她康复得很快，很好。

后来几年时间里我去重庆经常会关心她，问及她，她对我的行踪很清晰，知道我来了，但不再求复诊了。因为求诊患者太多了，她想把紧张的门诊号，让给别人，让其他人也能受益。她只是最后时间（门诊快结束时）来看看我，简单聊两句。既是礼节性的，也想让我有所惊喜。这些，更加深了我对她的良好印象。

至于袁女士为什么会生胃癌？年纪轻轻为什么会被胃癌盯上？在她的自我叙述里已说清楚了。我们长期观察表明：中国胃癌的发生，除基因外（比如说拿破仑家属就有胃癌基因），似乎有两大类情况：

一大类是年轻时喜欢"胡吃海喝"，不注意饮食；或说超限饮食（超过自我胃肠道能承受之极限），且需持续一段时间。这，往往集中在年轻胃癌中 20～30 岁（充其量 40 岁以下）者。

还有一大类，就是年长的 45～60 岁，则大都属于压抑型，不太愿意（或不善于）轻易释放压力；平素往往言语不多，或爱生闷气。当然，两者相兼的情况也常常可见。但大体上，年轻的胃癌患者往往主因可归责于饮食不当，常是胡吃海喝导致。这点袁女士就是典型。

《癌症疗愈录——肿瘤门诊叙事纪实》里的朱女士，饮食不当也是其胃癌病变的重要因素。当然，对这类患者，明确且强烈地告诫如何控制饮食，学会合理膳食，非常关键。

袁女士恪守得很好，故很快复原了。当三年多后我告知她"你可以不用再吃中药了"……她开始还有点不信不从，后来还是听从了。至今，她已停用中医汤剂十余年了。从患胃癌算起，前后整整 16 个年头。她确实走了出来，完全康复了，且活得非常好：既潇洒、阳光，又不失自在、率性。也许，此类情况中她的天性也有一层因素吧。

鉴于前面的因素，对于中老年胃癌患者，强调情绪调整，学会释放压力自然成了关键性要素。甚至可以说，中老年胃癌患者若不善于释怀、随时释放压力、优化情绪，是不太可能顺利康复的！

袁女士之所以能从比较晚期的胃癌困境中走出，顺利康复，分析有几重因素：一是她愿意思考，她性格原本就属乐天派，想明白了后便愿意积极面对，不纠缠于过往。

二是没有过度治疗。包括吃中药，吃了一段时间后，我建议她可以停药，她就遵奉了，因为现在过度治疗往往是一大顽疾。她自己意识到这个问题，并举了反面例子，就是其父亲。患了肺癌的父亲太想赶尽杀绝癌细胞了，"宁可错杀，不可放过"。到后来被打趴了，匆匆走了。这就是我们今天常犯的错误，须知，所有癌症疗法都需讲究适度，包括化疗、放疗，也包括喝中医汤药等。

她的个性促使自己能够很好掌控，不是追求完美，而是适度，见好就收，加上情绪良好，乐观开怀，从容自信，故顺畅地走了出来。

三是善良个性也起到了促进康复之功。她患病之初，情绪抵触，任性骄纵。但一旦醒悟，遂幡然改玄，善待所有人，包括礼让他人，从容地应对一切。

延伸而言，对胃癌患者（也包括对所有癌症患者），医生能给的第一味良药，就是给予安慰及信心，并给予鼓励和支持，这是胜过所有疗法的康复上品。在此基础上，再施以相应且适度的疗法，而各种疗法绝非多多益善。

这其实就是那位一百多年前患了肺结核的美国医生特鲁多所说的："医学，有时去治愈，常常去帮助，总是去安慰。"作为信奉者，19世纪中后叶，特鲁多患了晚期肺结核（当时晚期肺结核也是必死无疑的），但却借上述理念加当时有限疗法，活了47年，活到了82岁。他的上述对医学宗旨的阐发，一直指导着后世的医生们。

但反观今天的很多临床工作者，却常常以恫吓、恐吓等方式，以期要求患者配合治疗。

这，其实就违背了医学的初衷。

编者感思

有个土鳖养殖户，有一天，他到养殖房里巡查，给土鳖投放饲料。他意外发现，养殖房里来了不速之客——蟑螂。眼看那些蟑螂繁殖一天比一天多，对土鳖养殖造成了威胁，他急了，他开始用手抓，用拍子打，用药剂毒死，用网逮，能想到的办法他都用上了，可是始终无法消灭干净。他苦思冥想，还有什么办法呢？

他开始研究蟑螂，了解蟑螂的习性特点，以便找出对付它们的办法。当他得知这种蟑螂叫"美国大镰"，可以入药治疗癌症的时候，他灵机一动，改变了主意，不再消灭它们，而是把它们养起来。

他发现美国大镰大多时间待在土鳖养殖区的顶棚，只有吃土鳖的时候，才从顶棚上下来。他利用美国大镰的这一特点，对养殖房进行了改造，将土鳖与美国大镰分开，既保护了土鳖不被吃掉，又集中了美国大镰，便于饲养和繁殖，发了意外之财。

带着"干不掉就养着"的哲思，"酷耍"的生活习惯，袁女士继续大大咧咧、嘻嘻哈哈。

虽然川渝的"浑身上下"到处都是景区，但是每每到了节假日，川渝人还是会呼朋唤友、拖家带口、成群结队驶向全国各地。名胜古迹、山川湖泊，川渝人的自驾游有101种排列组合方式。天热了，他们要去避暑；天冷了，他们要去避寒。

袁女士便是川渝人的典型代表，在她看来，"耍"才是生活的真谛。

在咖啡馆面对面采访她的两小时，隔壁桌、隔壁的隔壁桌，被她的笑声吸引过来，目光在她身上聚焦数次。即便谈到她父亲的离去，她也没有丝毫的沉重。

这让我想起2008年的那个画面——

干不掉，就养着

87

"叔叔，我要喝可乐，要冰冻的。"16年前，被困学校废墟80小时获救后的薛枭用这句话"逗乐了悲伤的中国"，他也因此被网友亲切称呼为"可乐男孩"。

之所以这个画面在我头脑里深深刻下印痕，是因为我把"可乐男孩"四个字进行了拆分，和新的解读——薛枭不仅是"想喝可乐的男孩"，更是在生死存亡之际，依然"可"以"乐"观的男孩。

《素问·上古天真论篇》曰："以恬愉为务，以自得为功。"现实生活中，高寿者大多性格开朗，情绪乐观。

在长寿之乡——广西巴马，有一首《送寿歌》很值得称颂，歌词大意是：亲人面前妹开声，今唱送寿给老人。送寿给妈和父亲，安泰千年不老松。给他送寿常健在，千年万代不忧心。亲人面前妹开声，今唱送寿给老人。寿象高山擎天柱，寿象湖边千年榕。送寿给妈和父亲，安泰千年不老松。

如果说《送寿歌》是传唱在民间的，巴马长寿博物馆里，则悬挂着一幅"长寿金字塔"图，从"塔底"到"塔顶"共八层，依次是：

水土不服难成仙

五谷杂粮养人颜

德厚仁丰阴功满

和睦家庭子孙贤

年迈作翁闲不住

豁达乐观助延年

九旬犹存童真在

百年人生乐陶陶

"不忧心"未来，"不纠结"过去，正所谓"喜则气和志达，营卫通利"。

癌情概述

胃癌一般最先起源于胃黏膜层，早期癌灶表浅，对黏膜损伤较小，不易出血也很少影响消化功能，所以早期可无症状或缺乏典型症状，即使偶尔出现腹胀、消化不良、胃痛等症状，容易误以为是胃炎、胃溃疡、消化不良等，觉得忍忍就过去了。所以一旦确诊，约有 95% 已经进入中晚期，有些甚至失去手术机会，预后较差。

胃癌治疗方法很多，目前针对胃癌的药物主要包括化疗药物、分子靶向药物和免疫检查点抑制剂。晚期胃癌一线治疗多以化疗为主，但化疗带给患者额外生存获益非常有限，不良反应较大，且化疗难以完全消灭癌细胞已成事实。

胃癌的发生是个极其复杂多变的过程，遗传因素、环境、饮食习惯、幽门螺杆菌感染、生活方式等密切相关。目前临床主要通过手术治疗胃癌，虽然取得良好成效，但患者容易出现严重负性情绪，胃癌术后伴抑郁障碍的患者高达 30% 以上，而中晚期胃癌患者存在抑郁等负性情绪更高达 47.62%~54.97%。

人体的胃是一个情绪器官。早在《灵枢·百病始生》就云："若内伤于忧怒……津液涩渗，著而不去，而积皆成。"说明情志异常可发为积瘕之病，长期不良情绪的刺激，易导致气机逆乱、五脏气血循行不畅，气滞血瘀，促使胃癌瘤体增大。同时，胃癌的发生、发展也会直接影响人的性格、情感、意志、记忆、思维和感知觉等，即"因病致郁"；而这种郁结状态反过来促进胃癌的发生与恶化，即"因郁致病"。现代医学也提倡用"共病"来描述胃癌与抑郁状态的症状，指胃癌患者在诊断及治疗期间伴发情感障碍等病理性情绪反应，是以肿瘤为基础疾病导致的症状，而非精神病性抑郁。

因此，心态好坏是康复分水岭，良好心态对于缓解胃癌患者的焦虑、抑郁等情绪十分重要，有助于提高预后与康复速度。精神心理可以明显影响神经、内分泌与免疫机制，当其协调有序时有助于阻抑胃癌细胞发展，促其康复。且癌症只是慢性病，在这漫长治疗过程中，需要一个良好心态支撑，"运药者，神气也"，要促使药物在体内发挥最佳作用，有赖于精神心理的配合。

本文患者没有总是被负面情绪包裹，而是积极向上，乐观开朗，没有恐惧心理，及时依靠中医药控制病情，治疗期间也从容自信，相信何教授、相信自己，这种乐观、淡定的心态有助于情绪调节，改善生理功能，调节免疫，从而促进康复，甚至提早结束了疗程而停药，讲究适度治疗。之后也一直持续保持着良好的心态，尽管"干不掉"，但也奇迹般地越活越好。

爱如撒捺，师法自然

—— 胃癌晚期，化疗后肠梗阻，靠中药康复6年

滕先生

年龄：72岁　　职业：检察官　　地区：辽宁大连

化疗不耐受了，怎么办？何时依靠大中医？何时依靠大西医？胃癌晚期患者，化疗后肠梗阻，靠中药康复6年。

患者自述

B超发现的瘤子

2017年9月，我感觉胆囊区疼痛，怀疑是胆囊炎，后来又发现有黑便。因从小跟着父母逃荒，后来又干了多年的苦工，挺皮实的就没太重视。

直到吃不下饭，爱人劝我去看看，就去大连医科大学附属第二医院做了B超。医生是位专家，姓夏，告诉我爱人：先生胆囊没啥问题，可是胃上长瘤子了。

我听后想：B超医生怎么能看出胃的情况呢？心里安慰自己：估计是医生看错了吧？有没有可能是气泡啊？或许是囊肿吧？

怕引起爱人更大的恐慌，于是故作镇定。

第二天做了胃镜，病理报告显示：弥漫性浸润性胃癌。

我不懂"弥漫性"和"浸润性"的意义，但一听"胃"上有了毛病，不禁想起以往的那一段岁月……

猪比我强

我出生在山东莱州。童年时期，我奶奶给公社喂猪，虽有这个便利条件，但是贫下中农不能动用人民公社的东西，所以我天天看着和羡慕着大口大口吃食的猪。

有一天，我忽然发现泔水缸的最上面漂着南瓜子，再也忍不住了，伸手便去捞。结果一头栽进了缸里，如果不是奶奶及时把我捞出来，就被淹死了。

后来家乡被征地修水库，支援农村水利建设，于是，一半的乡亲就移民到了当时比较富裕的大连。

父母来到大连，成了农科院的普通工人。三年后，也把我带来了。1968 年，16 岁的我，作为"知识青年"就下乡了，因人小体瘦，挑水挑不动，就半桶半桶地挑。1971 年，赶上了第一批招工。领导说："小滕年龄小，身体瘦弱，就去厂里当工人吧。"

我累到尿血

就这样，我来到了大连水泥厂，在烧窑车间当学徒。我特别珍惜这个机会，努力表现，后来入了党，被评为先进工作者。

越先进，我越卖力。高温烧制，耐火砖掉了，需要抢修时，就得强制性地用高压水枪冲刷，以冷却烧窑。表面看来，不红了，其实里面还是高温的。所以，我的工作着装标配就是：穿着 5 厘米厚的靴子，戴上口罩。进入车间，最多能待 5 分钟，衣服就会全湿。湿了，就出大汗。出汗，就得出来车间，一块接一块地吃冰凉冰凉的冰棍降温。

没过多久，就开始尿血，休假了半年，父母省吃俭用，总算是治好了我的病。

学习让我跳槽了

被这个岗位累怕了，但又别无去处，好在我还坚信"知识改变命运"的铁律，返回工作岗位后，我边努力工作，边见缝插针地学习。

终于有了机会，经过考核，我被选调到市革委会建委做办事员。

1979 年恢复公检法，我又被调到市中级人民法院。因工作应酬多，大口吃肉，大口饮酒，坐得多，动得少，这成了生活的常态，埋下了不安全的种子。

现在还不想死

癌症绝不是一两天罹患的，正所谓"没有突然发生的癌症，只有突然发现的癌症"，我只能为自己过去的行为买单。

年轻时在苦难中度日，现在从公务员干部岗位才刚刚退休，工资不低。老伴是退休教师，而且退休前是学校校长；孩子也在事业单位工作，生活算是幸福美满。自己工作了 40 多年，为国家做了不少贡献，还没享福，就这样死了，是不是太可惜了！

没几天，没人开导，我自己就想开了——癌症患者不就是过独木桥吗？过去了就过去了；过不去，顶多也就被它撞到河里去了。

这座桥，硬着头皮向前走吧！

进口到出口的多扇铁门

接下来，考虑的问题便是"去北京手术呢？还是就当地做呢"？医生告诉我："胃癌手术，对于医生来讲，就像切个大萝卜一样简单。你如果到北京去，至少得排队 2 个月，也没这个必要。"

术前，外科主任问我："你选择开腹手术，还是微创？"我反问："你觉得哪一个对我伤害小一点？"医生说开腹创伤大一些，微创创伤小一些，都比较保险。但开腹更成熟些。于是，就选择了开腹……

开腹后病理结果表明并不乐观，是比较复杂少见的胃腺鳞混合癌，属比较棘手的癌症类型；更麻烦的是，已经有了多处淋巴结转移了；换句话说，已属于中晚期了……

我原本比较低调，在司法系统人缘不错。获悉我患了晚期胃癌后，不少朋友都对我说："老滕，你放心，经济上需要支助，我们支援你；时间上、资源上需要什么帮忙，我们都会尽全力……"我听了后，心里五味杂陈：这不仅仅是经济及资源问题，人们纷纷关心及问候，侧面表明病情的复杂性、严重性……

手术以后，很快就进行了化疗，第一次马马虎虎挺过来了，第二次就反应很严重了。想想自己才退休不久，不能这样倒下，因此又坚持了一次。这次彻底不行了，我连喘气都感到困难，起床都得靠家人扶起。自然，就想拼命地补充点能量。有一天，吃了点烤鸭，仅仅两片，其中有点葱叶，吃完当晚，就诱发胃肠梗阻，胃口和肠子就粘连在一起了。水都喝不进，大便也排不出，整整持续了5天。我想：这大概就是濒临死亡的前兆吧。就算吃下去，也排不出，检查表明：除了肛门堵住了，胃口和肠子的接口处也堵了（专业说法：广泛粘连）；相当于进口到出口之间，设了多道关卡。

此时，如何解决胃肠粘连问题？医生问我："给你做开腹手术，还是给你灌肠？……"我再次反问："哪一个更安全一些？"答："灌肠。"

我选择灌肠，医生也建议我灌肠，因为这么差的体质，如果开腹的话，弄不好，下不了手术台。

涂抹—灌入—呕吐，约30分钟后，上面通了，下面也通了。

但是晚期胃癌，按照医生的说法，不化疗肯定不行！要不了几个月，错失了最佳的化疗时间窗，再想化疗也没有机会了！走投无路的我，没有招，只能再挣扎下去……

结果，化疗到第4个疗程时，有一天，我在马桶上坐了半小时，想起身却起不来了，脖子也软了。我就大喊："老伴，赶紧进来，赶紧把我的脖子扶正。"

老伴扶我到病床时，我只觉得四肢无力，走路像踩棉花，迈不开步子，连呼吸都很困难……

这时同事及其夫人于女士，来探访我们夫妇俩。其夫人先于我几年生的晚期卵巢癌，她直截了当地告诉我："老滕，化疗你不能再做了，再做就完了，要去看中医。"并给我介绍了帮助她看病的中医师。不过不是当地大连的，而是上海的。她的难治性卵巢癌就是这位中医师看的。她的提醒引起了我的关注。

他有"两把刷子"

同事姓徐，也是司法工作岗位的领导，我们熟识及共事已近 20 年了。他夫人于某，是市里的机关干部，2008 年被查出卵巢癌晚期，已广泛转移。北京协和医院明确告知其夫人，只能存活 3 个月，手术已经没有意义了。但其夫人坚持要手术，结果做了姑息手术，整个手术进行了 6 小时多，切除 27 处肿瘤。当时，我去协和医院看她时，真的和死人没有任何区别。化疗一下子就把她打趴了。因于女士求生欲强烈，遂进一步去上海医院求治，告知方法也不多，同样是化疗介入。无奈之余，在与患友交流中了解到了上海中医药大学何裕民教授在这方面有所专攻，好几位都提及何教授，遂于夫人抱着死前搏一搏的心态，想接受何教授的治疗，并以积极的心态进行配合。结果大出意料，不仅术后 3 个月她仍然活着，而且大有改善；6 个月后，她拿着几个月来写作并出版的一本 20 多万字的自传体书籍《活着努力地绽放》，到北京协和医院复查，送给当时主治大夫时，大夫惊讶得说不出话来……

日后，她坚持中医治疗。近十年来，她创作出版两部书籍，自学英语，自学炒股并可以盈利，且在老年大学进修钢琴、琵琶等课程。

于女士声色俱厉告诉我及我的老伴：一定要去看中医，一定要去上海找何教授，他有"两把刷子"。

因为她的坚定，因为她的坚强，因为她的坚持，因为她的良好疗效，因为她活生生地站在我的面前，我们开始寻求中医的求生治疗之路。

肿块必须完全清除？

按照预约的时间地点，何裕民教授大连工作室的徐丽博士，加上同事夫妻俩，四人共同把我带到了上海，见到了何教授。

初到门诊，只见五六个病患围坐在圆桌周边，颇像我们法院的行政会议，教授在一端，左右两侧还有一些博士生和医助等。当一个患者向教授陈述的时候，其他患者也能听到；当教授给一位患者治疗建议的时候，在场的人也能听到。

轮到我了，何教授对我说："你先别被自己吓着了，慢慢讲，不要只盯着检验的指标。整体评估下来，各项指标还是下降的，或者是稳定的。"

一听这话，我立马判断这个教授至少不是庸医，我觉得找到救星了。

看我片子，号完脉，教授接着说："老滕啊，患者自己一定要搞明白一件事——什么时候依靠大中医，什么时候依靠大西医。比方说，当你发现胃癌需要切除时，需要化疗，必须依靠大西医；术后，化疗后，身体极其虚弱，这时，西医是没有任何办法的，只会告诉患者要多吃高蛋白食物，这时候就需要大中医调理。怎么调理？祛邪扶正，增强免疫力，助你康复。得高血压、糖尿病的人，吃了一辈子的药，治好了吗？虽然没治好，也活到老啊！癌症不也是一种病啊？带病生存，也能做得到的。"

这句话，一下颠覆了我的认知，这句话竟然给了我力量。

临别时，何教授反复交代："8个疗程的静脉化疗，你做了4个疗程，吊瓶吊打了你，已经受不了了。吃点日本进口的口服化疗药物替吉奥（副作用会比静脉化疗的小得多），吃的同时，也吃中医药进行调理及纠治。现在得靠自己救自己了。我负责给你提升抗癌力，围剿癌细胞的同时，让你强壮起来，让你吃得下饭，睡得着觉。"同时，推荐一位已康复20余年的、与我病情类似（胃腺癌，也有多个淋巴转移的）患者给我，可以向她请教一些可促进康复的常识。

我豁然开朗，这不是一个浅显易懂的道理吗？但我竟然毫无感知。

当晚回到酒店，我就冥想："癌症啊，如果你能让我活着，就算在我身体里潜伏着、生存着也无所谓，要活，咱哥俩都好好活。"

给爱留个位置

抱着"与癌共存"的心态，我遵何教授医嘱，连续服用了3年的中药。

2020年8月的一次复诊，何教授告诉我："老滕，恭喜你，你安全了……"

我不信，"五年生存期"是判断患者疗效的一个标准，全世界都用五年来做一个比较。我才三年，就这么"轻易"地康复了？

但再想想，也对啊！我食欲旺盛，几乎每顿饭都需要有家人的提醒，才得以控制；体重由最瘦弱时的48千克已提升到56千克；且不看各项指标（各项指标都已完全正常多年），单单从这些方面来看，我确实感觉自己完全康复了。

在教授的影响下，我现在生活非常乐观，从此不再为细小的事纠结、烦恼；学会了充分享受生活乐趣；闲暇时，就在家制作根雕，看书读报，聚餐打牌，谈天说地。

不禁时常对及时发现肿块的大连医科大附二院夏主任，唤醒信念、调正纠治方向的上海中医药大学何教授，平时经常复诊调方的何教授之助手、上海源盛堂杨涛医生，以及生活中默默支持的妻子，日常中不断给予力量的友人等，心生感激……

因为感恩，所以也分享几点经验：

（1）疾病发现贵在早。本来B超是查不出癌症的，恰逢遇到了专家夏主任，夏主任孩子的班主任刚好是我夫人。当她从B超看到我的情况时，第二天便安排给我做胃镜，活检结果出来后，又马上安排手术。虽然发现还是晚了点，但手术非常及时，非常成功。

（2）及时调策很关键。比如，全身化疗做不下去时，及时调整，以中医药加小剂量口服化疗药；又如，教授反复提及如何改善饮食，调整情绪及应对方式等；以生活方式优化作为善后的主要措施。假设没及时调整治疗策略，还是硬着头皮再恪守原来的方案，也许早就作古了！

（3）难得糊涂一笑而过。第一次在上海见何教授时，他就对我说："老滕啊，你的病促进因素很复杂。其中，长期过于谨慎，事事追求完美，不会马虎及放过自己，也是危险因素之一。"并郑重其事地提醒我：以后"学学郑板桥，'难得糊涂'些，该马虎糊涂的地方，学会马虎些，放过自己……"这话击中我之三寸，醍醐灌顶，印象深刻，促使我时时自我提醒。此后，我每次问何教授："状态怎么样？"他总是笑着说："挺好……"既然"挺好"，那就挺好吧！各种指标等，我从来不看，也不再纠结，熟悉者认为我的性情大有改变，我也从改变中享受到了诸多快乐……

（4）夫妻好合如琴瑟。确诊后，妻子就告诉我："你想怎么治疗就怎么治疗，我们就算把房子卖掉，也要救治你。我们在最饥荒的年代都挺过来了，现在生活好了，退休了，两个人更应该相依为命。"

直到现在，吃什么药，什么时候吃，要花多少钱，我一概都不知道，也不想知道。既然老婆对我关怀备至，我就给她的爱留足一个位置。

（5）内睦者，家道昌。都说"久病床前无孝子，久病床前无贤妻"，我反对。我的儿女们都很孝敬，总是挤时间陪伴，时常嘘寒问暖。最初，我的手术伤口经常流出液体，孩子们都动手给我擦拭，换药，没有一丝一毫的嫌弃。了解我病情的朋友们，有的熬牛皮糖送过来，有的把刚刚烤好的软和的面包送过来，有的朋友打电话约我打牌、晒太阳。家人、好友没有抛弃我。对于亲友的爱，我只有好好活着，才能让情谊天长日久。

尼罗河流进了我的心里

2023 年 7 月，得知何教授再次来大连，我们夫妇俩特地邀请教授与他的博士后徐丽女士共进晚餐，在大连的渔人码头，几个人把酒言欢，相谈甚乐。同时，也庆贺自己疗愈已六年有余。

为了逗我开心，手术一年后，家人带我去了台湾。复诊医生杨涛劝我：出去走走是好事。此后，我便年年一趟远行。

2023 年 5 月，我又和老同事组团去了埃及和阿联酋。当时夫人准备一起去的，但临走前感染新型冠状病毒"阳"了，只能作罢，由我与老同事们同行。在迪拜的街头，最低温 40 ℃，旅行团中数我年纪最大，高温下却走得最快。转了一圈后，旅友们累得不行了，我却若无其事。

印象最深刻的还是尼罗河之行，河畔耸立的金字塔、盛产的纸草、神秘莫测的木乃伊，都记载着数千年文明历程。一条尼罗河流经多个国家，发生许多故事，除载人载货之外，还承载了文化和历史。

我坐在船上想：人不就是历史长河中的一滴水吗？要会生活，享受生活。

尼罗河有很长的河段流经沙漠，水量在那里只有损失而无补给。但由于河流的上源为热带多雨区域，那里有巨大的流量，虽然在沙漠沿途蒸发、渗漏，仍然能维持一条长年流水的河道。

这，不就是人生吗？

这，不就是病情吗？

留住源头，源源不断！

苦尽甘来，换换思路，也许别有洞天！

医者点评

2017 年末，滕先生一行来上海时恍如昨日，我记忆犹新。初见时，两个印象尤其深刻：

五个成年人同行，架势很大。

其中几位比较熟悉者（包括我的博士后徐丽女士及一对老患者夫妇、卵巢癌的于女士及其法院院长先生），扶持着一对既瘦弱、又憔悴的老人。

坐下后自报家门，获知他俩是夫妻，男士是检察官，女士是校长。男是患者，胃癌手术了，病理是比较复杂的胃癌晚期。其中腺癌占 40%，鳞癌占 60%。谁都知道胃癌本就不好治，但大多数人都是腺癌，很少会以鳞癌占主体。胃腺癌对化疗稍微敏感些，胃鳞癌则更不敏感。他虽年龄不小（65 岁上下），体质纤弱，但却多个（5 个）淋巴转移，按照常规不化疗控制困难。但他现在化疗已做不下去了。再化疗，很快就会要命。他知书达理，很显然，事先已做足了"功课"（对自己病情及治疗预后等比较了解）。这种情况下怎么办？他左右为难，甚至可以说"煞费苦心，江郎才尽"，遂一行人千里迢迢来求助，其中相伴的既有我的博士后，也有我的老患者。

虽滕先生手足无措，我却并不悲观。

首先，在我们经验中此类情况只是棘手而已，并非山穷水尽。好生综合调整，完全有信心帮助他走出来。再一看履历，滕先生是位理性患者，更增加了康复概率。此时，猛然瞥见就诊席上一位女性患者，也是胃癌，也有淋巴转移（只不过是纯腺癌的），已在我处求治十余年了，年龄相仿，灵机一动，我介绍他俩认识一下，让后者传经、送宝，提供一些康复经验。其实，更重要的是激发确立老滕战胜困境的信念及信心。因为，这时最重要的是坚定生存下去的信念。

他们很快相谈甚欢，彼此鼓励。我则要求老滕停止全身化疗，仅仅配合口服药，且可以随时根据情况调整剂量，三个月一复诊。老滕兴冲冲地满意而归。

因为我是大连医科大学的客座教授，我们有紧密的学术交流，经常去大连。忘记了他复诊多少次，反正 3 个月没问题，再 3 个月也很好。八九个月后，他体力已完全恢复了，开始长胖，人开始焕发着勃勃生机。大概 3 年后，影像学、功能学等各项检查及临床症状均非常理想，我就兴冲冲地告诉他："老滕，你安全了……"因为根据经验，胃癌术后一般两年是关键。他的癌指标及 CT 等都很理想，没有转移复发之痕迹。而且，其生活方式调整，特别是因追求完美而纠结的性格也大为改善，故我有信心说他"已经安全了"。

胃癌患者的治疗过程中需特别注意一大细节：就是优化性格因素。人们常说"江山易改，本性难移"。然而对部分胃癌患者来说，改变性格（特别是应对方式）至关重要。根据我们的经验（也有临床研究证实），胃癌有两大类型：

一类是 20 ~ 30 岁（或 40 岁前后的），往往是胡吃海喝的，饮食不当在其发病中起着重要的启动因子（当然，不排斥基因因素）。

还有一种就是长期压力形成。心身医学强调"胃是情绪的晴雨表"，胃在长期重压下很容易出现病变。这平素又往往表现出两大类症状特点：①行事特别认真，凡事皆追求完美，在求尽善尽美。②平素不太善于表达及发泄情绪者，但心里非常明白。本地方言称其为"闷格子"，有不快常憋在心胸，不善吐露。

而滕先生原来体质就较瘦弱，长期从事司法工作又要求特别认真，一丝不苟。明显属前一类型者。冷眼观其夫人，清瘦，也是完美主义者。言语中还折射出两人常会有些小摩擦。所以首先提醒其学会释放压力、学会表达，并婉转地提示双方都应学会从容、包容及"难得糊涂"。告知家属在患者康复中的重要意义，借机开导。只有周遭环境轻松，不时利于释放，再加上调整饮食，改善行为应对方式，才能促使患者很好且持续地走出来。

其实，癌组织也是生命体，是与机体同源的生命体。按照进化医学观点，癌组织也在动态发展过程中，人们称其为"钟摆样"效应：既可向左摆动，进一步恶化；某种条件下也可向右摆动，一定程度回归正常。笔者非常赞同这观点。好的肿瘤科医生，在灭活癌组织（如手术、放化疗、中医药等），以减轻癌负荷同时，还需尽可能促使"钟摆"向右摆动，争取回归正常态势。我们推崇的许多措施，都是为了促使"钟摆"向右摆动，趋于正常态势。而学会应对、释放压力、调整饮食、加强运动等，都有此类旨趣。

不久前，笔者与著名哲学家楼宇烈教授学生及弟子一起讨论一大哲学命题，老先生提出存在着两大类合理性：科学合理和自然合理。前者指用科学手段，根据科技结果，创造新的合理性。如借助精准手术、有效放化疗、新的靶向药等，有力地抑杀癌组织，创造新契机，从而挽救生命。在理想状态下这当然很好。但在更多情况下，还存在着另类情况，例如身体本身就存在着某种自愈倾向，包括愈病能力，包括自然界存在某种创造力及修

复 / 疗愈力等。怎么调动体内趋向于好的那种能力（或称其为自愈力、抗癌力；而中医学称其为"正气"）。这才是最为重要的。而滕先生的康复（包括前所介绍的许多康复案例），都是自愈力（或抗癌力、疗愈力）之体现。背后都折射着"自然合理"的深刻哲学之光。

作为后话，2023 年 7 月，他患病已 6 年了，得知笔者来大连，盛情相邀在"渔人码头"吃饭，邀上一起陪同去上海的几位朋友，老夫人也作陪。席间大家喜气洋洋，气氛融洽，老夫人气色也较前大有改善。饭间老滕大谈中东旅游之乐趣，大家啧啧称奇！而且，老滕说自从用上中医药后，原来很多基础疾病也改善了，感觉很好，再也没用过其他西药了。

编者感思

滕先生的故事，蕴含着中西医选择的哲思，承载着丰厚的地理文化。我仅撷取两点深刻的启发：

1. 爱如撒捺

一位父亲经常让盲童女儿到小区门口的小店去买香烟，时间长了，邻居颇感困惑，问其原因。答道："你们以为我真的没烟吗？其实是故意让女儿帮忙买的。因为即使帮我们买这么一点点小的东西，她也能感觉到自己被我们需要着，而不是像个累赘。"

听罢，我心中震撼：原来，爱，是需要"留座"的。

滕先生的夫人用"破釜沉舟"的志气给先生打气保底，滕先生则用"难得糊涂"的哲学与妻子和谐共处。

"女"字单独书写时，一横较长；遇到"子"时，则变为"提"，不露头，只为"子"的一横留个空间，这才组成了"好"字。

夫妻之间的爱，不就如撇捺之间吗？独立时，舒展绽放；组合时，留余谦让。

爱是互相给予，在给对方爱的时候，也别忘了给他留着一个爱的位置，让他好好地爱你。

2. 师法自然

滕先生看到沙漠流域的尼罗河，因有巨大的流量，故无畏沿途蒸发，遂，生发了"保住源头"的思绪。

2023 年 8 月，我游览了德天大瀑布。乘坐竹筏时，河对岸也有越南人三五成群前来，两国游人隔河挥手致意，互相能看到脸上友好的笑意。瀑布，在这里飞泻了千年万年，轰鸣了无数个春秋，然而只有和平年代，才能倾听这震撼天地的天籁，不禁默默地感叹：和平，多么珍贵！

大自然给我们上的课，一节接着一节，一节比一节精彩！

癌情概述

中国是名副其实的胃癌大国，2020 年全世界约 43.9% 发病病例和 48.6% 死亡病例发生在中国。临床上绝大部分胃癌属腺癌，早期症状不明显，容易被忽略，许多患者诊断时往往已到中晚期，伴有淋巴结等多处转移，而且 80% 的胃癌患者术后会伴随严重的梗阻，使治疗难上加难。

像此篇中滕先生这种胃腺鳞混合癌，的确复杂少见，且处理也更为棘手。反观他患病前的人生经历，不免让人反思他自身的性格特点问题：凡事憋闷不愿表露、一丝不苟、给自己施加压力，在这些不良情绪的不断积累下，最终质变导致胃癌。

有科学家将胃称作"人体的第二大脑"，是最容易受情绪影响的器官之一。其实近年有越来越多的研究致力于发现情绪与胃癌的关联。国外曾有一项研究表明，10年内有较大精神创伤且长时间处于精神压抑状态，胃癌的患病率分别是精神状况正常人群的2.167倍和1.727倍。一些性格内向，过分压抑自己的烦恼、绝望或悲痛，孤独、抑郁型人格特征的人群更易患胃癌。此外，一些研究表明，长期处于高压力状态下的人更容易出现生活方式不健康的问题，比如饮食不规律、烟酒过量等，这些因素也会增加罹患胃癌的可能性。心身医学研究早就揭示，精神心理不只关乎情绪，还与神经调控、免疫系统、激素分泌，以及癌症发生息息相关，尽管采用各种各样昂贵的治疗方法，却不改变自身性格特点，康复和预后往往也不尽如人意。

尽管在最新的2023年中国临床肿瘤学会（CSCO）指南中，胃癌内科治疗总则也只是强调以全身抗肿瘤药物治疗为主的综合治疗。我们近年在原本"零毒抑瘤"的治疗原则基础上，更加致力于对患者进行心理支持治疗，在这里不得不提我们所推崇的正念疗法，即协助患者借助正念禅修等来处理压力、疼痛和疾苦等不适，借此以养性，也可助人远离抑郁焦虑等不良情绪。临床上我们可以看到有许多癌症患者，通过正念疗法达到康复的例子，而正念疗法作为十分专业的方法之一，自然比一般性说教类型的康复辅导（诸如心放宽点啊！别生闷气啊！别太累啊！注意休息啊）来得更加有效。总而言之，心理支持疗法对于胃癌患者有着同临床治疗手段不相上下的地位，针对胃癌患者，无论是在治疗还是康复的过程中，一定要通过积极健康的方式排解不良情绪，简单地诸如参加体育运动，又或是做一些喜欢的事情转移注意力，如若发现心理问题难以自己解决，不要吝啬于求助专业人士，良好的情绪保持乃是防止复发转移的重中之重。

15 年才读懂的一句话

—— 肝癌复发多次，用中药逐渐控制，
康复19年

罗先生

年龄：49岁　　职业：企业高管　　地区：江苏南通

肝癌多次复发，如何抑制肿瘤爆发性增长？用中药逐渐控制，已康复19年。

患者自述

看人要看脸色

2005 年，亲友们总说我皮肤变得黝黑了，面色晦暗，气色欠佳。最初自己并没有太在意，但总有点乏力感。与同龄的刚刚 30 岁的年轻人比较，好像差了点精气神，心里不免偶尔犯嘀咕。于是，9 月份，在南通大学附属医院体检，结果大事不好，许多指标飙升。其中，清清楚楚记得甲胎蛋白（AFP）高到 10 000 微克／升，高出了正常值 500 多倍，医生当场就认定患了肝癌。结果，进一步检查后被诊断为原发性肝癌，伴明显的肝硬化。幸好肿块不算很大，才 2 厘米左右；肝功能则基本正常。

我所在的地区本就是肝癌高发区，据说在国内还有点"名气"，周遭患肝癌的很多，年长者中因肝癌离世的不计其数。当地人流传一句话："十个肝癌九个埋，活过二年算你拽！"因此民间恐癌（肝癌）情结泛滥，就是怕被肝癌盯上。这下可好，偏偏是自己被盯上了。

为什么偏偏是我？自己有好长一段时间想不明白。尽管本人原本是乙肝病毒携带者，但并不是说乙肝病毒携带者都会得肝癌的啊，只有部分人会被盯上。我知道自己是病毒携带者，故懂事以后，事事小心翼翼，一直多加防范。为什么偏偏是我呢？我才

30 岁啊……

说是遗传吗？家族原本没有乙肝病史，祖父辈及母亲这条线更没有肝癌史。说饮水污染吗？可能性也不大，同饮一管水，兄弟姐妹、左邻右舍都没问题。黄曲霉毒素吗？我不敢确定。应该说可能性也不大，平时吃得健康，我比一般人都要谨慎。经常饮酒吗？更不可能，红、黄、啤，我滴酒不沾，更不用说白酒、洋酒了。生活习惯吗？或许是吧！当时我在国营企业，刚刚走上管理岗位，脾气稍微有点暴躁，加上经常吼叫，偶尔加班至凌晨三四点钟，早上八点再接着工作……但不是说要好多年才能够发展成癌症吗？怎么这么快呢？总之，一百个想不明白！

怒伤肝、喜伤心、恐伤肾、思伤脾、忧伤肺……今日之结果，也许皆为过往之造因。可是，我才 30 岁啊！刚刚做上父亲，也不知治病的路途有多凶险，过程有多坎坷，治疗结果又是否理想……反正，我知道父母、夫人及亲朋好友都比我更加焦虑及不安，尽管他们表面上没有表现出来。

术后一年即复发

当月（2005 年 9 月），根据医生安排，进行了左肝部分切除，一个月后行预防性介入一次。因为自己是技术研发者，一直坚信，困难可依靠高技术来突破。所以通过各种途径打听，最终，南通市癌友协会向我推荐了上海的一位中医，30 多岁。抱着试试看的态度，找到了这位医生，连续服用中药近一年。

然而，指标控制不理想，次年（2006 年）11 月复查，指标突然明显飙升，甲胎蛋白从 3 上升到 150 多。两个月后，右肝包膜下发现一个小病灶 1.6 厘米左右。直觉告诉我，这位中医太年轻，还得另请高明。

2006 年 12 月，经病友推荐，我又找到上海中医药大学何裕民教授，刚好他来南通坐诊。因为各种检查结果没出来，第一次见到我，何教授开好方，只是简要地嘱咐了几句："你先吃点中药，观察观察，1个月后去上海复诊。"

过了1周，检查结果出来了，我没等到1个月，又去上海找他请教。

何教授根据我的各种情况，建议做微创。刚好南通有位医生，建议我做无水乙醇注射治疗，教授认为是可行方案。

于是，2007年1月，就做了消融微创手术，做了4次以后，也就是一个月以后，病灶全部灭活，检查指标也正常了。

飙升又自然下降的指标

消融术后两个月（2007年3月），体检肿瘤标志物甲胎蛋白由3突然升至23。告知教授这个变化，教授也觉得升得过快，但坚持认为服用了18个月的中药及埃克信，不应该复发。遂稍改药方，让我1个月后复查指标。

我按捺不住，10天后就复查了指标，结果，短短10天，甲胎蛋白指标竟然下降至14，居然正常了（标准值小于20）。这才后知后觉地体悟到教授的学术自信，拿起电话就径直向教授报喜："中药调方后很有效。"教授却笑言："中药没有这么神奇，更没这么神速，其实，当时只是检查误差，没有证据说是复发……"

随后两个月，指标继续往下走，并渐渐地下降至3，且一直稳定在这上下。

终于，停用了中药汤剂

教授没有夸大中药的奇效，我知道，这是谦辞；我了解自己，没有中药的加持，指标不会快速又自然回落；而且一直在低位稳定着，因为我自己是搞科研的，我对指标是非常敏感的。就这样，中药汤剂加教授研发的成药埃克信，我一喝就是4年。

2011 年，因为自我体感及指标都很稳定，征询了教授同意后，我开始间隔服用中药汤剂，毕竟汤剂比较麻烦且苦口。2012年开始，我自作主张，不再服用汤剂，但依然坚持服用埃克信。

随后的日月，指标一年比一年低，肝硬化也有所改善，同时自信心也开始爆棚，认为大功告成了。特别是随着时间推移，身边人都觉得我的气色比以前好了很多，自己也感觉以前的乏力感消失，以前有整夜无眠的情况，也改善明显。遂开始有点忘乎所以了，时常忘记自己曾是肝癌复发，且束手无策过。

8天需2个月修复

2014 年 8 月，我去云南旅游了 8 天。团队出行，动静节奏，不由得自己掌握，整个过程非常疲惫，累得几天不想动弹。屋漏偏逢连夜雨，回来后又罹患感冒。1 个月后单位体检，转氨酶升高至 250，未做治疗，但坚持用埃克信。1 个月后，转氨酶又降至 55，基本正常了。

这时，我才明白：对于常人来说是一般性的体力消耗（像随团旅游）是小事情，对于肝癌患者却可能是过度疲劳。过度疲劳可使机体的抵抗力降低，加重肝功损害。提示自己，患上肝癌后，虽不至于"躺平"，但绝不能再拼了！

难怪乎，教授见我时会时不时提醒我："小罗，一定不能太累，肝病患者怕累，因为中医认为，肝者罢（疲）极之本……"他还特别关照，尤其是开春后，春则发陈，万物生发，乙肝病毒也常常处于蠢蠢欲萌发状态。

苦参素让我尝到了甜头

果真，来年开春（2015 年 3 月）复查时发现，转氨酶再次升高，继续观察 1 个月后，仍旧不断递升。遂自行拿以前的中药方配取，并再次服用汤剂（因教授面诊需提前预约），1 个月后转氨酶由 199 降至 108。再服用 1 个月，转氨酶虽保持稳定，但仍然偏高。

这时恰逢何教授来南通巡诊，他说："转氨酶高是小问题，可以静脉滴注苦参素，实在不行你可以抗病毒治疗。"

静脉滴注苦参素半个月后，肝功能指标降了 50%，乙肝病毒复制数由 10^5 降到 10^3。后续口服苦参素片，其间一直伴随中药汤剂，2 个月之后，转氨酶、肝功能都正常了。

至 2015 年 12 月，乙肝病毒已完全检测不到。转氨酶升降的整个过程中，人非常疲惫，好像是验证了肝"罢极之本"的中医教导。好在癌症指标（即 AFP），一直没有上去，疲劳感基本消失了，身体状况算是控制住了。

再次停用中药

自认为我是知书达理、喜欢琢磨的人，学历也不低，又从事科研工作，从 2005 年算起，患病已整 10 年，风浪都经历过了。俗话说"久病成良医"，指标（指 AFP）一直在控制范围内，体感良好，病毒已检测不到，再联想到前两年转氨酶升高时，身体在精疲力竭那样的极端情况下，肿瘤指标也都维持着正常，而社会又有"癌症 5 年过后趋于康复"之说，我已经整 10 年了，故 2016 年伊始，再次自作主张：不再服用中药汤剂；2016 年底，进一步自我膨胀，大胆自作主张，连埃克信也停用了。

半年后（2017 年 6 月），甲胎蛋白又开始慢慢地升高，因为 2007 年 3 月，和 2015 年 3 月的两段经历，我以为只是一过性升高，自然还会下降，且已经久经沙场了，遂不予理睬。

至 2017 年 9 月的时候已经升高到 22，所以继续加量服用埃克信，1 个月后指标持平，没有再上升；减量到正常服用埃克信 1.5 个月，指标开始慢慢下降。因为前面说过有一过性升高的经历，所以就没有太在意，指标降了一点就不再服用埃克信了。

第二次微创手术

但很遗憾，指标在 4 个月后（2018 年 1 月）又开始飙升，随后发现了一个病灶，做了无水乙醇注入术，效果不理想。再次到上海找何教授求治，被教授委婉地批评了一顿。在他的建议下，又做了射频消融术，同时恢复中医药及埃克信的维持治疗量，1 个月后指标恢复正常。

于是，继续服用埃克信，鉴于前期"少量服用埃克信就把指标降下来"的成功经验，这次就没服用汤剂，只是少量、不规律地服用埃克信，2020 年 6 月，指标又开始缓慢上升。

但一直找不到病灶，直到一年后（2021 年 6 月），经核磁共振检查发现一个小病灶，但由于在肝包膜下，无法做射频消融，本着何教授所建议的尽量微创的原则，努力寻求微创腹腔镜手术。

因为以前做过开放性手术，南通好多外科医生都说：因为原来做过开放性手术，做射频消融和无水乙醇都没问题，但如果做腹腔镜的话，怕有粘连风险，只能二次做开放性手术。

秉承何教授"尽量不做大的创伤性手术"这一理念，通过各种关系，终于找到腹腔镜手术专家——南通大学附属医院肝胆外科主任范向军教授。

范主任精准研判病情后，做出了不同于其他外科医生"开腹手术"的决定——腹腔镜微创手术，与何裕民教授的微创主张不谋而合。

减少了对我身体的二次伤害，保护了免疫力，术后半个月，我便返岗恢复正常工作。现在，一切都算是挺不错。

15年才懂的一句话

15 年前，在上海源盛堂中医门诊部候诊期间，与何教授带的博士生闲聊，询问中医药治疗的有效率，那位博士只说了一句

"有的人做不到我们的自律要求"，当时不明其意，也没在意。经过这些年九升九降的经历，此时，才深切领会到博士生话语的深刻含义——

是啊，"求药刚出门，病好一大半"，当患者需要药时，自然会配合、规范服药；反之，稍一好转，便麻痹大意，自主停药，药不进腹，何来药效？

癌症本来是种慢性病，无论是饮食、药物，还是锻炼，一定要靠坚持，才能达成最终的调理和康复之目的。正所谓："石上凿井欲到水，惰心一起中路止。"

后来想想，在问诊期间，何教授也多次提醒"不要劳累，不要大意，每年适度地巩固治疗"。"身体是单位的草，却是家庭的天……"只是时间久了，教授的话，常常也就风干了。

其实，细细想想，教授等资深医生的最大特点，是他们在长期临床打磨中积累起来的点滴经验，这些经验有些不见得已上升到规律性总结水准，却十分可贵。常常就在不经意的一两句提醒、看似人人听说过的忠告之中。这个近20年的求诊之路，与教授面诊不下几十次，很多忠告及提醒是千金难买，值得反复回味、咀嚼、体会的。

中西医，一个都不能少

确诊至今已19年，第一次复发至今已经18年，1次开放性手术，2次消融手术，2次微创手术，2次自主停药，3次恢复用药，从不解到焦虑，从迫切到从容，从绝望到自信，是中医药给了我希望和信心，支撑我跨过一个又一个关卡。

几次微创治疗如同处理了一个囊肿或者结石，这既得益于西医微创技术的快速发展，又收获于中医大师何教授微创理念之指导，和中药的全程辅助治疗，减少了对身体的伤害，更有利于疾病的康复。

西医——唯形态的，手术、微创、局部的，非中医能力所及也。

中医——唯功能的，整体、固本、综合的，非西医能力所及也。

正像农业，是通过抗病育种来提高植物的抗病能力、改善植物的健康状态呢？还是采用喷洒化学药剂等来防治由生物侵染导致的病害呢？

短期，后者有用；长期，前者靠谱。对于生命周期，估计，两者都不能少吧！

这就是我患病近 20 年的意外收获吧！

医者点评

在南通，我的肝癌患者约百位，为什么特别关注罗先生呢？为什么多次请李老师采访他坎坎坷坷的康复之途呢？因为他曲折的康复经历和整个病案具有特殊性，很有提示意义，甚至有醒世意义。

首先，就他发病过程分析：尽管他是乙肝病毒携带者，但无任何不良嗜好，生活起居认真良好，甚至有点刻板；没人们通常所认定的，男性易患癌的那些性格的特点——如生活随意、胡吃海喝、烟酒不离、脾气任性等（尽管采访中他说自己工作时偶尔脾气会急躁、发火，但平素是个非常低调、谦和的人）。

他唯一的缘由是乙肝病毒携带者（中国人曾一度有20%～30%是携带者，其中仅5%～10%会发展成乙肝，再有其中一小部分最后会发展成肝癌），就像令其百思不得其解那样——他生活认真、拘谨，不沾染不良陋习，却年纪轻轻便被肝癌盯上，仅因携带者就悄无声息地成了肝癌患者，且已有明显肝硬化。

通常说"肝癌三部曲"：慢性肝炎 15～20 年，尔后肝硬化又是 10～20 年，部分最后成肝癌。这过程至少要 30～40 年。他母系无肝炎史，兄弟姐妹没患乙肝，可旁证青少年时并没被感染。

因此，我很是理解他为什么一度对自己很早形成这个病耿耿于怀。个人认为这和他个性有很大瓜葛，他是个严谨、认真、一丝不苟，甚至不苟言笑者；或者说活得很累，很放不开，又对自己要求严格的人。这种类型在某种意义上说具有好的一面，如严谨认真，易促成事业成功；但也有健康隐患——至少，如此生活者生存压力大。

研究表明：生存压力大是促成慢性炎症及招致癌变的重要危险因素。人们往往忽略了持续压力，特别是难以排遣的压力带来的危害性。现研究已证实，巨大压力者，从机制上说导致染色体端粒的变短，炎症及癌症概率的大增。

近年来中国癌症快步飙升，而且越是发达城市越明显，压力就是潜在危险因素。它易导致慢性炎症滋生，且自我修复能力差；同时易诱发包括癌在内的病变。罗先生发病很大程度就与此类性格及应对方式有关。故生病与否，康复顺畅否，还与个体生活方式（特别是应对方式）密切相关。这主要涉及广义的生活压力，这无论如何强调都不为过。作为心身医学专家的笔者是如此主张的，而专注于压力与端粒关系的诺贝尔生理学或医学奖获得者伊丽莎白·布莱克本（Elizabech Blackburn）在《端粒效应》一书中，也是如此强调的。

罗先生发现肝癌之际已有肝硬化，侧面证明其病毒在不断复制增殖过程中，只不过本人早期没有知晓而已。肝炎病毒所致的肝癌，与其他类型肝癌不尽相同，因为存在着乙肝病毒，此病毒也是活着的生命体，本身有一定的活跃程度，不能光从指标上看，而要结合多重因素，包括时令、疲劳与否、自身的抗病力等。不像酒精性肝硬化肝癌、血吸虫性肝硬化肝癌等，相对单纯得多了。病毒性肝癌的控制过程常更加漫长、错综，易于起伏，影响其恢复的因素众多。须知，病毒本身是有生命力的，它也要顽强繁殖下去，这是其生物体本能。罗先生病情的几起几落，充分彰显了这一错综过程。

总之，这是个动态的、内外互动的、交错纠缠在一起的过程。不能抱着毕其功于一役的态度，也不是说癌症是慢性病，5年（或多少年）以后就大功告成了，而是个慢性的、持久的过程，只不过每个阶段纠治及防范特点不同而已。

回过头看罗先生一次次复发、一次次康复案例，从另一个侧面强调，肝癌作为慢性病（严格意义上，病毒性肝细胞癌），知晓自身疾病特点，也就是知己知彼，非常重要。基于此，才能取得知行合一，调控自知，长期坚持，最终获胜。

我们并不认为癌症的康复，长期就只坚持一个途径——天天捧着中医汤剂喝。而是自有其一定规律性及节奏感的。比如说，此类康复者开春需要注意些，因为生发之际，病毒容易活跃；隔三差五应该阶段性系统运用一下中医药，因为与病毒性肝细胞癌病变的抗争是个持久过程……总之，这方面我们会有专门分析探讨。而罗先生的案例只是个范例，提示了抗争的持久性及积极主动的重要性。

这也是罗先生15年才最后读懂的一句话——"自律性"的真正含义所在。

编者感思

....

其实，早在一年前就采访过罗先生，但并未把他的故事收入在本书第一辑之中，因为，他的抗癌战线太长，病情极为复杂，文字整理相当困难。

何教授认为罗先生的故事具有典型的启发意义，再三叮嘱我一定要整理出来，以飨读者。遂，把罗先生不同时期的不同治疗手段，和带来的心情变化折线图，按照时间轴展开如下（图1）：

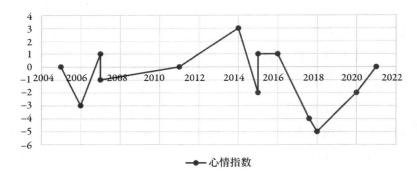

图1　罗先生心情变化折线图

不难发现，随着肿瘤指标的升高和降低，罗先生的心情也跌宕起伏，犹如连绵的山峰。

刚好本文写成于2024年2月15日，此时，我正在苍山脚下度假，不由联想起大理的苍山雪——

苍山由十九座山峰组成，由于海拔较高，峰顶异常严寒，终年白雪皑皑，素裹银装，在阳光照耀和蓝天映衬下，晶莹洁白，蔚为壮观。

殊不知，苍山十九峰，每两峰中间还夹有一条溪水下泻东流，注入洱海，它们叫"苍山十八溪"，它们就像苍山的乳汁、洱海的血脉，从峰顶的天上流出，穿越密林深处，始终将苍山洱海紧紧相连。

可是游客只能领略到山峰剑指苍穹的峥嵘，却忽略隐凹山脊溪水的淙淙。

如果说肿瘤指标的飙升是"十九峰"，无声的中药汤剂则是"十八溪"，滋润着他的生命，记录着他的风险，述说着他的故事……

癌情概述

我国是乙型病毒性肝炎（简称乙肝）大国，其中由乙型肝炎病毒（HBV）慢性感染导致的肝细胞癌（HCC）占 70%～80%。虽然随着乙肝疫苗的广泛推广接种，我国乙肝病毒感染率逐年下降，但由于我国老龄化程度的持续加深，与乙肝相关的肝癌依然是我国未来 30 年面临的重要问题。

肝癌的发生是一个多步骤、多因素参与的过程，我国肝癌患者的发病特点大多遵循肝炎—肝硬化—肝癌的渐进模式。但作为一种嗜肝病毒，HBV 能够以其共价闭合环状 DNA 的形式融合到宿主基因中，直接导致肝癌的发生，也可能通过诱导慢性坏死性炎症，促进肝细胞突变，进而导致肝癌的发生。

与非病毒相关性肝癌相比，乙肝相关性肝癌患者的预后更差，42.5% 的患者中位生存时间仅为 40 个月。乙肝相关性肝癌的生存率低与其高复发率相关，有统计，经根治手术后复发率仍高达 50%～70%，除与肿瘤大小、肝硬化程度、AFP 水平、病理分型、浸润深度等复发危险因素相关外，与乙型肝炎病毒的脱氧核糖核酸（HBV DNA）的载量也密切相关。肝癌的西医治疗方法大致包括肝切除术、肝移植术、经肝动脉化疗栓塞术、消融治疗、放射治疗、免疫治疗、分子靶向治疗，然而这些方法都有可能使 HBV 再度激活，导致预后不佳。有研究表明：乙肝相关性肝癌死亡率与 HBV DNA 负荷呈正相关。因此，乙肝相关性肝癌患者在肝癌治疗期间还应进行抗病毒治疗，无论 HBV DNA 是否为阳性，只要乙型肝炎病毒表面抗原（HBsAg）是阳性，均应长期给予抗病毒治疗。

当前，多种治疗方式共存，中西医有机结合，已成为肝癌治疗的大趋势。充分利用中西医学的不同优势，有效整合，扬长避短。中医治疗可贯穿抗癌治疗的全过程，早中期患者，先借助西医疗法，重在抑杀癌肿，减轻肝内癌负荷，同时运用中医药零毒抑瘤，配合辨证施治，既能保肝护肝，改善不良反应、生化指标，减毒增效，提高生活质量，又能抑制癌细胞，预防复发、转移；晚期患者，中医药治疗可作为主要手段，不仅可以帮助患者改善肝癌相关症状，稳定病情，也能增强患者的抵抗力，提高生存质量，延长生存期，使患者能够较长时间处于"带瘤生存"状态。

打地鼠的"肝"货哲学

——拒绝换肝后，靠介入加中药渐向康复14年

吕先生

年龄：68岁   职业：公务员   地区：河北邢台

肝癌多次复发正常吗？层出不穷的病灶能一举消灭吗？肝硬化、肝癌，多次复发后拒绝换肝，靠介入加中药渐向康复14年。

患者自述

无言，是一种信号

2010 年 12 月，我发现自己的小腿越来越粗，直到有一天，用指头一按一个坑。走路也双腿无力，经常酸痛，才自我警觉，可能出问题了，该去检查了。因为我了解自己：携带乙肝病毒多年。

12 月 30 日，到了邢台市人民医院做过腹部核磁共振后，医生问我："你家属呢？明天 8∶30 让你家属过来找我。"

这么一说，应该跟我猜测的差不多。不严重的话，医生不会回避我的。

第二天，老婆孩子见过医生后回来了，我特意看了看他们的眼睛是否哭过，所幸好像没看到泪痕。

他们见到我，没有说一句话，我也不说话，等着他们开口。过了好久，我终于忍不住了，开诚布公对母子俩说："你们可以骗我，也可以坦白，不说话算什么呢？"

儿子勉强露出笑脸说："没事。"我回应："不可能没事，没事就不会叫你们，如果是癌症，就给我办出院，这里治不了癌症。"

爱人对儿子说："办出院吧！"

趁儿子办理出院手续时，爱人指着报告对我说："乙肝病毒指标阳性，肝脏 CT 提示肝硬化结节癌变可能，诊断为原发性肝癌、肝硬化、乙型病毒性肝炎。"

我控制不住，眼泪止不住就流下来了，虽然平时大大咧咧，但毕竟我才 53 岁啊。

但转念一想，病不是以意志为转移的；再说，全国的肿瘤患者又不止我一人，哭死也不顶用。一分钟后，我就平复了情绪。

一句真话逗笑了大夫

接下来，入住了专门治疗肿瘤的医院——河北医科大学第四医院。检查时，旁边坐着一位邢台老乡，年长我 8 岁，观察了我好一阵，开口了："兄弟，我看你一点都没受到影响，年纪也不大，咋想这么明白？"

我看他倚靠在柱子上，就举例给他："就算你抱着柱子哭，哭死了，病能好吗？"

带着劝慰他的心态，也是自我暗示的心态，去做核磁共振了。因整个过程较长，从移床上起身穿衣服时，我打着哈欠对医生说："时间太长了，我都快睡着了。"

大夫"噗嗤"一声笑了："好家伙，别的患者做这检查的时候，都紧张得不行，你竟然快睡着了。"

床位被12岁孩子占了

肿瘤科大夫看了片子后，安排住院，但是没床。邢台离石家庄也就两小时车程，我对大夫说："我先回家，有床了通知我，电话留给你们。"

过了几天，接到通知有床了。

办好住院手续，到了病房，管床医生却通知我："不好意思，没床了，有个 12 岁的孩子比较严重也比较紧急，把你的床占了。"

我有些措手不及，质问医生："钱都交了，怎么不早点通知我呢？"

退费回到家后，姐姐告诉我："你这个病，适合到北京大学肿瘤医院去做射频消融治疗，我在电视台看过这样的案例。"

医生因"光溜溜"而开心

2011年1月13日，辗转到了北京大学肿瘤医院，首席专家陈敏华医生给我做了检查，超声造影显示：动脉期可见肝右叶S5-8区病灶呈团状强化，实质期快速廓清呈低回声，病灶大小约1.7厘米×1.3厘米；实质期扫描全肝S7区可见一异常廓清病灶，大小约1.7厘米。超声结果：肝右叶多发（两个）占位，考虑HCC（指原发性肝细胞性肝癌），考虑射频消融治疗；肝硬化、脾大。

陈医生告诉我："这个病灶大小能做射频，你住在留置病房吧。"

两三天后，便做了射频。总共治疗2处病灶，分别位于S5-8和S7。临走前，陈医生交代："两三个月要复查一次，复查结果拿过来给我看。"

3个月后（2011年4月），我把复查结果拿过去，陈医生一看片子，非常开心，说："挺好，挺好，上面光溜溜的。如果边界比较粗糙，证明它在生长。"

厦门病友给了我信心

第一次射频（2011年1月）后，儿子就开始关注肿瘤的书籍，大量阅读后，他聚焦到了上海中医药大学何裕民教授，所以联系了教授在上海的门诊部。

2012年8月，到了上海，何教授看了我的片子后，交代我："不是大问题，我们帮你调理，你自己也要放松心理，不要太有压力；适度限制高脂食物的摄入，每天要喝一杯果蔬汁。3个月或半年复查后，再过来。看片子，有反复出现新病灶的可能，需要长期纠治。"

3个月后，带着片子再次来到了上海何教授的诊室。候诊时，很多患者围坐在一起。其中一位复诊的厦门患者说："我原来肝硬化，中医药调理了一年多，你看现在的片子报告，没有'肝硬化'这三个字眼了，也就证明肝硬化缓解了。"

听了以后，我打心里替他高兴，对自己的病情也增强了信心。

何教授看了我的片子、舌苔，问了我的饮食、睡眠、大小便等细节后，给我调了方。

准备割腕自尽

2013年3月复查，发现还是上次那个点，由"光溜溜"变得"毛糙糙"了，说明长了，有"活"性了，发展了，又去了北京大学肿瘤医院。

陈敏华医生年纪大了，接近70了，就换了一位大夫，40多岁，给我做了第二次射频消融治疗。

此后一年，每天早上喝一杯果蔬汁，每天中午和晚上喝中药，一直相安无事。

因何教授交代，中药尽量自己煎熬，以确保浓度，我就照做了。2014年3月，熬好中药，用右手侧身倒药水时，一用力，把右腿压瘫痪了，腰椎间盘本来就不好，这下屁股到脚疼得满头大汗，浑身不适。自己把小刀都准备好了，准备割腕自尽，但再想想，把老父亲老母亲留给儿子，这是一种可耻的逃避，未免太懦弱了，又收起了刀子。

被拒绝的第三次射频

2014 年 7 月，甲胎蛋白升高到 300 微克/升多了。再过一段时间，到了 2014 年 10 月，超过 10 000 微克/升了。

家里的饭菜变得索然无味，单位的食堂还算不错，但对我来说，每一口食物也都是勉强下咽，如同嚼蜡；四肢乏力，12 点前难以入眠，好不容易睡着，过一会儿就醒来；尿液颜色发黄，皮肤表面发黄，就连眼珠子看起来也发黄。

第四次来到北京大学肿瘤医院，这次肿瘤科不给做射频消融治疗了，说："肿瘤超过 3 厘米不能做，肿瘤数量超过 3 个不能做，你现在 2 个指标均超过，且肿瘤多发。要先去介入科介入，控制到可以做的范围，再来做。"

到了介入科，曹广医生给我做了介入。

11 点下了手术床，儿子问我："吃什么呀？"

我想，除了面条好消化，还能买到啥呢？

儿子外出吃完给我带了一份，因刚做过介入手术，医生不让动，我稍微地侧了一下身体，吃了几口，感觉很累就躺下了。刚躺下，感觉整个房屋在缩小，一点一点逐渐缩小，包括我自己，越来越小，越来越小。我赶紧对儿子说："儿子，我不行了。"

儿子还不信："刚才你还喊着吃面条，现在就不行了？"

临床的专业陪护对我儿子说："赶紧去叫医生，你看你爸的脸色成什么了？"

医生边走边自言自语："是不是血糖低了？赶紧测血糖。"结果在测试的中间，我缓过来了。

看淡世事沧桑，内心安然无恙

从北京大学肿瘤医院出院后，我了解了一下：对于单一射频电极针的消融范围是直径 3～5 厘米，3 厘米以下的射频消融能完全覆盖肿瘤，治疗效果最好，对于 3 厘米以上的肿瘤，其实可以采用单点或者多点叠加射频消融治疗的方法。

换个意思说，我的肿瘤超过 3 厘米，可做可不做，是存在弹性空间的。因为我有肝硬化多年，肝质地不好，何教授第一次就明确指出，可能有多次反复的概率，无须太恐惧了。我却在想，既然这次复发了，以后还会复发；万一复发，再次被拒绝，岂不更加被动？看看能否找有熟人的医院，咨询遇到相似情景，是否还有协商的余地。

全家商量后，在本地做妇科大夫的女儿，想到了在空军总医院肿瘤科做大夫的同学，取得联系后，每次治疗都给予了很大的便利支持。

术后 24 小时不能动，所以儿子要在这里陪伴，术前、术后共 48 小时。儿子比较忙，也只需陪伴 48 小时，其余的时间，医院护理得都很贴心。

2014—2018 年，按照何教授所说，哪里复发就打掉哪里，我每年去空军总医院做介入一次。肿瘤虽没完全消失，但进展缓慢，控制住发展速度，即可。

这期间，何教授每年也都会到位于石家庄桥西区的河北中医学院国医堂坐诊两次，我也每年会看何教授 1～2 次，其余时间，由何教授团队的医生给我调方。

每一次见到我，何教授总会夸奖两句："老吕啊，你的心态真好，病情相当稳定，且越来越好。"

我想：人固有一死，早几年晚几年而已，何况，我已准备割腕一次，也差点死过一次。看淡世事沧桑，内心便可安然无恙！

搬起石头拔稗草

2018 年 11 月我在邢台复查，做的不是核磁共振，而是 B 超，报告上说有多处占位性病变，肿瘤直径超过了 5 厘米……

依然来到空军总医院就诊，肿瘤科依然安排介入手术。

周四上午，我问主治医生："明天我就要做手术了，这次病灶什么情况？"

主治医生一脸疑惑地看着我："这次检查，没发现病灶啊！"

我反问："没发现病灶，给我做什么手术啊？"

他顺水推舟："那你去问（Z副院长）吧。"

Z主任还在门诊接诊，截至中午12点时，他已看诊了40多个病号。等他不忙了，问等到最后的我："你怎么没挂号？"

答："我是病房患者。"

Z主任质问："病房患者现在来找我干吗？"估计是上午看了40个号累了，也或许是饿了。显然，他有些许不耐烦。

我知趣地解释："是这样的，这次检查没发现病灶，而您安排了手术。"

他恍然大悟道："这个啊，你就不懂了。就像一棵草，长在石头底下，你看不到；只有把石头搬起来，你才能看得到。明天你上了机器，就能发现。"

同一家医院，两个医生的话，一个"看不见"，一个需要搬了石头才能"看见"；我无法判断真假和虚实，也无法选择做与不做。只能顺从，第二天，做了介入。

后来，到底有没有"草"，我不知道；需不需要"拔草"，我也不知道；怎样"拔"的，更不知道。

我只知道，心理的信赖感，突然像坐索道下山时一样，一下子失重了……

一家劝退，一家换肝

2019年，甲胎蛋白升高到84 000微克/升了，空军总医院肿瘤科的医生对我说："我们的技术水平到此为止，您去别的医院看看吧。"

听起来是抱歉，其实是在劝退，且，语气温柔而坚定。

我们知道，已经没有商量的余地。儿子就联系了 301 医院，2019 年 8 月，介入放射科 W 教授看了我的情况后，给了意见：换肝。

我一听"换肝"，吓了一跳。所谓的"换肝"也就是"肝移植"，我知道，1977 年在上海施行了中国第一例，目前成功案例也就是 2 000 多例。

连忙找了个借口回 W 教授："我是农民，没钱，换不起。"

W 教授拿着片子指给我："你自己看，你的肝都成什么样子了？不换，活不长的。"

想起死去的明星老乡

听到"活不长"，我的心"咯噔"一声，一下子想到了我的一位明星老乡——著名演员傅彪。

他也是肝癌，2004 年 8 月底，接受了第一次肝脏移植手术，手术很成功。

可是到了第二年复查，肝癌还是复发了。医生建议二次换肝，因为从医学上看，换肝是有希望的，国外也有类似的病例。

于是在 2005 年的 4 月 27 日，傅彪再次接受了换肝手术。

7 月 28 日下午，傅彪高热不退，体内的癌细胞已经布满了整个肝脏，甚至蔓延到了胸腔。

2005 年 8 月 30 上午 9 : 35，随着仪器屏幕上生命的电波慢慢变成一条直线，傅彪永远地离开了。

因是同乡，又是同龄，所以对他的病情格外关注。想到这些，我心里再次"咯噔"一声，接着反问 W 教授："傅彪不也换肝了吗？不也是在这儿换的吗？最终活了吗？"

W 教授的观点是"不换肝活不了"，面对我的反问："换肝活了吗？"他欲言又止，无言以对。

我拉着儿子的手说："走，咱们回家。"

绿色苦胆水

因曾经被北京大学肿瘤医院拒绝，心里虽不情愿，2019 年 9 月，还是第五次来到这里。肿瘤科医生看了我的片子后，说了两个字：没床。

儿子追问："啥时候能有？"

答："最少得两个月。"然后，医生就忙去了，儿子只能呆呆地坐着。

正在这时，过来了一位患者的家属，闹着要出院，医生不肯。家属不罢休，说要到美国去治疗。医生拗不过，只能开了出院的条子。然后转身对我儿子说："年轻人，你今天比较走运，让你爸抓紧办住院手续吧。"

住院期间，与病友闲聊得知，他们中有三位，都去过 301 医院，W 教授给的结论都是一样——换肝。

这次的介入手术，同时把化疗药物直接注射在肿瘤上。不同于过去任何一次，这次反应尤为强烈：从 4 点钟开始呕吐，一直吐到 6：30，等换到第三个垃圾桶时，吐出来的全是绿色的苦胆水。

虚成一根稻草

出院后在家里疗养，既然跑不动了，就找机会多走走。但走不了几步，就想躺着。

有一次慢走才几百米，就乏力了，总不能躺在路边吧？这样边想着，边往家里方向继续走，走着走着摔倒了。后来据目睹的路人讲，我摔倒了 3 次。摔倒第一次，下意识爬起来，往家里走；又摔倒了，再爬起来，刚爬起来，又摔倒了。

2020 年 8 月，儿子交代，他新家的花花草草，让我不定期去浇浇水。一天中午，天气炎热，我去的路上买了一瓶"脉动"，因没有常温的，当时营业员给了我冷藏的。我喝了三分之一，就开始浇花；天太热，口太渴，浇花浇到一半，我又喝了三分之一，肚里开始疼痛。我到马桶上坐着，看能否减轻症状。

拉完以后，我感觉自己就往天空的西北角飘过去了，飘过了洒满银辉的郊野，越飞越高。仰头看，碧蓝碧蓝的夜空挂着一轮明月，俯视脚下，真切得连地面上的房屋、农田、牲畜都看得清清楚楚。我自言自语：人死去时，原来可以如此轻松……飘到半空时，我醒来了，发现，满身都是汗。

这场如此虚无缥缈、又如此不可思议的梦幻之旅，让我的耳边响起一个声音：活一天，赚一天。

从此以后，我更自律了，除了坚持了多年的按时喝果蔬汁，按时服中药以外，按照何教授开的茶方——枸杞子、牛蒡、菊花、决明子、五味子炮制的"五样茶"，我做到了"茶不离杯，杯不离手"。

另外，从何教授闲谈中，我听到了一个叫"极泉穴"的名词，结合自己的学习，我每天拍打自己的腋窝300下，早晚各150下，一直坚持到现在。

不知是拍打腋窝的作用，还是"五样茶"的功劳；不知是化疗介入的疗效，还是多年中医药的成效，两个月后（2020年10月）复查，甲胎蛋白50 000微克/升了，可谓是断崖式下降，我很高兴；再过两个月，降到3 000微克/升了；又过两个月，正常了。且身体感觉很好，舒适了，有力气了，有食欲了。

现在，我的总体状态很好，各项检查也不错，信心十足地走向疗愈之途。

不死的使命

从老母亲84岁，我开始给她做饭，一直到今年，除非是在我住院期间，我十年如一日。今年（2024）农历正月二十一，94岁的老母亲走了，走得很安详，没有一点痛苦，正像我那次的梦幻之旅一样。

我没有一点遗憾。举行完母亲的葬礼，我忽然意识到，每个人来到这个世界都有自己的使命——有人需要改变家庭的命运，有人需要去服务社会，有人的存在就是彰显别人存在的意义。而我，经历了 2 次射频消融治疗、9 次介入治疗，被北京两家医院放弃，差点换肝，终止了割腕后，肩负着沉甸甸的责任，原来就是在等待完成养老送终的使命。

癌细胞长了，又被打掉了；甲胎蛋白升高了，又被调低了。一切因肝而起，一切因肝而终。但，肝，还是我的肝。

肝的使命就是：解毒，机体代谢，分泌和排泄胆汁。虽然在履职过程中，出现了这样或那样的问题，但，存在，才是自然之道。

半生已过，红尘辗转：凡人的世界翻来覆去，往往计划的是人，完成的是上帝。

这，或许就是"肝"货哲学。

医者点评

老吕是我的老患者，我们见面几十次。他的肝癌康复之路很不容易。

看到老吕，我就联想起另一位患者，感慨良多——那位是老吕的河北同乡，姓罗，邻县的，和他年龄相仿，几乎同时（2012年）找的我；罗先生是企业家，财力雄厚。他在上海第二军医大学东方肝胆医院做的手术，总体控制得很好。也许是因为经济宽裕，他每三个月必定到上海一次，先找东方肝胆医院医生，旋即再找我。故对老罗，我更熟悉。他前七八年控制得很好，但不改暴脾气、急性子，常常在门诊就对夫人恶语相加。骨子里却特别谨慎、胆小、怕死。当时，用靶向药控制肝癌很流行，他多次询问我，都被我们劝阻了。

有一次，AFP指标稍微高点。他不听劝阻，迅捷用上索拉菲尼，每天4粒，用后剧烈腹泻，血压骤然暴升。匆忙赶来上海求救，我当即劝阻他停用，副作用很快消失。复查几次，AFP指标已完全正常了。后面，新药仑伐替尼刚上市，听说比索拉菲尼更好用，是新一代的，又试着用上了，那是2019年的事情。

其实，他当时总体状态很好，完全不该用。知道我会反对，也不告诉我。结果发生疫情，叠加靶向药副作用，出现严重反应。但疫情管控，求医无门，含恨而死。

老吕与他很熟，我们事后还谈及过老罗，我们对老罗的结局，颇是唏嘘与遗憾。大家心里都明白，老罗是死于过度治疗。

毋庸讳言，今天过度治疗也是一大公害。这怎么强调都不过分。当然，医生有的是为了保险起见，强调多多益善。而患者呢，因为恐惧，没有信心与把握，或总觉得多一种方法可能会更好些。

其实，非也！须知，癌是慢性病，肝癌更慢。肝硬化基础上的肝癌，尤其需要慢性病的对策来调理。急于求成，或过猛过激的治法，频繁的创伤性治疗，往往短期指标控制可以，但长期效果适得其反。相反，努力按照治慢性病思路，温和且全面地加以综合调整，才是正道。

多年来控制肝癌的经验，促使我们意识到，即使棘手的肝硬化基础上的肝癌，也要努力使其转化为可控制的慢性病。老吕十余年中多次复发，前几年虽有复发，却在可控范围。而特别介入后肝严重损伤，又出现严重肝癌活跃，AFP达到83 000微克/升，导致到了要换肝的地步。个人经验认为，这一半是因为介入伤及肝脏所致的。幸亏老吕没有匆匆忙忙换肝，而是悠闲且从容地回到我们倡导的慢性病疗愈之路。经过综合调整，稳妥地得以修复、康复，走向了疗愈。因此，应切记：今天癌症治疗不缺方法手段，先需要有个正确的道路，防范过度治疗。

临床上，肝硬化基础上的肝癌很常见，尤其是肝炎病毒叠加的肝癌。对此，有手术指征的，笔者强调需手术；但术后是不太主张介入的，特别是频繁地介入。大不了做一两次，踩踩刹车。何也？以前，肝癌缺乏好的对策，故介入是主要的，有时是唯一疗法。今则不然，术后控制方法很多。我们认为术后的关键是中医药保肝护肝，防范出现新病灶，并逆转肝硬化。另外，严密加以追踪观察。如局部仍有微小病灶，可借微创射频、消融等方法加以解决。微创等方法损伤很小，不容易造成新的创伤。介入后虽短期也许控制了病灶，但一定会导致新的损伤。如此，将进入无休止的"野火烧不尽，春风吹又生"状态，永无宁日。

此外，肝癌肝移植问题是颇有争议的。当年傅彪换肝治疗，第一次出问题后通过关系在深圳找到本人，本人建议谨慎。也许是求康复心切，关系人答应做完第二次术后迅速配合中医药调整善后，但上帝没给机会。其实，换了肝，重点转向了抗排异反应，中医药的调控也平添难度。一旦出现新病灶，几乎什么都难以进行。因此，作为内科肿瘤大夫对肝癌肝移植，是一直持保留态度的。

总之，像对肝癌、卵巢癌、胰腺癌等难治性癌的治疗，本人的经验，讲究从容应之，慢慢调整，犹如熬汤煲粥，这是非常重要的思路。有问题，不一定一步到位，急于求成。控制一下，慢慢走，减少并修复损伤；改善促使癌症发生发展的"土壤"；必要时用创伤性小的方法，踩踩刹车……这些，都是很重要的对策。

尤记得当年留学回国，初到何教授门诊工作的那段时间，有一群给我印象特别深刻的患者，为何印象深刻？

（1）他们均来自南通启东，我爷爷奶奶是南通海门人，算是半个老乡，因此，不自觉地关注了他们。

（2）因为水质原因，南通启东地区，肝癌发病率一直很高（第一辑《癌症疗愈录——肿瘤门诊叙事纪实》中的"大海的儿子"及本书"十五年读懂的一句话"之叙事，均取材于此）。他们基本都是成群结队，一群肝癌患者，一起来看诊，场面非常壮观。

（3）这一群人里面，有好几个"老大哥"基本都康复7~8年甚至十年以上，这让当时刚刚从西医院校毕业的我，在原有的西医认知里面，肝癌是癌中之王，没法治疗，活3~5年了不得了，大为震撼！

在后续的临床工作和他们接触中，我发现他们这十几年当中，其实并不是那么"一帆风顺"，可能间隔1~2年，或者2~3年，肝脏上冒出来一个小病灶，也不大，1~2厘米，通常情况下，何教授建议用创伤比较小的射频消融治疗等局部处理一下就好了。

其他时间还是中药保肝，改善肝内环境，保守治疗为主。那患者状态也都很好，活得非常有活力、有质量。要知道，癌症只是慢性病，在抗癌过程中，我们所追求的目标是什么？是治愈吗？是永远不复发不转移吗？

当然不是！我们追求的目标是：

（1）复发转移了，我们还有办法，可以继续控制住它，让它不要爆发式继续再发展；

（2）尽可能减少疾病对患者生活与生存带来的不利影响，帮助患者活得更好，活得更长久。

或许有人会问：为什么肝癌会这样反复复发呢？这就可以用"土壤学说"来解释。那是因为原发性肝癌患者大多伴有肝硬化，或严重肝损害，或带有病毒性肝炎的病理基础。这些，又是肝癌反复复发的"温床"。

因此，就算西医手术或者射频、介入等方法，解决了局部病灶，但是其他地方还有可能还在继续生长。所以，肝癌治疗必须打破这个恶性循环。也更加强调中西医两者的扬长避短，有效整合。

治疗初期，可以先借助西医疗法，重在抑杀癌肿，减轻肝内癌负荷，同时佐以中药保肝护肝，减毒增效。

一旦西医创伤性治疗告一段落，尽快配合中医零毒疗法为主，配合辨证施治，既温和地清扫残余癌细胞，又有效地保肝、抗病毒，阻断肝损害进程，防止新的癌灶出现。一旦出现新病灶，仍以西医疗法做局部性肿瘤治疗；而重点还在于零毒抑瘤，保肝护肝，逆转肝硬化或纤维化进程，减少新病灶出现的可能性。

编者感思

副主编李医生的专业分析，让我想到了一款游戏——打地鼠。

地鼠总是从一个个地洞中不经意地钻出来，没完没了，让人防不胜防，像极了吕先生肝脏上的癌细胞。

地鼠在地下生活，善于利用地下的隧道和洞穴建立起自己的生活空间，以应对不同的环境挑战，像极了吕先生肝脏上的癌细胞。

地鼠具备高度的警觉性，可以迅速地反应和适应外界的变化，准确地预测和避免潜在的危险，像极了吕先生肝脏上的癌细胞。

赶尽杀绝这些地鼠，很简单，在它们出入的地方播撒甘氟或肉毒素即可。但在杀死老鼠的同时，也污染了水源和土质。

地面上，放上老鼠夹，来一只，灭一只；地面下，把土壤夯实，让它们无处藏身。

这，或许是对自然规律顺从和适应的地鼠哲学"肝"货！

癌情概述

世界上有近一半（45.3%）的肝癌新发病例都在中国。虽然近年来，我国肝癌的发病率有所下降，但发病率仍相对较高。肝癌之所以被称为"癌症之王"，是因为该病起病隐匿，早期发现率不高，一旦发病，其恶性程度很高。发展快，病程短，而且预后大多不良，容易复发或转移。一般而言，进展期肝癌从发现体内癌细胞开始到临床指征出现，大概要经历16个月，而从出现症状到黄疸和腹水也就4个月左右，从黄疸、腹水到患者死亡需要约2个月。也就是说，如果一位肝癌患者处于进展期，如果不经过合理有效的治疗，那么，从发病到死亡大概只需要2年时间。因此，早先人们才会极度恐惧肝癌。但现在的情况大为改善。我们在第一本《癌症疗愈录——肿瘤门诊叙事纪实》里列举了两位肝癌例子，在述评中引用了原在我们团队的博士，现供职于海军军医大学的赵若琳副教授的研究数据，提示合理有效治疗平均生存期可以9年之久（《癌症疗愈录——肿瘤门诊叙事纪实》第127页）。

肝癌带给患者的不仅是身体的折磨，更重要的心灵上的沉重负担。很多患者不能忍受这种痛苦，出现各种劣性情绪，最终失去了生活的信心与勇气。一些死于肝癌者，与其说死于疾病，不如说死于恐惧。

目前肝癌的主要治疗还是以手术为主，但是手术风险相对较高，且很多患者发现时肝脏占位比较大，甚或已经出现多发转移可能，往往手术难度比较大。同样，由于肝癌对化疗不太敏感，很多人虽然进行了化疗，但是效果一般不太好，不能有效控制病情。现阶段，微创治疗［包括射频消融、高强度聚焦超声（HIFU）治疗等］成为不可切除肝癌的主力军，能很好弥补上述治疗的缺点。不过单一的治疗方式不能有效根治，往往需要综合治疗。

肝癌治疗需要用药，包括需要用各种治疗方法，但又不能多用药（特别是有可能伤肝的药）、乱用药，需要各种疗法一起使用。在临床获益相仿的前提下，治疗肝癌应尽量用创伤小的方法。我们的经验——西医抗癌治其标；中医保肝防复发，求其本。充分利用中西医学各自的优势，有效整合，扬长避短。早中期患者，先借助西医疗法，重在抑杀癌肿，减轻肝内癌负荷；同时佐以中药保肝护肝，减毒增效。一旦西医创伤性治疗告一段落，即以中医零毒抑瘤为主，配合辨证施治，既温和地清扫残余癌细胞，又有效地保肝、抗病毒，阻断肝脏损坏进程，防止新的癌灶出现。一旦出现新病灶，仍以西医疗法作局部性肿瘤治疗；而重点还在于零毒抑瘤，保肝护肝，逆转肝硬化或纤维化进程，减少新病灶出现的可能性。

肝癌消耗极大，故应保证患者有足够的营养摄入，平时应补充蛋白质、糖类、维生素，但不能过量，以免引发肝性脑病。肝癌患者肝损明显，解毒功能下降，故要绝对禁酒、禁烟和辛辣之品，有黄疸时应禁脂肪和油腻食物，腹水时要限制盐的摄入。保证食物中的纤维成分，保持大便通畅。并发食管、胃底静脉曲张时，食物切忌粗糙、坚硬，不宜过烫，以免擦破曲张的静脉而造成破裂出血。在医生的指导下，适量选用一些营养品以增强体质。

从生到死有多远？

——重度抑郁的乳腺癌患者，转变心态后康复14年

周女士

年龄：50岁　　职业：心理咨询师　　地区：辽宁大连

重度抑郁的乳腺癌患者，转变心态后康复14年。

患 者 自 述

对着镜子摸了摸乳房

2009 年，我 36 岁。那时经常看一档电视节目——李静主持的《美丽俏佳人》，其中有一期讲道：30 多岁的女人一定要对自己的乳房加以重视，提倡每天洗过澡对着镜子观察形状，并伴有一个手诊的过程。

出于好奇，我摸了一下，发现右乳大概"十点钟"的位置，有一个硬疙瘩。

在此之前的三年，我有一个乳腺增生的病史。医生有一个失误，给我使用了雌激素，服用了很长一段时间后去复查，大夫告诉我：乳腺增生治好了。

没想到，这才时隔一年，还是有疙瘩。

一种不祥的预感袭来，不禁回忆起过去几年心里的那些"疙瘩"——

X线片说的可信吗？

2003—2006 年，我在商场做着零工，三班倒，从来见不着太阳，每天早上 5 点起床，本来是下午三点钟下班，但为了业绩，我会坚持干到晚上 9 点钟，直至商场打烊，因为我很珍惜这份工作。

因为工作原因，我出现了严重的咽部反应，一直咳嗽。每天睡不够，在车上就会打盹儿。和同事逛街时，我向她倾诉：走路特别眩晕，脚上像踩棉花一样；排队时，眼睛时常一片黑。同事告诉我：要么是睡眠不够，要么是血压低、血糖低，我默认了。

除此之外，胃也经常有一种灼热感，像被架在火上烧烤一样。肚子里还总感觉有一块巨大的石头，又凉又硬。三次高热到 39 ℃，三次接诊的医生都让我拍 X 线片，都说没有问题。

医生说没问题，X 线片说没问题，我就认为没问题。

2007—2009 年，乳房一直有液体流出，带着"没问题"的自我定位，一直没有重视。

晚上肠子会绞痛，去医院打过止痛针，打过之后嘴就特别干，但是打过以后疼痛就会缓解，所以反复打了很多次。

三年前总是"睡不够"，现在一直"睡不着"，脑子里不断地回放电影：从小到大，父母对我的批评，爱人对我的不解，尤其是婆婆对我的不屑一顾……

好儿媳换来了整宿睡不着

在过往的交际中，我特别害怕冲突，所以一直忍着。

公公 2003 年得了肺癌住院，因为我刚刚辞职，所以 24 小时伺候。爱人有 1 个孪生哥哥和 2 个姐姐，公公住院 13 个月，我整整照顾了 12 个月，最后一个月两个大姑姐才接手。

出院后给婆婆聊起这件事，心里难免对妯娌嫂子心有不满——同是儿媳，她总共去看望公公 3 次。因嫂子是一个重度的精神分裂症患者，我的孩子当时都是交给我父母托管的，哪个妈妈能忍痛割爱？可是，嫂子的病经常发作，甚至会在煲的粥里倒入半袋食盐。如果能保证安全，谁不希望孩子在自己身边长大？

其次，我希望自己的付出，在婆家能够得到肯定和回应。当我倾诉时，婆婆却回应道：你嫂子出钱了。

照顾公公期间，我正处失业状态，每个月仅有 200 块钱的收入，夫妻俩的工资加起来也不超过 1 500 元，我的确没钱给公公治病。就算有钱，我该照顾的也会尽孝道。按照婆婆的逻辑，因为我没钱，所以照顾公公是一种"赎罪"或"补偿"？

这样的婆婆，这样的嫂子，过去 3 个小家庭共处的 10 年，我一直都是紧绷地度过。每天进门之前，心里都在想：如果有自己的房子，不回来该多好。尤其是嫂子开门时，我的心里就会"咯噔"一下。

一直想找到付出的价值，一直找不到。一直等待婆婆的赞赏，但是婆婆说："你不就是做做饭、送送饭吗？你还干什么了？"

从那天起，我就整宿整宿睡不着。

天上掉下37.5万元

2009 年 1 月，爱人买双色球，中了 37.5 万元，但我一点都高兴不起来。

先是告诉了二姑姐（老公的二姐），又告诉了妈妈，第三个又告诉了婆婆。婆婆听了以后，就盘算着全家如何分钱。

婆婆之前说过把她的房子卖给我们，我不认同，因为我倾尽全力照顾公公婆婆，就是兑换继承这个房子的资本。婆婆起初要价 6 万元，每隔几天就涨一次价，最后直接涨到了 15 万元。

我这个人，舍命不舍财，气坏了。可是婆婆每次来要钱，我都答应了，因为我一辈子就不会拒绝，不会说"不"。但内心异常愤怒：凭什么你说了算？

1999—2009 年，整整 10 年跟着公婆住，一直没有交过生活费。中奖后婆婆却说，所欠的生活费，现在有钱了，要补回来。

我内心非常抗拒，但从未说过不同意。

奖金交税 20% 后，刚好剩下 30 万元。在婆婆的"主道公持"下，不得不给两个姐姐每家 1 万，给了哥哥 4 万。这还不行，婆婆说，每个孩子还要额外给 2 000 元，我也照做了。这还不算完，婆婆又说：二姐夫还给你家帮过忙，出过力。我又把兜里仅有的 3 000 元给了二姐夫。就这样，三下五除二，15 万元现金一天分得精光。

晚上，把一肚子的委屈告诉爱人，可是爱人认同婆婆的做法。自己的钱，自己做不了主，感到特别无助。表面上我都答应了，做到了，内心又特别痛恨自己，恨自己告诉了他们。

依然整宿整宿睡不着觉，浑身发热，后背疼。即便这样，婆婆每次回来，还会把我的门帘撩开，看看我在干什么。

没做任何检查的手术

回忆以上心里的"疙疙瘩瘩"，还是要重点解决右乳上的"疙疙瘩瘩"。

2009 年 6 月，先去了大连某港医院检查，医生一摸，说这个东西很好，是良性的。又去了某春路医院，熟人推荐了外科的做乳腺手术的顶级专家，专家说："你赶紧交钱吧，我还有个手术名额。"

我第一反应：不用检查吗？专家很干脆地答曰：不用。

交了 1 470 元，两天后，身体躺在手术台上，内心却一直有个声音：出去。头脑和身体一直在"打架"，一个让我出去，一个又动弹不得。

因为是在门诊手术，所以手术台和等候的患者只隔着一层门帘。大夫割开后，只听她"哎呀"一声，我就问大夫怎么了，大夫没有正面回答，只是对我警告：你别动哈，动了就会感染，感染了都怨你，都怨你。

过了一会，割出来的东西掉在地上了，约 1.6 厘米 ×1.8 厘米。我看大夫的表情，总觉得哪里不对劲，就问大夫：没事吧？大夫回答：没事，你走吧。

7 天后，也就是 2009 年 6 月 20 日，我去拿病理结果，护士对我说："没有你的，大夫嘱咐过了，必须是家属来取。"

我感觉事情不妙，开始焦虑，一焦虑体温就会升高。爱人来到，我满脸涨红对他说："坏了，中奖了，别人都把病理结果拿走了，只有我的特殊。"

爱人拿到病理结果后，护士直接把他带到主治大夫那里去了。爱人出来后告诉我："得手术，但是现在没有病床。"

我拉着爱人去问主治医生：不是刚做过 7 天吗？怎么还得再做？大夫和我一样，也是满脸涨红，只是说：还得再做，还得再做。

再次求助不信任的大夫

对于不检查的手术，我糊里糊涂；对于 7 天后的二次手术，我突然人间清醒。于是，并没有立马按照手术大夫的吩咐，去办理住院手续。而是转求于铁路医院的曹大夫，他是东三省的权威。可他徒弟告诉我们："这种手术，第一刀割坏了，我们是不接的。你们最好还是去找原来的主治大夫吧！"

只能悻悻离开，不得不再次求助第一次手术的大夫。

第二次面对这位大夫，内心非常矛盾——因为她没给我做任何检查，就做了手术，而且是在门诊做的；本来寄希望于她，结果这么鲁莽地做了；本来一个简单的手术，结果还做错了；本来我已对她失去了信任，还得再第二次求助她；本来心里有了怨气，还得表现出敬畏和虔诚。

仅隔18天再挖第二刀

说是心理矛盾，也是精神分裂。

该做手术了，例假又来了，也就是说，离上次例假仅有 18 天的间隔。有个朋友告诉我："第一刀坏了，有可能会发生转移。生理期不规律，或许是转移的迹象。"她这么一说，我更加焦虑了，后背隐隐作痛，想找一个痛点，根本找不到，因为是整个后背发痛。

身体上，痛；心理上，恨。可以说，分分秒秒都在煎熬地等待着手术的到来。大夫每天来查房，我还得装出一副很恭敬的样子。

手术那天，大夫对我说："我可以为你做个保乳，因为你这个病灶是很单一的，上次病理显示是浸润性导管癌 I 期，没有影响到其他的。"

而我强烈要求全切，因为我认为：切了，就干净了。

死了10分钟的化疗

全切之后的病理结果显示：15 个淋巴结没有阳性的，进展度是 2 级，表明到中期了。手术大夫介绍我到五院去化疗，很巧，化疗的大夫就是当年给我公公治疗的大夫，因为我整整照顾了一年，所以这位大夫对我非常尊重。正因为这一年的病患关系，全家也和这位大夫成为朋友。

化疗大夫给我安排的是：A+C[1]，序贯疗法[2]。

上化疗药 5 分钟后，护士来问我的情况，爱人告诉护士：她没什么反应。

大概 10 分钟的时候，我全身发紫了，气不能往外出，只能往里收，心脏"噗通"跳动了一下，头皮和身体都越来越紧了，有点被抽真空的感觉。

1　A+C，化疗方案的一种，其中 A 代表蒽环类药物，主要指多柔比星（阿霉素）；C 代表的是环磷酰胺。A+C 方案在临床上主要应用于乳腺癌的辅助化疗或转移性乳腺癌的化疗。
2　序贯疗法，是一类化疗方案，由几组化疗药物所组成。

我对爱人说："快去叫大夫。"邻床的病友对爱人大呼："赶紧把吊瓶给她关掉。"

这时，我面对天花板 45° 角的地方，隐隐约约出现了一扇透明的门，门缓缓打开，飘出了很多透明的肥皂泡，不是常见的五彩斑斓，而是闪烁着蓝色的光芒，渐出渐多，我仿佛置身于蓝色的星空中展翅翱翔……

大夫推着车子来了，对护士说："赶紧给她推 10 毫升的地米[1]。"接着用手电筒照我的眼珠，等叫我的名字时，我就不能应答了……

等我醒来，医生问我叫什么名字，我能回应了，整个过程，大概 10 分钟，但我好像穿越了几世纪。

化疗大夫对我说："我们科室 10 000 多例化疗患者，从来没有一位像你这么严重的反应。有脸上发红的，有身上起斑的，你直接来个窒息，太吓人了。"

所以，化疗暂停。

复活后的二次化疗

40 天以后，化疗大夫又找我商量："我们之前认识，是朋友，否则的话，就不给你做了，要不，对我的职业生涯也有很大的影响。原来给你用的是国产的紫杉醇[2]，现在给你换进口紫杉醇（多西他赛），但是这个要自费的。药用完之后，应该可以顺利把化疗做下来。"

就这样，我就住院化疗了 21 天。化疗结束，医生不让我回家，继续住院观察。

有一天早上起来，我浑身冒冷汗，眼前一片一片发黑，汗流

1　地米，是地塞米松（Dexamethasone，DXM）的简称，用于严重过敏等危急情况抢救。
2　紫杉醇（Paclitaxel，PTX），一种常用的化疗药。多西他赛，又称多烯紫杉醇，是新型紫杉醇衍生物，作用机制与紫杉醇相似。

不止，我就摁铃。

主治大夫问我做了什么，我说只是坐起来，大夫判断低血压。从那天起，我就再也不敢睡觉了。原来晚上睡不着，白天可以闭眼补觉；现在白天也不敢了，我怕死了再也看不到爱人了，就一直把眼睛睁得大大的。

主治大夫说："你这样不行啊，所有患者都在长肉，就你在一天天消瘦，还是回家休养吧。"

病友对我的遗嘱

收拾好行李准备回家时，一个患者把我拦住了，她告诉我："孩子，我给你说件事吧，我们这里大部分患者都是某春路医院筛选下来的，都很高龄。你这么年轻，混迹于这些老人当中，看你挺可怜的，我特别心疼。有一个教授可厉害了，你找他看吧。我是律师，我和爱人曾经去上海考察他一个月，到他的单位打听有没有这个人，学术能力怎么样，人品怎么样，后来去看了他。"

说着，她把我带到了她先生的病房。老先生也用微弱的声音对我说："你千万要去看这位教授，我是自身的原因，没有好好按时吃药，所以现在病情并不是很好……"

说完，夫妻俩给我翻开一本书《癌症只是慢性病：何裕民教授抗癌新视点》，首页上写着作者——何裕民的名字和电话，我随手抄了下来。

3 天后，这位老先生就"走"了。

对于这位教授，对于这对病友，我都是陌生的，甚至是怀疑的。加上我长期的失眠，白天积极地求生；一到天黑，我就求死。深夜，大脑里总会为自己搭建一个台子，把自己放上去进行自我审判，审判自己说过的错话，审判自己做过的错事。第二天早上天一亮，又开始拼命地求生。

所以，一直没去。

有一天，抗癌乐园有人给我推荐大连的一位中医，第一次见到他，并没有给我诊脉，而是问我带了多少钱，刚好我带了1 000元，5分钟不到，他就给我开了950元的药。

刚刚经历了两次戏剧性的手术，再结合今天诊疗的过程，我忽然觉得：医德不够，就治不好病。所以，就没让爱人去拿药，也没退钱。

这个时候，又想起了律师病友的话，想起律师爱人的临终遗言，我决定——去看何教授。

"不复杂"让我"很平静"

2009年9月，我去了位于沙河口区如意街的何裕民教授大连工作室约诊，接待我的是何教授的学生——徐丽博士。她耐心地倾听，温柔地回应，专业地指导，我被她吸引了。

第一次见何教授，他笑盈盈地看着我。我还是一如既往一脸犹豫。何教授问我："小周，你知道这个病是怎么得的吗？"我答："我受到了很大的精神创伤。"教授接着说："你这个病，不复杂呀！"

虽然"不复杂"不代表"很简单"，至少听起来不是"很严重"。所以，听到"不复杂"，我心里很硬的那个"疙瘩"突然松软一些了。何教授看到的不是"我的病"，而是整个"我的人"。我瞬间感受到，自己被看见，被接纳，被尊重。之前那么多的医生，给我说的都是几乎听不懂的医学术语，而此刻，教授给我传递了一种慈悲的能量。

接着，教授边给我把脉，边问我："医生让你化疗几次啊？"我回答："6次，后改为8次。"教授说："这个不算复杂，做4次就够了。"之后，给我开了汤药和丸药。

临走时，徐博士送我一本书《癌症只是慢性病：何裕民教授抗癌新视点》，看了封面，心里就一阵阵惊喜，这不就是在那对律师夫妻那里看到的同一版本吗？心里就一直念叨这个书名，越念叨，发现心里越平静。

回家后给母亲和爱人转达何教授的意见——只需要做 4 次化疗，他们都强烈反对，理由是：做得越多，越保险。

只能听从他们的意见去医院继续化疗。回到医院，西医大夫看到了我服用的中药，我自觉瞒不住，就实话实说了："你们认为西药和中药有冲突，但是基于我个人的情况，有权力决定我这条命。我尊重你们的说法，但是我要按照自己的想法做。"

西医大夫只能答应。

天地有灵性

每次化疗后，癌胚抗原值都非常高。复诊时，咨询这个情况，何教授问我："你都吃些什么呀？"我回答："西医大夫让我多吃点蛋白粉和大枣，我就天天吃蛋白粉，就连果蔬汁里都会添加蛋白粉。"

教授立马叫停了，让我多吃点桑葚。结果我发现，小区后边捷山上，竟然有大片大片的桑树林，以前路过，却错过。

自从教授说过以后，我每年夏天都会上山采摘。前五年，硕果累累。爱人特意给我定制了一只塑料桶，背在身上，一次就可以采 2 千克。我边采边对爱人说："你看，老天还是不想收我，何教授说桑葚好，这么巧，这山上就有这么多。"

看过何教授之后，也开始关注他的著作《生了癌，怎么吃：何裕民教授饮食抗癌新视点》。书中写道：吃白果可以防复发转移。刚好秋天到了，我口袋里就天天装着炒熟的白果，每天吃 40 多颗。

书中说：乳腺癌患者吃蒲公英好。婆婆和妈妈就结伴而行，出去给我挖蒲公英。挖回后，做成蒲公英包子，我连续吃了 3 年。后来妈妈生病了，行动不便了，我和爱人便去捷山上找找看看。

爱人说，捷山上人来人往，肯定不会有。说着说着，我们看到一片深沟，进去之后，我惊呆了：漫山遍野全是蒲公英。花朵在微风中轻轻摇曳，像是在向我招手。一片一片的金黄，让我感到无比的欢欣鼓舞。

何教授建议吃的，山里竟然都有；我要的，大山竟然都给我送到了面前……心里顿时生发了感恩之情，我要把对教授的感恩，对天地的感恩，回报给更多的人。

丸药和汤药连续吃了5年，第六年开始，停用丸药，春秋季节，间断地吃点汤药。说来也怪，自从停了蛋白粉，服用了蒲公英，一直到现在，复查所有的指标都是正常的。

山上的哲学家

怀着感恩戴德，回馈社会的念想，我开始主动寻找各种机会找病友聊天，希望尽微薄之力帮助他们。

一次上山时，遇到一位双癌老人，肺癌＋白血病，80多岁了，还是精神矍铄，就请教他康复的秘诀。老人家说："我有三个孩子，老大患小儿麻痹症（脊髓灰质炎），如果我死了，其他两个儿子可以活下来，老大，不行。所以，我头脑里一直有个执念——要活下来。"

老人家"要"活下来，果真活下来了。

无独有偶，康复乐园有位骨癌转肺，再转肠的三癌大哥，已经22年了，同样，状态不错。

我问他："得了肠癌，你怎么还笑嘻嘻的？"答："我之前的两种癌都没在乎？现在还在乎啥？"

我又问："第三次癌症，和第一癌症之间有什么变化？"他意味深长地说："如果我第一次得癌症时有第三次的心态，第二次是可以不得的。"

这句话声如洪钟，让我恍然大悟——原来，人的精神、意识、思维活动都是由心来主管的。心，主宰全身脏腑百骸。人就像植物，根活着，叶就死不了，反之，自己倒了谁也扶不起来……

我也决定——好好活着。

对客观事物的认知，叫"心"；心有所判断，叫"意"；意留下的坚定想法，叫"志"。

没有读过大学的我，2018 年，考取了国家二级心理咨询师。至今在何教授大连工作室做义工，已整整 14 年，帮助了 50 多位病友走向康宁。

这，或许就是重生后的我"专心意志"吧！

医者点评

2009 年夏天，我在大连会诊，我的博士后徐丽对我说，有位患者严重抑郁，情绪非常低落，需好好开导。但我见到该患者时还是愣了一下，年龄分明写着 36 岁，却好似 50～60 岁，蜡黄的脸，没有一点血色，极度消瘦，情绪低落，唉声叹气……心生怜悯的同时，决意先解开其心结。

遂对徐丽博士说："作为女性姐妹，要努力开导一下，经常创造机会，引领她走出来。"

至于究竟怎么解开这个情结的，具体细节没法过多展开，在网上有我们强调的"癌症心理纠治 18 法"，可以参照。

2023 年 12 月，应河北电视台"非常大中医"节目组邀请，我们在电视上做了场现场对话，周女士线上接受了主持人采访。她的肺腑之言，能够很好地诠释很多问题，不妨借用，以为注脚。

主持人："我们看到病情介绍中，您经历了两次手术，为什么会有两次手术？"

周女士："第一次手术是因为自己比较草率，也是因为当时那个医生诊断说是良性的，我就很贸然、很草率地在门诊的手术室做了手术。然后7天后病理结果出来发现是恶性的，又只能进行第二次手术……"

主持人："那就等于是受了两茬罪？"

周女士："是的！"

主持人："刚才说在这个11个月的治疗期间，你经历了一次术后24小时呼吸困难，这当时是什么情况？"

周女士："因为我本身是一个高敏体质，所以第二次手术后我出现了持续3天的呕吐，非常地不舒服。然后就找了这个大夫，请求他帮我治疗呕吐问题。但是医生拒绝了！他说我当时给你做的是乳腺手术，你的胃痛与我无关！我内心非常悲愤！因为当时自己身体上非常疼痛，我就要求医生用一些止痛的药。因为主治大夫有事外出了，那实习大夫就给我打了一针止痛剂。打了后，因为身体被捆绑了三四层绷带，就导致出现了严重的呼吸抑制。从这针打了之后，就开始出现这种浅表呼吸，没有一次是深呼吸。然后，个人注意力就狭窄到只留意自己的呼吸。我就听到自己只会说一句话，就是'憋死我了，憋死我了'……

"持续24小时之后，我的意识开始游离了，一直在这种浅表呼吸之中，其中的痛苦难以用语言描述，只有经历过才知道那是怎样的一份煎熬。……

"随后出现了窒息，进行抢救，当时身体是极度虚弱的。经历了一场惊心动魄的心理过程，整个人就是没有感觉了，包括就是没有了痛感。然后，整个人就是一个被抽空空气的这样的真空状态，无法表达。

"在那个当下，我突然被医生抢救过来之后，就有反思：就是发现自己曾经有过的那份生活，并不是我真正想过的。如果因此而死去的时候，我是会带着一份深深的、对自己人生的这份遗憾。所以我就在想，如何能让自己得到一份好的治疗。或者说，想其他的办法也行。那正好，这个患者的家属跟我介绍了何裕民教授……

"在看何教授之前，我还慕名去拜访了一位特别有名的中医。但是让我非常失望的是，给我看诊只用了5分钟的时间。这位中医见到我的第一句话，问我今天带了多少钱？我说带了1 000块钱……五分钟后，他草草地给我开出了个中医药方……但我左思右想，又觉得我接受不了他这个诊疗的过程。对我而言，也没有一份真实的像样的倾听或者是问询，所以他开的那个药……也没有吃。

"在我化疗之后的两个月，我这个抑郁的症状越来越明显。就是特别怕死，出现焦虑症和抑郁症的这个状态，时时都会出现这种呼吸困难的濒死状态……

"我决定约何教授的门诊。在我第一次见何教授的时候，我就发现中医确实和西医不一样。而且这位何教授和其他的中医也不一样！他带着浅浅的微笑和我交流，没有之前医生的那份严肃！而之前的医生，若要问他几句话的时候，他经常会打断我。他不给我一个非常流畅的倾诉过程，让我觉得非常地不舒服。那我见何教授之后，何教授对我进行了非常有耐心的倾听，他带着那种慈悲的眼神看着我，跟我说：'你这个病是不复杂的！'我得到了极大的心理安慰。所以，在那一刻，我感受到了作为一个人，我的生命得到了尊重，不像我在西医面前我好像只是一个病。但在何教授面前，我感觉到我是一个完整的生命。我是值得被尊重的！我感受到了那份对我的尊重！对生命的敬畏！所以，在那个当下我就决定，从此以后我就要看何教授的门诊。听他的话，走一条中医的康复之路……"

主持人："那你说说现在的情况，这个康复之路走得怎么样？"

周女士："从第一次看何教授之后的化疗，出现了（化疗）进行不下去的情况，我的肝功能出现了一些损伤。但是听了何教授的话，用了何教授给的药和方剂后，这个肝功能恢复了正常，化疗得以顺利地进行。

"从那时候到今天，我已康复 14 年了。从我化疗之后的那年那个月开始，到目前我所有的检查指标都是正常的，没有异常的情况。所以，如果大家说我是患者的时候，我觉得可能这个标签贴太勉强了。我是一个已经康复的人！一个非常健康的人！"

主持人："真的！"……

"我觉得此刻应该有掌声！我觉得真的太好了！恭喜你走过这样的康复之路。

"那现在说一说，现在身体情况已经很好了，你现在在做什么？生活过得怎么样？对未来有什么样的愿望……"

周女士："好的，谢谢主持人。"

"我在那个生病三年时间里，接受了很多同时患病的病友及朋友的鼓励，她们的开导和解释，让我走过了那些黑暗的、漫长的、孤独的那些路。有她们的陪伴，我才能走到今天。所以，就在我被诊断为癌症的第三年，我对自己发了一个愿，就是说，如果我能活过 5 年的话，我就要为更多的人，提供这种陪伴和服务。所以，这些年来，我是一直在践行这个承诺。一直在何裕民教授的医疗工作室，做一些心理疏导的工作。

"同时，因为拜读了何教授《癌症只是慢性病：何裕民教授抗癌新视点》这本书，它让我内心有了一个极大的转变——我发现自从看了那本书之后，何教授就成为我心中的一盏明灯，我对未来变得不再那么迷茫和苦闷了。然后，也是通过拜读何教授的其他著作，我发现那些康复好的人，他们有一个共同点，就是他们的心态转变了，他们的生活出现了另外的变化！他们开始关注自己，然后他们找到了自己感兴趣的事情并去做！在这个过程中，我也进行了一段反思——就是说，开始去觉察自己，生病前的生活状态是怎样的？自己的心理状态是怎样的？自己如何定义自己？自己如何定义人生？自己如何定义人生观和世界观这些部分？

"我发现自己曾经是一个极度悲观的人。我认为生活只有悲观的这样一个经历，从来不知道生活还有一个美好的面相。所以，经由何教授的引导，我开始自学心理学。到2018年的时候，我取得了国家二级心理咨询师的资格。在这个过程中，我一直没有停止对自己这样的探索——应由自己对自己的了解。知道了是我自己塑造自己的癌症生活！不仅仅是我们看到的那些，还有我们内在的一些思想一些念头；包括自己对人生、对自我价值的这些定义部分。所以，我想说，因为认识了何教授，我从一直向外的这样的一个专注，转向了向内的一个探寻，这彻底改变了我的生活。我发现原来生活还有一个特别美好的面相。我并没有活出来，这种状态是我一直渴望的。但是我太专注于那个不好的部分，所以当我发现这个部分的时候，我发现何教授对我而言，不仅是一位医者，对我而言更像是一个人生的导师一样！他让我重新找到了人生的这样的一个方向，让我不断地突破自己！超越自己！活出了生命更美好的一面……"

主持人："真的非常、非常棒！因为我觉得，刚才通过你的表达，我们可以看到，其实你的内心变得越来越强大，真的也更好地成长！"

"那何教授现在就在我们的现场，何教授，您也给周女士送上你的祝福吧！"

何教授："周女士，你好！要热烈地祝贺你！"

"第一，是你自己走了出来的，我只是给你指了条路。能够走出来的是你自己！第二，也要非常感谢你，因为你的榜样影响了太多的大连人，影响了太多失望的患者。别人看到了一盏灯，可以跟着走！"

（面向主持人）：第一次见她的时候，一点没有生机，灰暗的脸，黯淡无光……

（面向周女士）："我记得当时第一句话，告诉你，你的病并不严重。但你的整个对人生态度、对很多事情的看法，需要调整。我没说'有问题'，我强调的是'需要调整'，要'走出来'。"

（面向主持人）："在这个 14 年当中，我们见了 30 多次，我觉得她越来越阳光，越来越灿烂，越来越活出她的本真，活出她的那灿烂的一面。而她的灿烂又照亮了更多的人！她能走出来，相信所有的癌症患友都能走出来……"

"她现在是爱心志愿者。在用她的光，去普照别人。因此，我们要感谢她！"

"其实很多情况下，不是有多少困难我们解决不了，而是你自己愿不愿意迈出这一步，这是个大问题。所以，回过头来看，对很多疑难问题，我们直面它，一步步解决它，很可能就会是别有洞天，很可能就是曲径通幽，很可能就会柳暗花明……"

"我强调一个观点——叫'癌从心治起'，或者说'从心治癌'。治癌，首先需给他信心、给他希望、给他目标与目的；同时需要与他'共情'，他才能接受你，接受你的治疗。你不和他共情，你冷冰冰的，医患没法互动，怎么可能成功呢？所以，回过头来看，通过这个案例，我们医师也要思考很多的问题。包括我们自己……"

主持人："此刻应该有掌声，我觉得何教授做了一件事：授人以鱼，不如授人以渔。现在这样的一类技能，已经交到了周女士的手里，而且她正在把这份爱传递下去！那也谢谢周女士的付出！……继续加油，也祝你健康快乐！"

周女士："好的，谢谢！"

相信上述实录，可以回答很多问题！也凸显了对于这类患友精神心理纠治的重要性和叙事方法的实操性意义所在。

延伸开来，我曾兼任中华医学会心身学会会长，长期（2000—2013年）主持该学会工作。就在接受周女士诊疗（2009年）前后，注意到社会上有某记者出身的作家李某写的《旷野无人》[1]一书，是讨论癌伴有严重抑郁问题的。当时颇为认同，觉得《礼记》有曰"苛政猛于虎"，抑郁症的纠治难度丝毫不亚于癌，说"抑郁症猛于癌"未尝不可。因此，一直倡导癌症治疗，要从纠治心理阴影（包括抑郁、焦虑、恐惧等）做起，并专门出版了《从"心"治癌：癌症心理读本》[2]，此书产生了一定的影响。

其实，《旷野无人》一书也值得重视。作者李某早在1988年就患癌症，历经3次手术和5次化疗。2008年前后，她又经受着抑郁症的折磨，病魔的侵袭使她几度痛不欲生，感到活着比死还要艰难。然而她终于活下来并走了出来，不仅不再忌讳说自己的病，且从患者变成了半个专家。正如作家自己所言："到目前为止，我还没有看到过既是癌症转移化疗患者，又是重症抑郁症患者写的文章。大概两病兼有而又活下来的人少，愿意把这些经历回忆描述出来的更少。"因此，该书被舆论认为"这是中国第一部由抑郁症患者自己写下的症状报告，是中国第一部详细记录抑郁症患者精神历程的书"。

总之，乳腺癌（也包括其他癌，尤其是女性癌瘤）存在着情绪及癌情交错情形，此时，如果只知道用医学手段（不管中西

---

1 李兰妮.旷野无人［M］.北京：人民文学出版社，2008.

2 何裕民.从"心"治癌：癌症心理读本［M］.上海：上海科学技术出版社，2010.

医，无论手术、化疗、放疗、靶向药、免疫），不兼顾认知、心理、情绪等的治疗，往往会是劳而无功，或者事倍功半的。对此周女士的叙事纪实，无疑是极有意义的参照。

编者感思

稻盛和夫创业时遇到了一个技术上的"拦路虎"：要让陶瓷原料镁橄榄石的粉末成型，以实现批量化生产，但迟迟找不到不含杂质的优质黏合材料。为了解决这一难题，他干脆把家搬到了公司里，吃住都在研发室，没日没夜地进行各种试验。

有一天，他走在办公室里，头脑里还想着黏合剂的事情，突然被什么东西给绊了一下。他抬起脚一看，原来鞋底上沾了一块试验用的石蜡。他刚想喊："是谁乱丢的石蜡？"突然灵光一闪：用它试试做黏合剂怎样？

说干就干，他重新走回操作台，把石蜡和陶瓷原料粉末混合并进行加热。实验结果出乎所有人的意料，石蜡是完美的优质黏合剂。这一不经意的发现不仅打破了技术瓶颈，在之后的若干年中，京瓷出产的该产品一度占据行业垄断地位，带来了十分丰厚的利润。

这个听起来有几分玄幻的故事，被稻盛和夫称为"神灵的私语"，更是"天启般的灵感"，是纯粹之心所带来的极大惊喜。

周女士先是疲于奔命，过度劳累；再是相对弱势，怨气积累；最后是被误诊误治，险些丧命。固有的讨好型人格（顺从型人格）又让她身如尘埃，独行踽踽，默默消化。

情绪低落，体内气血也会消沉，导致运行不畅，容易经络堵塞，就是这所谓的"积郁成疾"。

何教授面诊时大概是看出她的郁结，以"心病还需心药医"的原则，大概给她开了"不复杂"的一个"情志方子"，以情志克制情志，治疗情志，战胜情志（表1）。

表1　周女士情志方子

精神系统					情志方子
五脏	肺	肝	肾	心	脾	行动：走进大自然
五神	魄	魂	志	神	意	观念：癌症只是慢性病
五志	悲	怒	恐	喜	思	

不知何教授有意还是无意，不知山里的奇遇是天意还是人愿，周女士遇见桑葚、蒲公英，听得懂它们的"语言"了；遇见肺癌＋白血病的耄耋双癌老人，受感染了；遇见骨癌转肺，再转肠的三癌大哥，顿悟了……

周女士的生活里这些很神奇的时刻，灵光乍现，绝境逢生，听起来很玄，或许只能用"举头三尺有神明"来解释吧！

西方医学之父希波克拉底说过："大自然在治病，医生只是助手。"一朵小花、一株小草、一只蜗牛……都能给人带来抚慰。

艾玛·米切尔深受抑郁症的困扰已有25年。有一天，她决定换一种生活，从繁华的城市搬到了剑桥郡的农庄。从此，只要条件允许，她就去野外散步。

通过一年的自然疗愈，她的抑郁症开始好转，生活也变得越来越和谐。由此，她得出结论：大自然才是天然的心理医生。回归野外，有益于我们的身心健康。

山不言，水不语，花开无声，叶落无息，却能在最需要的时刻与有心人遇见——

从生到死有多远？呼吸之间；

从迷到悟有多远？一念之间；

从爱到恨有多远？无常之间；

从古到今有多远？笑谈之间；

从你到我有多远？善解之间；

从心到心有多远？天地之间。

癌情概述

....

　　在我国，乳腺癌是比较常见的女性恶性肿瘤之一，其发病居女性恶性肿瘤的首位。由于肿瘤早期检测和治疗的进步，女性乳腺癌的 5 年相对生存率已从 1984—1986 年诊断的患者的 79% 增加到 2008—2014 年诊断的患者的 91%。但是，伴随着治愈率的提高，许多癌症患者心理层面容易出现由癌症本身及其治疗过程所导致的负面情绪；这类负面情绪常常伴随着严重的焦虑、抑郁等心理障碍，严重影响着当事人的生活质量及疗愈过程。长期的恐惧、焦虑、抑郁等负面情绪，不仅大大降低了乳腺癌患者的生活质量，甚至促发了它的复发转移，两者互为因果，相互纠缠，终致疾病不治。

　　一项关于中国成人焦虑及抑郁症状的调查研究发现，癌症患者出现焦虑和抑郁症状的比例分别为 49.7% 和 54.9%，高于没有癌症的成人（18.4% 和 17.5%）。而乳腺癌确诊后 1 年焦虑合并抑郁的发病率最高为 50%，第 2～4 年为 25%，第 5 年为 15%。在中国，乳腺癌患者合并轻中度抑郁的患病率发生为 57.3%。乳腺癌患者合并抑郁的发生，与乳腺癌家族史、化疗次数、治疗副作用、家属态度，以及对预后的不确定性等有关。乳腺癌患者合并抑郁不仅会影响患者的治疗效果和预后，而且会增加癌症复发转移的风险，而对于癌症复发转移的恐惧又会加重抑郁状态。临床实践证明，癌症患者由于忧虑、抑郁等不良精神刺激可促使癌肿转移和扩散。因此，一旦精神和疾病共病，可增加乳腺癌患者的死亡风险。

　　关于肿瘤与抑郁相关的发病机制目前尚不明确，多数研究认为，肿瘤相关抑郁状态主要与促炎因子释放增加及下丘脑－垂体－肾上腺轴（HPA 轴）激活有关。长期的负面情绪可导致中枢神经系统功能紊乱，引起下丘脑促肾上腺皮质激素释放因子分泌，促使肾上腺皮质醇分泌增加，从而抑制 T 淋巴细胞，使癌细胞得以生长繁殖。

何教授常说"心可以致病，也可以治病"，国际心理肿瘤学会也提出"癌症患者的情绪痛苦应当被视为第六生命体征，并将患者的心理状态纳入癌症护理的过程中"。多年的临床治疗经验都显示，乳腺癌患者通过运动疗法、亲友倾诉、心理治疗、优化饮食、改善睡眠等多方面释放压力、减少压抑、焦虑、较真情绪，学会"放过自己"，积极配合治疗，都康复得不错。临床上，有太多心胸开阔的患者，即便是患有比较难治的肿瘤，常常会有不错的治疗效果。当然，性格忧郁，稍有点风吹草动就担惊受怕的，往往治疗和预后都不太理想。

因此，癌症康复的首要任务，就是心理康复，故有"治癌先治心"之说。想要真正做到心身康复，癌症患者必须学会及时释放压力，走出抑郁；逐步稳定心理与情绪；持之以恒，保持良好的心身状态，最终达到优化性格，形成健康良好的生活方式。

舞者别看自己的脚

—— 乳腺癌淋巴转移患者，因副作用中途终止放化疗，用舞蹈反向赶走结节

吴女士

年龄：55 岁　　职业：教师　　地区：上海徐汇区

放化疗的次数，听西医的还是听身体的？乳腺癌淋巴转移，因副作用中途终止放化疗，用舞蹈反向赶走结节。

患 者 自 述

···

不怕手术怕麻醉

2013 年，我 44 岁，体检时，发现轻度的乳腺小叶增生，以为是生理周期所致，没太在意。

2014 年，45 岁的我，体检时又发现乳腺有小结节，以为是内分泌问题，也没太重视。

2015 年，睡觉时，摸到右边乳房有点硬，但不太大。到复旦大学附属华山分院做了高频彩超，乳腺病变被判断为 4A 类。当时，对其严重程度并没有概念。医生说，良性可能性较小，恶性可能较大；亲友说，胖人乳腺结节一般表现为恶性，瘦人通常不会。我人很清瘦，所以，我觉得我不会。

医生叮嘱我：要做好手术的准备。听闻后，当即我有点眩晕，好久没有反应过来。我生活方式一直很讲究，且自认为健康的我，没想到会这样，回到家给老公说，老公也说不太可能。

术前谈话时，我问医生是否需要全身麻醉，回答当然是肯定的。我明确表示拒绝全身麻醉。

因为父亲在 2000 年手术准备时，麻醉后再也没有醒过来，这是我一辈子无法抹去的伤痛。直到现在，想起来还不寒而栗。加上我对青霉素、磺胺噻唑、磺胺嘧啶等许多药物过敏。老公也很害怕，见我态度明确拒绝，同意暂缓手术。

不到一年，身体好像不错，但……

西医走不通，回家商议，另辟蹊径：找中医吧。当时我就听闻过上海中医药大学何裕民教授，因为有个卵巢癌朋友，在他那里服用中药后，康复了。于是，先生去挂号，可是预约患者太多了，候诊要等半年。

后来，上海交通大学医学院附属新华医院特需门诊的中医朋友也说"暂时不要手术，先喝中药吧"。我和先生都接受了这个建议，因为很多疑难杂症，都被她看好了，何况我这个发病率特别高的普通病？

遵她医嘱，喝了大半年中药，身体和心态调理得果然都相当不错，但……

腋下再次响起警报

2015年10月，一次洗澡时，摸到腋下有东西，先生赶紧带我去看，复旦大学附属肿瘤医院吴院长摸了摸，有点硬，皱了皱眉，我意识到情况不妙，接着问，怎么办？他斩钉截铁地说："必须马上手术……"

我问吴院长："术后需不需要化疗？"

答："可以保乳，但一定要化疗。"

一听到化疗，我很害怕，浑身颤抖。尤其是一到肿瘤医院这种环境，首先心理上就退缩了，更无法直接面对。

基于各种便利条件，先生说："非要手术的话，我们还是选择复旦大学附属华山医院吧！"

不久，我们找到华山医院的蔡振鑫教授，明确诉说："我不能用抗生素，害怕麻醉，不敢接受手术……"他胸有成竹地表态："在我手底下，没有一个例外，没有一个失误，你大可放心。"

　　一周后，给我做了手术。病理发现已有 3 个淋巴结转移，2.5 厘米左右（刚查出时 1.9 厘米），很幸运的是 ER 受体是强阳性（提示对内分泌药物治疗可能会敏感），HER2 则是阴性（提示对某些靶向药不敏感）。不过需坚持做 8 个化疗，加做 25 次放疗。

我拔掉了化疗针

　　化疗到第 4 个疗程时，头发倒是没掉多少，因为用的是进口药。可是，双手发黑，身上皮肤整片整片也都发黑，时常呕吐，毫无食欲，全身情况极差。实在支撑不下去了，再次想起了中医，再次想到了何教授。于是，先生想尽办法托人安排了教授面诊。面诊时，我第一时间就苦苦央求何教授："我确实做不下去了，化疗可以终止吗？"何教授仔细分析了我带去的资料，并进行了相应的一系列检查，思忖良久，欣然同意我终止化疗。

　　既然教授同意终止化疗，我就兴冲冲地果断停用化疗。

　　之所以敢于冒这个风险，缘于几大缘由：

　　（1）我在教授诊室圆桌候诊时，一直在听着医患间的对话，前面好几个求诊者的医患对话中，看到肺癌、胰腺癌的服药患者，心态都不错，而且不少人并没有用化疗药，心想：我也许能够逃过化疗这一关。我深知"皮毛 - 肌肤 - 筋脉 - 六腑 - 五脏"之间孰轻孰重的递进关系。心想：他们肺癌、胰腺癌都不用化疗，我这个乳腺癌患者，无非就 3 个淋巴转移，又算得了什么呢？

　　（2）求何教授面诊前，我已经做好"功课"，购买并阅读了他著的《癌症只是慢性病：何裕民教授抗癌新视点》，其中一句话"癌症同冠心病、高血压类似，都是慢性病，甚至比冠心病、糖尿病要好得多。因为 5 年后病情可以稳定或治愈，而冠心病、糖尿病只能终身服药"，让我如获至宝。

（3）教授是在反复研判我的资料，慎重斟酌后同意我终止化疗的。也就是说不是孟浪而随意答应的，因此，相信他是有把握的。（若干年后我与教授熟识，问他当时答应我停止化疗，没有犹豫吗？他说一般情况下再补一两次可能更合理些，但看看你当时化疗后的惨相，实在不忍心，故同意并精心作出调整……）

回到医院，我就向主治医生提出了停止化疗的要求，开始医生坚决不同意，后来看我反应这么强烈，也只能默许了。

麻油不仅可以拌菜

化疗针头虽然拔掉了，但放疗还是要做的。

没想到的是，放疗比化疗反应还大。时常感到全身无力，甚至起身上个厕所也会感到疲惫不堪。即使在白天，也会感到昏昏欲睡。

更难以忍受的是，放疗区域的皮肤除了比以前的发黑之外，还干燥瘙痒，这种痒不是通过抓挠就能获得舒适感的，而是痒比痛还难受。

放疗到 17 次时，再也忍不住了，又去找何教授，他建议我赶紧停掉放疗，并给我配了消瘤粉，嘱咐要和上麻油，涂在患处。

第一次涂上，感觉立马就不一样了。连续涂了 1 周，洗澡时发现，皮肤颜色竟然恢复正常了。

消瘤粉的成分我不知道，消瘤粉产品也不常见（后来获悉，是教授的独门秘技）。但配上司空见惯的麻油，竟然可以当药物，而且疗效这么好，我算是折服了。

先生是工程师，平时不善言谈，这件事之后，也一直啧啧赞叹："教授果然名不虚传！"

两次哭得不一样

其实教授更牛的是，读片非常精准到位。

身体好转后，我组建了一个乳腺康复病友群，以把自己的历程和经验分享给更多有需要的人。

潮汕的一位病友，在本地治疗花了100多万元，吃尽了苦头。后来在广州检查CT时，又被判断为肝转移，她急死了。我向她推荐了何教授，何教授看了片子之后，认为只是囊性病灶，不是转移，建议2个月后换个医院再做个MRI（磁共振成像）看看，结果，真的一点问题都没有。

还有广州佛山的一位，当时只有40岁，乳腺癌手术两三年过后复查，乳腺癌细胞扩散到肺部，医生让她做好心理准备，她在群里就哭得稀里哗啦的。我安慰她：先不着急，到上海来看看何教授怎么说。何教授看了她的CT片子说："你回去喝半年中药，再去做个检查。不要着急，我看问题不大。"

半年后复查，何教授对比两次的片子后说："你就是普通的肺结节。"

她又哭了，对我说："六姐（我们几位乳腺癌姐妹，我年龄排行第六，故昵称我'六姐'），太感动了，每次去看何教授，那是一种享受。"

曾以为"辨证"有个错字

中医朋友告诉我，做中医很难，做个好中医更难，做个大中医更是难上加难。"病因难明，主次难分，规律难寻，疗效难佳"是很多中医面临的问题。

让我不解的是，何教授对每个患者都很知情。哪种肿瘤，用哪种靶向药，用什么靶向药，要不要用药，用多少药，什么时候用药，用多久的药，他都能像电脑程序一样精准布点。

一位宁波的胰腺癌病友，40岁起得病，我看到她时，已经

60 多岁了。聊天时，她感慨："和我一起生病的病友，有的早就走了，更多的都耐药了，但我这个药，何教授让我一直吃，吃到现在效果都很好。后来我把先生也一起带来看病、调理亚健康。"

读大学时，学习哲学学科，都知道"辩证"的"辩"中间是个"言"字，一般用作动词，取"辨析考证"之意，偶尔用作形容词，意思是"正反两方面看问题"。

中医上"辨证"的"辨"却写为中间是"刀"的这个，总以为是错字。听过宁波这位胰腺癌患者的分享后，忽然豁然开朗：原来，"辨证"就是通过分析、综合，辨清疾病的病因、性质、部位，以及邪正之间的关系，来确定相应的治疗方法。

辨证，非辩证也。

瞒着教授的一件事

2022 年，可能是跳舞太累了，我在腹股沟又摸到了一个淋巴结，摸起来有点痛，也没对谁说。

本来想挂何教授的号去看一下，后来想想，再观察观察吧。就自作主张，涂了乳腺膏，以为可以散瘀化解。

没想到，第一天晚上就不痛了，就更加觉得没什么大问题。后来接着涂，一周不到时，淋巴结全部消失。

这件事，我没有跟何教授说过。

我只是，借用何教授的思想和方子，自愈了。

我在舞蹈队的神秘

年轻时，我一直喜欢跳舞，可是，没时间跳；生病之后，我索性专业跳舞。因为"肚皮舞"中经常有一种伸展胸部的姿势，除了使身体更加挺拔之外，更重要的是有助于我的术后康复，所以我爱上了肚皮舞。

因为肚皮舞节奏较快，需摆动胯部，扭动臀部，颤动胸部，抖动肩部，所以舞蹈队多为 35 岁以下的年轻人。我混在其中，队友都不知道我曾经是肿瘤患者，更不知道我是阿姨辈分的年龄。

艺术不分年龄，每天和喜欢的人一起做着喜欢的事，这便是我想要的幸福生活。

赔了？还是赚了？

幸福之余，偶尔会想起，交过费又少做了 4 次的化疗，8 次的放疗，钱交了，没去做；没去做，反而现在更好了。

到底是赔了？还是赚了？

除了过得开心，病友群成员也在不断扩大，每每遇上困惑迷茫的患者，我便尽其所能，为他们建言献策。

因为何教授的医疗艺术，让我有足够的底气，劝慰病友从心理上战胜自己。

如此说来，我在追求生命长度的同时，也延展了生命的宽度。

少做了 4 次化疗、8 次放疗，我到底是赔了？还是赚了？

结节大小会弹跳

生病前我很注意养生，基本不在外面吃饭，即便在自家吃饭，也是开车到崇明岛、海门、启东，买农民自家养殖的家禽、种植的蔬菜。

到头来，身边那些胡吃海喝的朋友一点都没事，我反而早早病了，他们都很惊讶。

我在病友康复群里调查过，生病之前，他们也和我一样，都是养生达人，结果还是患了病。不知，养生与生病是否有必然的关系；从我的调查来看，生病和饮食没有太直接的关系，至少，对于乳腺癌患者来说关系不大。

继续追因，忽然回忆起来，生病前的每天早上起来，我都有很凄凉的感觉，仿佛置身于头顶上一堆灰尘、又结满蜘蛛网的老屋……

现在回想起来，那，或许就是征兆。

我从小家里条件优越，是父母的独女，动手能力不是太强。做了妈妈之后，父母年事已高，帮不上我。我处理各种家务、事务，总是手忙脚乱，因此，"烦躁、操心、纠结"便成了我生活中的一种常态。

疗愈的过程中再次得到验证，2022年上海疫情期间，我被关在家里，不能出门，不能会友，不能跳舞，自3月1日疫情发生至4月3日共计34天，心情一直不好，不好时就会感到乳房痛，摸起来会有点疙瘩。疫情过去，心情好转了，胀痛感也自然消失了。

原来，结节是可大可小、时有时无、上下弹跳的家伙，而控制它的法宝便是——用我的舞动反向影响它的跳动！

医 者 点 评

吴老师是我的几千位乳腺癌患者中康复得很好的一位，她给我留下了特别的印象：

她长得很清秀标致，活得非常精致，是很有上海女人味的中年女性，一举一动都散发着大家闺秀之韵味。

康复后她又特别富有爱心，以她自身的康复经历，带领着、鼓励着诸多女性姐妹走向康复大道。我门诊就有不少女性患者在走投无路之际，在吴老师的身体力行感染下走出泥淖，走向康复。

她的康复案例颇能说明很多问题——

首先，她发出了一个疑问：她的生活方式很健康，甚至好到了很讲究的地步，如吃的都是有机的、当地的、新鲜的，似乎没任何不良习惯，却生癌了。也就是说，她为什么会生乳腺癌？而且，她在癌友群里调查过，"生病之前，他们也和我一样，都是养生达人，结果还是患了病。不知，养生与生病是否有必然的关系"。首先，要强调今天的营养学，特别是正规营养学所强调的那一套，我称之为标准营养学，刻板的，按照"要素组成"来讲究的营养学，并不符合实际情况。

记得10多年前在北京某电视台和营养学泰斗葛老先生（他大我20岁）一起做电视直播，席间我们俩一起吃饭。我看他吃肥肉很带劲，我俩一边品尝肥肉，一边对着话。60岁的心身医学会会长（我），问80岁的营养学会长（他）一些问题，我对营养学会当时刚发布的中国人膳食指南大发议论，说："你们这套东西用到中国人身上，个个都会超重肥胖，尤其是肿瘤患者。你们是照美国那套搬来的吧？"

他笑着说："的确是！"

"但美国人并不健康啊！"

"谁都知道，美国人2/3超重肥胖（其中近40%属肥胖）。再加上美国是移民国家，大多数祖上来自游牧或渔猎；中国主体是农耕，祖上大多数吃五谷长大的，摄入的肉乳制品标准可以一样吗？"

"所以，你们那套西方舶来的营养指南不太符合中国国情。"

因为是学者间的饭局交流，很轻松。他笑笑说："你说得有理，我有同感。他们迷信欧美，只能顺从主流了。"

当然，我不是全盘否定。但中国人需要契合中国国情的营养学。中国之大，东南西北，农村城市差异很大，用一套指南不是典型的削足适履吗？

但我们认为，肿瘤和许多疾病与营养关系还是很密切的。至于每人情况不一样。这里，我先要回答两个问题：

对很多男性公民，像肠癌、肝癌、肺癌、前列腺癌等，与营养过剩就有瓜葛；至于乳腺癌中，也有部分属营养学问题的，肥胖女性控制营养就非常重要。

因此，我们现在强调的是精准营养——不同（体质）类型、不同癌种、不同生活特点，应讲究适合自己的营养习惯，而不是按教条去套。

也正因为这样，对肿瘤，我们强调细化地对待，故近年先后推出《生了乳腺癌，怎么吃》《生了肠癌，怎么吃》《生了肺癌，怎么吃》《生了胰腺癌，怎么吃》等 12 本普及书，针对每种癌的饮食注意事项，作出细化研讨。每一种癌中又根据患者的不同情况（如男女、胖瘦、老少，包括体质及治疗的不同时段等）给出相对精准、具体且个性化的指导意见。

还是回到吴老师的疑问：她为什么会生乳腺癌？

最近（2023 年 11 月 19 日）我在大连医科大学讲了一堂大课，谈到一个关于乳腺癌的研究。中国协和医科大学袁钟教授是我的学界老朋友，他曾主持《癌症进展》杂志，组织过北京 20 多位高学历中老年乳腺癌患者座谈（都是中国科学院的高知们），患者一致认为：医学界所谓乳腺癌发病原因定论，有点离谱。她们之所以生乳腺癌的共性之因至少有"气"（生气/精神刺激）、"急"（急躁）、"累"（心累/精神压力大）等主因。

我们经手治疗的乳腺癌患者 6 000 例，不敢说上述高知患者总结的经验多么正确，却认定这说法十不离八九，基本上反映着城市里高层次乳腺癌患者发病的某种真相，只不过是用民间语言阐述的。而民间语言表达有点像"皇帝的新装"，虽非专业术语，却并非没意义。相反，理性人士（高知们）的自我反思，意义重大。

还是来看看当事人自己对乳腺癌成因的分析吧——很清楚，

她归纳成烦躁、操心、纠结的生活常态，加上中年后又经历了较长期的晨起负面感觉——"生病前的每天早上起来，我都有很凄凉的感觉，仿佛置身于头顶上一堆灰尘、又结满蜘蛛网的老屋……"这是轻度抑郁的典型症状，这些是她之所以患癌的诱因。当然，生活中的她，是个精致、细腻、敏感者，往往灵活、聪明，对细微变化——包括心身、情绪、体能及生活方式等变化，随时都能体察，并波及生理和心理。就像其描述的疫情期间因禁锢而乳房胀痛，活动度大了会起疙瘩（淋巴肿大），一旦用药很快就能消解。

作为题外话，长期临床观察发现，精致生活有利有弊：利在于生活有品位，细腻，从事艺术创作等往往更易成功；但弊在于往往体质过敏，易受各种因素影响而表现出心身波动。故如何在精致与粗线条中保持某种"度"，或曰"张力"，是维持健康及平衡的一大重要技巧。

吴老师康复是很理想的，而且恢复得非常快。为什么如此理想？分析认为有多个因素：

一是因为其禀赋特点。这种禀赋既敏感，也容易调整。她是一旦认准了便坚定走下去的人，这是主要因素。

二是舞蹈锻炼。她的舞蹈跳得很好。通过跳舞，既运动躯体，舒缓经络气血，又协调心理情绪，纾解了抑郁焦虑，消除病因。

三是她充满爱心，康复后用爱去照亮、帮助更多的人，这非常重要。人是群居动物，是有归属感的，是在相互影响中生存的。正向鼓励他人时，也回馈自己积极的互动。总是负面影响他人者，也常以负性情结反噬了自身。这一点，是我们长期总结出来的不刊之论。

在叙事中，吴老师谈到了乳腺膏。乳腺膏是我临床研发的、用于结节和淋巴病灶（包括转移灶）的外用药。常用于淋巴结

癌症疗愈录——肿瘤门诊叙事纪实二

节、乳腺结节、甲状腺结节等，其中可能包括部分暂时性质不太明确的。清楚地记得，一次，吴老师一度很紧张地匆匆忙忙来找我，说是锁骨上有结节。我建议她外用药，结果效果非常好。用了没几天居然消失了。至于后面用到腹股沟结节，则不太知情。实际上，外用是中医学的一大疗法，通过外用药本即可解决部分结节问题。临床管用，且使用方便。

编者感思

年过半百的人，混在 35 岁的人群当中多年，从未被发现曾是肿瘤患者，更未被看出是阿姨辈分的年龄。

靠的是什么？先讲个著名的历史故事：

她出身于一个贫困的家庭，一次偶然的机会，一位舞蹈老师在看完她的表演后，对她的舞蹈天赋表现出了极大的关注。她以为自己就是为舞蹈而生的，以后也注定会成为一个舞蹈家。

当她满怀信心地来到一家高级俱乐部应聘时，才跳了一小段，就被哄笑声打断。原来，他们都在笑话她的脚长得又粗又大，又扁又平。回到家里，她越看越觉得自己的脚丑，她恨自己怎么会有一双这么丑陋的脚呢？老天爷既然要让她来当舞蹈家，就不应该给她一双这么丑陋的脚啊。

在以后的日子里，她再也不想跳舞了。甚至在洗澡的时候，也不想看到自己的脚。

一次，经过老师的开解，她终于脱去了脚上的鞋，并勇敢地站在了舞台上。但是，因为她老是忍不住要去看自己的脚，结果，那晚她的表现自然糟糕透了。但她又不甘心就这么失去自己付出了全部生命的舞蹈。她想象自己还没走上舞台，当她走上舞台的时候，几乎所有人都惊呆了，因为她不是被邀请去的，她只不过是作为一个观众，一厢情愿地上舞台的，就在工作人员准备将她轰下舞台时，她却独自跳了起来。她完全忘了自己的脚，她的心里眼里只有舞蹈。她尽情地跳着、舞着……当掌声如雷般响起来的时候，她才如从梦中醒来。许多人赞美她简直就是天使，她不仅赢得了观众的鲜花和掌声，更赢得了剧院领导的青睐。她就是美国著名舞蹈家、现代舞创始人——伊莎多拉·邓肯。

她在《邓肯自传》中说："一个舞者，一边跳舞一边看着自己的脚，那么别人也只会关注着你的脚，就没人去欣赏舞蹈了。"

吴女士忘记自己的肿瘤，忘记自己的年龄，为自己的爱好而跳，烦躁时跳，开心时跳，她只欣赏自己的舞姿，从不看身上的伤疤，她是东方的——伊莎多拉·邓肯！

癌情概述

乳腺癌目前是威胁女性健康的第一杀手。此前，有报道称华人歌手李玟（CoCo）去世，年仅48岁。身边知情人士证实，李玟除了饱受抑郁症所苦，更是罹患上了乳腺癌，而她也一直在勇敢地跟乳腺癌做斗争！

乳腺癌的高危因素很多，比如长期的焦虑、紧张、抑郁、心情不愉快等。只因情绪变化可引起神经－内分泌－免疫轴的功能改变及失常等，这在癌症发生、发展过程中具有重要影响。有研究表明，乳腺癌患者发病前多有悲哀情绪。有研究曾对105例该病患者进行调查，结果表明94.2%的患者发病前有过心情压抑史。同样，由于忧虑、抑郁等不良精神刺激，也可促使癌肿转移和扩散。

一直以来，主流医学界关于乳腺癌发病原因的研究多偏重理化刺激、药物及遗传等的影响，如年龄、家族史、早初潮、晚绝经、不生育或晚育、肥胖、饮酒、长期使用激素替代治疗等。而忽略了心理因素、社会环境及文化习俗、生活习惯等的作用。其实，癌症（尤其是乳腺癌）的发病，与精神、情绪有着密切关联性。早在 20 世纪 50 年代，美国心理学家发现，心理上的孤独感和凄凉感、长期的心理压抑、遇见社会生活事件的焦虑，如配偶死亡、儿女离别等，都可成为这类癌症的危险因素。

临床上，笔者总结过这样一种观点：追求完美、过分较真、不会自我松弛，是很多心身病症（包括乳腺癌）患者的心理应激源头；而情志抑郁，善怒则是诱导乳腺发病的重要因素。现代研究表明，乳腺癌与抑郁之间存在着明显的关联。一些关乎癌的负性刺激，在该病患者潜意识中都如同索命阎王，死亡的巨大威胁使得她们常陷于"胡思乱想"状态之中，总觉得自己"命不久矣"，进行消极暗示，然而，并非所有癌都是阎王的"召唤兵"；但负性暗示却真的可以成为"催命符"。极度和长时间的抑郁，确实会损害人的心理、生理健康，干扰人的免疫系统的活力，从而导致乳腺癌的恶化或促进转移复发。

国外有研究提示，女性患者保持良好心态，多和闺蜜逛街、购物、喝咖啡，常常是利于康复的三大主因。因为这样的行为有助于女性内分泌－神经－免疫系统的稳定，从而影响细胞免疫等，调节身体免疫功能，促进乳腺癌走向疗愈。

33 岁的 "阿太"

——乳腺癌患者，因过度放化疗导致白血病，弥留之际听从内心的求救

刘女士

年龄：40 岁　　职业：企业中层管理　　地区：河南郑州

生命掌握在谁的手中？乳腺癌患者，因过度放化疗导致白血病，弥留之际，听从内心求救的声音，挽回了生命。

患者自述

不愿手术的手术

2014 年，我荣升为妈妈。喂奶到 2015 年，也就说，娃 11 个月时，家里有突发事件，不得不给孩子断奶。一段时间后，洗澡时总能摸到左乳有个不太明显的、会动的疙瘩，以为是排奶不干净导致的淤堵，没太在意。一年多后，总觉得身体很累，"疙瘩"又不动了。于是，在 2016 年 4 月，到了河南省人民医院做了 B 超，大夫说："不太好，抓紧去看乳腺外科。"因同学在省人民医院工作，当天就陪我做了穿刺，结果出来，主任医生和同学，均没发现任何恶性的问题。

又到郑州大学第一附属医院检查，大夫又说："不好，得抓紧时间办住院。"

我特别纠结：B 超没有说明是癌，穿刺没有阳性结论（即没有癌变证据），为什么要让我住院？就算是乳腺有毛病，我也不觉得是大问题，甚至不觉得是个问题。因此，并不以为意。但医生说得很严重，家属则上下齐动员，要求我配合治疗，纠结的同时，只能答应做个手术。

5 月初的某天下午，术前，我对周边人轻描淡写说着"乳腺有些小结节，需要做个小手术……"就这样，轻松上阵了。

各种检查后，医生对我说："如果是良性的，最好；如果出现恶性的，就得扩大切面的边缘，甚至做到'不保乳'。"

我一直觉得查出来的东西，不是特别坏的东西，因为没有东西可以证明。术中病理，发现前哨有一个淋巴转移。术后，我问护士："整个手术经历了多长时间？"因为我知道，如果时间短，肯定是良性的。护士答："出手术室已经晚上七八点了。"也就是说做了五六小时的手术，我嘀咕了一句："那可能是坏的咯……"一种不祥之感油然而生。

接着问："保乳没有？"因为对于 32 岁的我来说，这是底线。

护士说："放心吧，保了。"我似乎又有了点小小的安慰。

接受"密集序贯"化疗

回病房的过程中，我开始一点点接受这个结果了。但我心底里不接受化疗，因为之前我做过"功课"，并非所有的乳腺癌术后都要化疗。

当大病理出来以后，明确是完全内分泌受体型的，没有HER2 突变，也不是三阴型。

医生对我说："因为你年轻，而且 ki67 稍微高了一点，我们建议你做 6～8 个疗程的化疗。"

我拒绝，主任就跑到病房给我讲很多康复的案例，而我更关注的是"会不会成为光头"。主任继续给我打气："头发虽然会掉了，但还会长起来。"在家人、同事、朋友不断地劝说下，我接受了"密集序贯疗法"的 8 个疗程的化疗。疗程间隔时间 15 天，别人是 21 天。

做完第一个疗程之后，因怕被同事发现，就去上班了。

输液一半就拔掉的计谋

上班后，刚好遇上上海中医药大学何裕民教授《抗癌力：何裕民教授抗癌之和合观》新书发布会，领导对我说："作为工作人员，你要到现场；作为患者，你听听现场讲座也有好处。"我想：之前我们竟然忽略掉了，有这么一个医学大咖就在身边，却匆匆忙忙急着去做手术，做化疗了？……

听完讲座以后，因为我在办公室工作，所以请何教授一起吃饭时顺便作陪。饭间，教授指着我对众人说："这个小姑娘脸色不太好，让她多吃点。"领导听到后，向教授使了使眼色，教授欲言又止。

晚上，领导带我去教授住的酒店，开始给教授讲我治病的过程。教授听后说："病情不复杂，化疗 8 个疗程有点多，你们可以与医院协调一下。"随后，给我开了中药。

给医院协调的结果，当然是没有结果，于是接受了 8 个疗程的化疗。前 4 个疗程期间，一直靠中药辅助治疗，结束时，庆幸头发竟然没有完全掉光，扎起来，还是个辫子。这些，在我心理接受范围之内。所以，同事们都没发现，只觉得经过一个夏天，我被晒黑了。

4 个疗程后，我去上海，何教授看了各种检查资料后，对我说："我还是觉得 8 个疗程太多了，过了（指过度治疗），如果和医院实在协商不了的话，你就把药物留一半在输液袋里，让护士早点拔针。"

回去之后，我照做了。结果被护士发现后大骂："这点你都坚持不了，白花钱了，不要一意孤行！"

在我的一再坚持下，护士终于默认袋里剩下的三分之一。

和众多的化疗病友一样，每次化疗白细胞都会降下来；和众多的化疗病友不一样的是，我每次白细胞降下来，都能快速涨上去。而我和众多的化疗病友的区别是，我化疗期间一直在服用何教授的中药。

同一病房，同一病种，而化疗反应截然不同，所以很多病友问我："你到底是不是这个毛病，为啥头发都不掉呢？"

我说："也掉，只不过梳下来不是大把大把而已。"

做到第 5 个疗程时，看到镜子里的我，更加信心十足了，自言自语道："可以了，头发保住了。"

可能是我 160 厘米的身高，45 千克的体重，用药量相对于其他病友本来就有所削减；也可能是何教授及时给我调方，有了中医药的加持。所以，8 个疗程走得非常顺利，结束后拔了针，就回家了。

放疗埋下了地雷

毕竟是保乳，医院给我定了 26 次放疗，何教授同意走这条路，但认为 26 次的量还是大。我依然和医院谈判不下来，教授又教我第二个办法：隔一天去一次。结果在实施过程中，又被医院通报批评：说我太随性。

我没有任何责备之意，放疗科医生也很尽心尽职，只不过每个医生都会在自己的认知范围之内才能保护病患。

我只能老老实实接受放疗，腋下淋巴区、锁骨区、整个颈部……都画了线定位。所幸，放疗没有像病友一样——嗓子难以下咽，白细胞急速下降。我一直很平稳，不到一个月时间，放疗就结束了。

因为我年轻，又是内分泌受体型，医生又让我打了三年卵巢抑制针——戈舍瑞林。对于我的各种担忧，医生总是宽慰：等所有针打完，例假就会恢复正常。

整整三年，每个月都去打，虽然很贵，但是家庭还能承受这个经济压力。

三年，我终于闯过去了。

感冒查出了白血病

戈舍瑞林停用后大概三四个月，也就是 2019 年 10 月，我突然感冒了，一直低热。输了 2 天液，还是低热不退。就去郑大一附院急诊，抽血检查。血常规出来以后，血液里出现了原始细胞，医生判定：急性白血病。让我第二天抓紧时间住院，做一个骨髓穿刺（骨穿）。

知悉后，我就在怀疑——每三个月做一次检查，为什么会出现这样一个情况？又不像别人一样，三年五年才查一次。不可能，绝不可能。所以，整整一夜都在排斥这个事情，拒绝骨穿。但是父亲一直劝我："反正就是一个骨穿，我们就判定一下，一点点排除，不是更好吗。"

我只能妥协，但我自定的底线是只做骨穿，如果真是其他不好的结果，我坚决不做进一步的治疗，要去上海找何教授。

结果，确诊为血癌（急性白血病）。

我曾查过资料，原始细胞达到 20% 以上，才定义为白血病，而我只有 25%，医院已经判了重刑。就质问医生："我只超 5%，怎可以确诊白血病？"医生说："超 0.1% 也算。"接着就给我谈进一步的化疗问题，我完全蒙了。

上次乳腺的问题，觉得是个小问题，这一次彻底接受不了。医生给我父母谈话时直截了当地说："如果不治，顶多（能活）3个月。"这个说法，让我及家人都接受不了，简直类似于恫吓。我怒斥道："你们不要给我父母讲，有问题冲着我本人来，我什么都能接受……"

那天刚好女儿的幼儿园有活动，我向医生请假，因为，我已经做好了最坏的打算，不想留下任何遗憾。

科室主任不同意，命令："你这个情况非常危险，不能出医院半步，必须马上化疗。"

同时，父母也苦苦哀求我："要积极治疗，还是有希望的，还不到放弃的时候。"

为了父母，我只能妥协了，这是 2019 年 10 月。

终于引爆了

这次治疗，不用手术，只在手臂上插个管子。

治疗开始了，有一次，我躺在层流床上，浑身麻木，攥着母亲的手，央求道："妈，快带我回家，我不行了……"

听到呼救，医生就给我抽动脉血，判断是酸中毒，考虑缺钾性呼吸急促，就灌钾水给我喝，喝下去的一瞬间，舌苔都是痛的；说是苦的，又好像是咸的；说是咸的，又好像是酸的……想吐吐不出，呼吸也困难。仅仅两天时间，体重暴跌，从原本的90 多斤（1 斤 =500 克），一下子掉到了 70 多斤，关到层流房里，我的整个世界一片黑暗，心中没有一丝生存下去的希望。

三天一个骨穿，五天一个骨穿。血细胞一直往下掉，却升不上去……

输血小板时，皮肤过敏，呼吸急促；血小板特别低时，连大小便都不让我下床。

如此活着，没有一点尊严。哀莫大于心死，我不想活下去了……

查完各项指标及基因后，医生说，只能走移植之路！

可惜，如何配血源呢？似乎很困难。第一，我没有兄弟姐妹；第二，父母年事已高；第三，骨髓库里，我不信有这么巧合，能配全相合的骨髓血对。

所以我毫不含糊地表明：坚决不走移植这条路，不想再受折磨了。

因为要等着细胞涨上去，升白针，升血小板针，升红细胞针，能用的都用了，第一个疗程，住了40多天。

出院后，我以死相逼家人："我要去找何教授。"家人说："你现在这个情况，车没法坐，抬也没法抬，万一路上出现紧急状况怎么办？"

为转移我的注意力，家人顺势动用所有的关系，给我换了还是同一家医院的另一个院区，又找了一位更权威的大夫给我治疗。

北京和郑州的意见不一样

我问科主任：这次的病与上次有没有关联？

医生反问我：有没有接触新房、新车、新装修、新办公环境？

我否认后，主任斩钉截铁地回答：没任何关系。

家人实在不放心，2019年12月初，爱人带着资料去了他心中最权威的血液医院——北京大学人民医院。医生明确地说，是过度放化疗所激发的！

爱人表明我非常排斥移植后，医生接着说："看这个分型，先化疗看看，如果达到百分之零点零几时，可以不考虑做移植……"

这无形当中给我了一点信心——不是非做移植不可。

野火烧不尽，春风吹又生

第二个疗程结束后，细胞掉得非常低，又出现了肛周感染。等了好长时间，细胞升上去之后，做了肛瘘手术。

第三次化疗时，疫情出现了，出不去了。被封控在医院，住院专门等着升细胞。细胞没升上去，又患了败血症，血液受到了感染。

第四个疗程时，已到了2020年4月，细胞掉下去之后，在

33 岁的「阿太」

升细胞过程中，出现了肺部真菌感染。十多天，一直高热不退，肺部 CT 显示："白肺"面积在一点点长大。医生一再强调，严禁使用抗生素。

此时，武汉疫情已经过去一个周期了，我问医生："疫情期间，中医药在早期、全程介入预防、治疗和康复阶段，都最大限度提高了防治效果。为什么不能让我吃中药？"

医生理也不理，扭头就走。

他们懒得说，而我心里知道想说什么，但是嘴上已经说不上来了，因为，大脑严重缺氧了……

960千米的求救

第二天清醒时，我终于抓起手机，给何教授发了一段话："何教授，赶快给我开点中药，我快不行了，抓紧时间让我吃上，叩谢！"

教授回："小刘啊，你一定不能单纯靠西医对抗到底……"

当天，就把中药给我快递过来。

因还在住院，西医不让吃，我就拉着窗帘偷吃，一边打针一边吃中药。吃到一副半的时候，退热了。

随着身上猛一轻松，我看到了希望。

继续吃了一周左右的中药，肺部的阴影面积控制住了，且病变面积在收缩……

到了上海，见到我第一眼，何教授问："小刘，是你吗？"

当摘下口罩的那一刻，我"哇"地一声放声大哭，根本顾不上在场的数十位患者。

我央求："教授，您看我被折磨成什么样子了，我不要这样活下去，您救救我，您救救我，我真的做不下去化疗了……"

教授拍拍我："孩子，咱不往后走了，罪受到头了。我给你调理，两个月之后，你再做一次骨穿，我看看结果，再决定下一步的治疗方法。"

550千米的宣判

每次跟医院老院区的老主任聊天，他都会说："孩子，你太不幸了。"其实，我想说："我不是不幸，你们不知道，我太幸运了。"

中药服用两个月后，骨穿显示：原始细胞大幅度下降，成熟细胞趋于正常，结论是：血常规改善且比较稳定。提示病情开始明显好转。

获悉这一喜讯的第一时刻，我想立马见到何教授。当时他在西安坐诊，我约见。教授怕我行动不便，婉拒了。我说："一定要去，去给您看看……"挂上电话，掂着抽血、化验的结果，爱人又开车，把我拉到了西安。教授看了结果后从容地说："小刘，恭喜你，可以停化疗了。"

之前为了照顾我的情绪，何教授一直没有放开讲我为什么会如此不幸。这次说透了——后期的连锁反应完全是前期过度放化疗等所导致的。

回到郑州，我就去找人拔掉管子。他们都说："你这么大胆，确定走得通吗？"我坚决回答："我相信何教授，且，只相信何教授，我无所顾忌……"

本来根据医院的安排，6月份再回去化疗一年。我义正词严："别说一年了，一次我都不同意，一次我都受不了。"

接近8个月没上班的我，随着渐渐恢复，回归到了单位，回归了正常生活。

复查还是继续复查，我还是去那家大医院，但是除了检查，什么时候复查，每次复查什么项目等，不再听他们的任何建议，也不再和那家医院有其他纠缠……虽然，他们的医疗条件、设备和技术都是省内最好的。

重生后的"活法"

出于仁义，单位领导一直对我照顾有加，大病初愈，我的岗位也调整到了工会，工作强度降下来了。指标，我不再去管了，那是教授的事情。

每次体检完拿到指标，我转身就乘坐高铁到上海，跟何教授聊一聊，看看其他患者，听听他们的故事，给点有价值的信息，回来的路上，无比安心。

2023 年 1 月 4 日，上海民生中医门诊部举办了抗癌"心路"粉红丝带交流分享会，何教授邀请我分享，我欣然接受。通过视频连线，在群里讲到我的故事时，有很多人不太相信，或者不完全相信……是的，这样的经历，是超出一个人的想象极限的，是小说情节也虚构不了的，是常人难以接受的……按照西医的传统认知，我怎么还会出现在故事当中？乳腺癌之后，或许就没有白血病了？白血病之后，或许没有肛周感染了？肛周感染后，或许就没有血液感染了？血液感染后，或许就没有肺部真菌感染了？肺部感染后，大面积白肺了，那肯定 over 了！……

但不管病友信与不信，我都要讲述，因为，这是发生在我身上活生生的现实，讲述的也是我重生后强烈的"活法"。

事出有因

万事皆由因生果，因果历然。

从小，我是由姥姥带大的。2015 年清明节期间，76 岁的姥姥突然被车撞了，仅仅 7 天，就离世了，我接受不了。

一是亲情难以割舍，二是事发如此突然，三是因母亲需要带着女儿回老家处理后事，造成毫无心理准备突然断奶，引起的连环反应——母女肉体和情感分离。

加上在办公室工作的原因，养成了完美型的办事作风。

外界客尘与众生主体内心互为因缘，这些因素，或许就是左乳疙瘩由"会动"到"不动"的根因。

回望过去八年，感慨万千！不久前又一次见到何教授，他风轻云淡地说："小刘，八年了，胜利了，你不容易，你成功了，祝贺庆幸！这场经历对你来说，未尝不是一笔财富，同时，还是需要调整一下生活及应对方式……"我听得懂他话中的谆谆教诲！

的确，回头看这些事情时，事出有因，事出有法。路怎么选择，决定着沿途的拥堵和通畅：是顺道，还是高速？抄近路，还是省时？激进，还是保守？是悠着点，还是积极抗争？是一条路走到底，还是随时动态切换……

母女一场

当时绝望时，感觉最对不起的就是女儿，我甚至想好了给她找一个最可靠的干妈。

孩子一直不知道我的病情，我天天戴着帽子。孩子问我："你在做什么治疗？"我编了一个美丽的谎言："妈妈身上有点炎症，为了消炎，得把头发剃了。"

现在孩子大了，半信半疑地说："下次我问何爷爷，你到底是啥病？"

我已做好计划，等孩子过了青春期，我慢慢地把过程讲给她听。第一，她能够学会如何健康地生活；第二，我的经历，对她来说也是一种精神财富。

这也算是母女一场吧！

几次抗拒，又几次妥协，当时就是为了父母去治疗，因为，我活下去就是父母活下去的希望。因为，我只要躺在病床上治疗一天，父母就会安心一天。

自己吃点苦，也不能让父母失去希望。

这，也算是对得起母女一场吧！

几点题外话

点评前先讲些题外话。

第一，李老师为什么用"33岁的'阿太'"作题目？我没有细与李老师探讨。揣摩其义：99岁阿太是主编编后语里点到的故事主人翁，他把小刘比作为故事里的"阿太"——虽命运多舛、坎坷，却冷静、包容、平和地接受。然后，逐渐成为自己命运之母，这显然是切意且深刻的。

但也有我所理解的意思：阿太是位老人，上了年龄的老人（故事里99岁），而主编点明刘女士才33岁，巨大反差形成了叙事要素，这也勾起了我的回忆——几年前小刘急忙联系我，想赶到西安求诊，我知她体弱憔悴，故婉转地建议别来。她求医心切，还是赶来了。当我见她时，大惊失色，有种强烈震撼感，根本认不出她，她已骨瘦如柴，一副骷髅样，丝毫没血色，情况非常糟。从这角度来理解"阿太"，非常形象。而她一见到我，便嚎啕大哭，的确，被折磨得太厉害了。

第二，李厚光老师已采访过几十位癌症患者，过程往往是跌宕起伏。采访小刘后他却告诉我，对话过程中对方多次禁不住抽搐，痛哭不止；好几次，他这男子汉也忍不住潸然泪下，只能终止采访……我完全理解这情形，因为对面患者经历太曲折、太坎坷，也给人以太深刻、太痛彻心扉的思考了。

第三，题外话，2017年前后，中华医学会伦理学会老会长杜治政教授组织医学伦理学学会有研究及影响力的全国知名专家，约到该省城最著名大医院讲医学人文及伦理，试图呼吁一下，对过度治疗纠偏……碍于都是全国名家，当时医院领导没明确拒绝，却一而再、再而三地以各种理由让我们碰软钉子，一拖就是三四年，最后2020年疫情暴发，该学术活动不了了之。在我们看来，事出反常必有妖。这种过度治疗的弊端当事人不见得不知道，只是经济挂帅的导向偏差，不愿意正视而已。好在一段时间后该地医疗系统某些相关责任人已遭相关处置，为回归医疗初心，换来了一缕清新空气。也算是对芸芸大众疾痛之苦又加过度医疗戕害，换得了某种安慰及改进。但愿这类偏差越少越好，最好能够杜绝！

值得反思之处

其实，小刘整个治疗过程中充满着可检讨和商榷之处：

她需不需要 8 次化疗，是可商讨的，本人认为似乎过度了！仅一个淋巴转移，受体（ER、PR）都是强阳性，仅 ki67 稍高一点，就需要 8 次吗？且缩短到 15 天（一般主张 21 天，利于患者有所自我修复）一次，都有点过度了。

需不需要 26 次放疗（放射总量也大超），仅一个淋巴转移，腋下、锁骨、整个颈部都需放疗吗？33 岁的她，是不是需用诱导绝经、颇为昂贵戈舍瑞林（去势），并再配合芳香化酶抑制剂？就是说，解决同一问题有简单方案，却偏偏使用多种措施。为什么不直截了当地用适合于生理期妇女的他莫昔芬等单一疗法，都可斟酌。过犹不及，以至于患者不久后出现严重白血病，然后再一连串的骨穿、化疗等，又诱发严重的酸中毒、呼吸衰竭、全血减少，接着无休止地输血小板，打升白针、升血小板针、升红细胞针等，而输入他人血液后导致皮肤过敏，抵抗力极低导致肛周脓肿、大面积肺部真菌感染（白肺）、持续高热不退等，接着又准备做骨髓移植。且治疗期间 3～5 天一次骨穿，一旦借助中西医稍有稳定后，却还强调要再坚持化疗一年以上……过于积极治疗（即过度治疗），尽管每次也许都有临床指南为依据，却导致一连串无休止的严重后续难题。这些，不值得反思吗？难怪乎，熟悉其病情的单位领导不止一次地说：不是我等多次极力主张"踩刹车"，配合中医药等善后，小刘早就走了……

积极信念的力量

在小刘最困难的时候，笔者通过微信给她讲了个故事——于凤至的故事，并给她推荐了一篇文章《创伤性叙事闭锁状态》。

文章说道，于凤至（1897—1990）是张学良的结发夫妻，43岁时罹患乳腺癌，移居美国，做了 3 次手术还是复发，只能再次手术，术后经历了当时粗糙的化疗等，后来她带癌生存，活了50 多年，一直活到 93 岁。

人们分析认为：于凤至之所以罹患乳腺癌，关键是因张学良移情别恋，爱上赵四小姐后，使她一直活在"弃妇"情结中，陷入严重情绪"创伤"及自我闭锁状态。

结果，一位医学人文素养颇高的医生开导她，指导她要自己走出来，重新"创设"新的生存空间，才有机会活下去。而关键是告别"弃妇"闭锁状态。

于某大受启发，决意开始新生活。正因为积极的新姿态，她得以焕发新活力，也使自己得以成功地与病魔和谐共存，活到耄耋之年。因为于凤至是历史知名人物，她的成功抗癌故事网络上唾手可得。我推荐给处于抑郁低沉状态的小刘，建议她不妨学学历史人物，她们在当时那么困难、那么差的条件下，反复发作 4次都能走出来，你也一定可以！

在收到我微信后不久，小刘给我发了一段文字："教授，认真读完了这篇文章《创伤性叙事闭锁状态》，（于某的病因）也同样是我的致病因素。我很幸运，有您救我、帮我，更有您鼓励我、劝导我，现在感觉一切慢慢放下之后，身心也轻松了很多。未来的日子里，跟随着您，一定为自己而活着……"

深层次思考——自然合理与科学合理

北京大学著名哲学家楼宇烈先生提出存在两种合理性：自然合理和科学合理——前者指自然原本存在的力量及其合理性，后者指人们通过科学研究，揭示某种机制，发明相应手段后获得的力量。这有助于分析很多问题。

就乳腺癌治疗而言，小刘在该医院接受的那些疗法都是科学合理信念指导下采取的科技应对方法，都有一定意义及价值。但科技手段不是没边界的，超越边界，就易走向反面。笔者信奉科学合理的同时，许多情况下也遵循自然合理理念。如放/化疗需适度，内分泌治疗宜从简等。对患者自身功能调整（往往借助中医药及饮食心理）也是至关重要。在我们看来，抗击癌症的力量，不仅在于放/化疗和手术等，还在于自身内在抗病能力。在我们看来，自然界是有智慧的，身体也有智慧，人类还有着抗病及抗癌能力。前者通常称作"自愈力"，后者我们称其为"抗癌力"。

我们临床半个世纪的观察表明：作为慢性病癌症的真正疗愈，更多情况下是自然合理与科学合理地适度融合。仅依赖外界科技力量，借各种科技手段"一竿子打到底"，而不善于调动自身内在的智慧及力量，往往是当今诸多临床问题越治越难的根源所在。如果不能调动当事人内在的智慧及力量，不能激发自身内在抗癌力，只是孤注一掷。超越极限的放化疗等，也许图快一时，却顾此失彼，后患无穷，至少是事倍功半、得不偿失，无助于真正解决难题。

小刘的遭遇明显地昭示了这一点，后期她本能地排斥医院的各种治疗，三番五次地抗拒被视为唯一合理的方法手段，最后成功地走向康复，笑到最后。充分折射出自然合理与科学合理之间需保持适度之张力。

编者感思

蔡崇达长篇小说《命运》中的故事主角是 99 岁的阿太蔡屋

楼，她和曾孙黑狗达谈论自己的记忆，围绕着要和命运争一争最后葬身大海的母亲、预言阿太"一生无子无孙无儿送终"的婆婆、盼望有自己的后代最后却被国民党抓了壮丁的丈夫这几个人物慢慢展开。

阿太接受了自己的命运，但是她不接受匆忙的死亡。她希望死亡来的时候像个朋友一样，高贵的，风度翩翩的。

故事中的刘女士，明明是不接受化疗、放疗，更拒绝戈舍瑞林，却不得不妥协和配合；明明把希望寄托于教授，但是希望又被浇灭；明明白白就是就非，却在错误的道路上一错再错。不能跟着心走，像是受了委屈的孩子，见到了妈妈。

所幸的是，刘女士终将生下了自己的命运，成为自己命运的母亲。像阿太一样，冷静、包容、平和，甚至有一种喜悦和欢乐……

2024年4月10日，在江苏南通举办的"爱的力量——全国友友情满康宁交流分享会"上，刘女士啜泣着，发表了如下的演讲——

"经过这些年，我也有了一些对于疾病的思考。看病犹如打仗，我们都知道想打胜仗需要的不是各自为战，而是要有一位懂得排兵布阵、精通战略战术的大将。回望我的康复之路，何教授就是这位为我保驾护航、带我突出重围、护我重见光明的大将军。

"他会用精湛的医术、高尚的医德、丰富的经验告诉每个人不同的路该怎么走，每步棋该怎么下；什么时候手术，哪种情况化疗，哪个指标需要干预；同时又是一位在中医方面造诣颇深并拥有佛骨道心的教授，他的中药经方，让我们抵抗住一次次化疗的冲击，同时配合心理疗愈，转变心态，摒弃患癌性格，改善自身内环境，让坏细胞无处遁形。

"这，就是在我看来的治病智慧。每个人的患病经历都是不幸的，且伴随着艰难困苦，但是我们更是幸运的，在漫长的抗癌路上，能遇到给我们以智慧指引的何教授，带我们走出困境，向阳而生，何其有幸！

"对于每个患病的个体而言，我们没有试错的机会。在教授这里，我们没有了对于中西医理念的争辩，没有了困惑、焦虑和无助，没有了选择治疗方式的艰难抉择，这就是辨证论治的优势，为我们提供全方位的身心呵护。

"也正是有教授在，我一点点纠正给自己带来内耗的性格，一点点淡忘痛苦的经历，让自己回归社会，有质量地生活着，这份底气是教授赋予我的。"

癌情概述

乳腺癌现已超越肺癌，成为全球发病率最高的第一大癌。在中国，每年新发乳腺癌病例数约为 41.6 万。在这场与癌症的斗争中，我们渴望找到最佳的治疗方法，以期延长生命，提升生活品质。但令人遗憾的是，有些患者之所以离世，并非因为治疗不当，而是因为过度治疗导致了生命的提前终结。

目前，乳腺癌治疗还是首选手术切除，但手术往往只是第一步，在手术结束后有无尽的化疗、放疗、靶向药治疗、免疫治疗以及内分泌治疗等，这在临床已是司空见惯了，而结果却并不尽如人意。

癌症本身便是一种严重损害健康的疾病。如果再叠加上不必要或不适宜的治疗，患者的身体负担将会进一步加重。例如，不恰当的扩大手术范围，会增加患者的痛苦，并可能引发一系列并发症，如淋巴水肿、感染和出血等。化疗药物在攻击癌细胞的同时，也可能损害健康细胞。如果不加控制地增加药量或延长治疗周期，患者的正常生理功能也会受到影响，如血液生成、肝脏和肾脏功能、免疫系统等。很多患者往往被治疗折磨得不成样子，因此对癌症越发恐惧，最终的结果往往也是令人惋惜。

因长期从事肿瘤治疗，我们团队从 2009 年建立癌症数据库，至今已积累近 6 万名癌症患者的系统资料，并进行着数据分析处理。结果显示，中国肿瘤临床面临着突出的过度诊断和过度治疗问题，而且可以肯定："双过度"无助于肿瘤患者的生存质量及长期利益最大化。

而深究造成过度治疗的原因，不仅仅是医生和医院的问题，患者及其家属也不无责任。深入剖析，其要害在于三大错误假设：①科学至上说；②医学等同科学说；③完美主义说。

其实，这三大假设都是站不住脚的。所以要杜绝这一现象就要从多方面进行改善，这也是我们现代医学亟须思考的一个问题。过度治疗不仅无益于患者病情的改善，还会给患者带来不必要的痛苦和身心伤害，同时也浪费了医疗资源，增加了医疗费用。

其实，今天临床上反复密集地体检，不断探寻最灵敏的筛查方法，手术扩大根治，放化疗增量或加疗程，特异性靶向药的尽快使用，大剂量抗生素应用等，其决策的思想通路都是只想达到最好：最好体内一点问题没有！癌细胞消灭得一个不剩！致病菌一个不留！这是错误的。换一种思路，力争最终基本满意的结局，而不是死盯住最佳效果，我们不难发现，"最优解"常伴随着失败，"满意解"则容易成功。

所以，临床上，医生应该在保证患者生活质量的前提下给予其最合适的治疗，而不只是"最新鲜"、最昂贵的治疗；患者和家属也应该理智地对待治疗中的问题，不能用感情代替理性思维，现代科学技术还有力所不能及的区域，患者及家属要与医生沟通，了解疾病的程度及可能的后果，从而尽量减少过度治疗。

满载"铁疙瘩"的"肩挑担子"

——卵巢癌肝转移，中医药治疗至今整14年

霍女士

年龄：64岁　　职业：工人　　地区：山西大同

卵巢癌肝转移，中医药治疗至今，整整14年。

患者自述

腹中有个"退无常"

2010 年 6 月,我在上班的路上,忽然感到右下腹有点疼痛,没当回事儿,以为走得着急了。到了办公室坐了一会儿,好点了。好了,就开始工作,但一会又疼了。又坐了一会,又好点了……

整整一天,时站时坐,时疼时不疼。临下班时,领导进来了,问我:"今天怎么了? 一惊一怪的。"我如实相告,领导安慰我:"单位有卫生所,可能也下班了,要不,按一按,或许是阑尾炎。"

我想:急性阑尾炎典型症状就是右下腹疼痛,过一会儿减轻或消失。领导判断有道理,估计就是了。

就在回家的路上,我路过大同市第三人民医院,准备检查一下,结果门诊也下班了。随即挂了急诊,医生按了按,说:"不像阑尾炎,做彩超吧"。

因为身上没带那么多钱,准备回家第二天再来。晚上自作主张吃了点消炎药,好点了,不疼了。到了半夜,又有点疼。下了决心,天亮后一定去做彩超。结果,早上起来又不疼了,于是就告诉老公不去了。

两声"哎哟"，我蒙了

老公认为，这个时有时无的奇怪现象，更有检查的必要。最后，我们还是去了第三人民医院做了检查。其间，大夫"哎哟"了一声，对我说："你有子宫肌瘤。"我回应："了解的，不妨事。"过了一会儿，医生又"哎哟"了一声，说："你待会再补交费用，挂妇科的号。"妇科主任一看就说："住院吧！"我很诧异，问其原因，答："关系到你多活两年少活两年的问题。"

这么一说，我一下子蒙了。赶紧看报告：子宫前位，大小约 7.9 厘米 ×5.7 厘米 ×4.3 厘米，宫壁可探及数个低回声结节；较大者位于前壁，大小约 2.4 厘米 ×2.0 厘米；CDFI（指彩色多普勒血流显像）：结节内可见囊实混合性包块，大小约 7.4 厘米 ×4.0 厘米。诊断：子宫多发肌瘤，盆腔囊实混合性包块（性质待明确），盆腔积液……

我不相信，一百天前的 3 月 8 日，刚刚在妇幼保健院体检过，没有任何问题，刚刚过去三个月多，就会有这么大的问题？不过想一想妇幼保健院的设备确实有些老旧，半信半疑之中，先回家了。

有病难投医

姨妈曾经做过卵巢手术，于是，我就给表姐打电话问："姨妈做手术的第一人民医院影像科的医生，你认识吗？明天你再带我去做一个彩超，好吗？"

表姐答应了，可我翻来覆心里不踏实，等不到明天了，又打了第二个电话："下午就去吧。"

这次彩超显示：腹膜后淋巴结转移；双侧卵巢肿物凹凸不平……也就是说除了右边，左边也有。医生告诉我："你也知道了，我也不瞒你了，99% 就是那个'东西'了（指的是癌症）……"

这下等于公开"宣判"了，怎么办呢？去北京？可是，不知道去哪家医院，找哪个大夫。

这时想起，我有个姐夫，在北京 301 医院做过舌癌手术，问问他去吧。结果，姐夫说当年也是通过朋友的朋友，找了医生朋友，因不熟，现在不想再欠人情。

于是，凡是有电话的亲戚，我都打了一遍，请求提供资源，推荐大夫。过了一两天，在大同第一人民医院骨科工作的妹夫的妹妹，终于帮我联系上了首都医科大学附属北京朝阳医院的张主任。第二天买上票，我就去北京了，找到了这位医生，当天就办理了住院手续。

化疗不是我想象的样子

各种检查后，进行了双附件切除 + 清扫盆腔腹主动脉旁淋巴结 + 全子宫 + 大网膜切除术。术中右卵巢有 7 厘米 ×8 厘米 ×7 厘米肿块，左卵巢 8 厘米 ×9 厘米 ×8 厘米肿块。术中显示：侵及旁边周围组织，大网膜见淋巴结转移，局部静脉见癌栓……术后病理：卵巢低分化浆液性癌，双卵巢浆膜表面可见多发性癌结节，侵及左输卵管伞端，大网膜可见癌结节一枚，局部脉管内可见癌栓……

出来手术室，管床医生说"张主任做得非常成功"，我和老公都感到欣慰，管床医生接着说："术后要化疗，建议 6～8 次。"不化疗也许是良性的，我一听化疗，再一次彻底绝望了。看到病房里被搀扶着走的，一个个都光着头，面色蜡黄，身体虚弱，心里不知道是什么感受。

转念一想，也许化疗能起到巩固疗效的作用，做得越多不越保险吗？所以，索性主动提出，要求做 8 次，争取更加保险！

大同距北京 300 多千米，每次去化疗，都得坐 6 小时火车。

每次化疗，都得打升白针，头痛、关节痛，没完没了！打完升白针还得至少痛 2 天。可以说，路途疲惫，化疗疼痛，3 次化疗后，我决定余下的 5 次回大同去做。

在大同又做了 5 次后，心情好多了。因为我想：手术也做了，化疗也做了，该做的都做了，自己都扛下来了，尽力了，轻松了，终于可以不用受罪了……

但事实并非如此，甚至与我想象的大相径庭。没几天，化疗副作用慢慢来了：胃难受，没有任何食欲，肚子里不摄入任何东西还时刻想往外吐……加上走路没劲，手脚麻木……总之，似乎没有一个地方让自己省心。见这种情况，家里人说："要不找个中医吃点中药吧。"就到北京找了一位中医，是位老太太，去过香港大学讲过学。好像一个月去香港一次，吃了她一年多的中医药，胃还是不舒服，手脚还是麻木。

有一次逛商场想买件衣服，走着走着，难受得不行了，当即就蹲下身子，捂着肚子，躺在了商场公共区域的沙发上。

大同教育电视台照来一束光

就这样，每天都不想出门，憋屈在家，只待在家里看电视。2011 年 5 月，无意中调到大同教育电视台转播的北京卫视《养生堂》频道，刚好何裕民教授正在讲"癌症只是慢性病"，听着听着就听进去了！在这医生眼里，癌症只是可控可调的慢性病，本质是生物体的"内乱"，不良精神心理是癌症恶化的"催化剂"……听到这些，我心里特别亮堂想：要是能找这个医生看看就好了。转念又一想：在电视上讲课的医生，肯定是给干部看病的，老百姓能找得到吗？

回来给老公讲了这个愿望，他立马跑到大同电视台打听。工作人员回答："这里有何教授的光碟，你回去可以看。"我想光碟又不能看病，就给妹妹说了这个过程，妹妹单位电脑已普及了，还真的在网上搜到了联系方式，就打电话到上海源盛堂问能否挂个号，结果挂是挂上了，但是要排到8月份以后才能就诊。老公央求："8月份的上海太热了，对于大同人而言，怕患者受不了，能否调一调时间？"客服告知：何教授9月份去太原看诊。

那太好了！

复发却被"夸奖"

2011年9月，第一次在太原看了何教授。因为来之不易，心里特别激动，至今教授对我说了什么，我竟全然忘记了，只记得他开了中医药。拿到药，心里感觉有保障了，有依靠了，有救了。但是，看着同期住院的癌友们，纷纷地复发转移，先后不约而同地走了，又难免心里犯嘀咕，经常惆怅、忐忑不安……

就这样，坚持服药3年，一直很正常。2013年12月底，彩超复查时，发现肝指标高了，心里就更不舒服了。

因为将要过年，我决定啥检查也不做了，万一有什么问题，一家老小都过不好年，春节后再说吧。

2014年元宵节过后，在大同第三人民医院做了CT，医生建议化疗，说两次化疗病灶就可以消失。

想到上次的手脚麻木、气逆干哕，我怕了，也谨慎了。心想还是要多听意见，就找到了北京协和医院，挂了妇瘤科专家号，结果确诊复发肝转移。但医生得知我已手术3年了，宽慰并鼓励我，说："你的病，尽管已经复发了，但总体上恢复得还算可以了，因为毕竟是特别容易复发的卵巢癌……这样，再观察观察吧，病灶不大，别太着急。"

心里，又踏实了。

回到大同后，刚好何教授来太原巡诊了，看了片子后，也建议观察观察，如CA125肿瘤指标上升得不快，就不用太在意它了……反正后面有办法控制住。

但何教授与协和医院医生一再叮咛，一定不能太累，"这个病怕累，怕纠结"，何裕民教授不断地嘱咐说。

我赚了，却哭了

刚好，儿子把谈的女友带回家商议婚事。我想，先给儿子结婚吧，儿子事情办好了，我也就了却一桩心愿，也就不管自己了。

2014年8月1日，是我家大喜的日子，从2010年6月发现病情至今，我从来没有像今天这么开心过。生病时，儿子还没毕业。生病后，连续数月，每天看着窗外，就想着"我还能活多长时间"。如今，儿子毕业了，我赚了；儿子也工作了，我又赚了；儿子结婚了，我踏实了，知足了。至于自己的病情，无论怎么样，我都接受了，放心了。

从2010年6月发现病情至今，整整四年了，做一次手术，多活了四年；倘若以后身体再有什么情况，我还愿意手术。但不知道会不会再给我机会？

操办儿子婚事，作为母亲，大家可以想象该有多操心的！特别是经历了生死折腾的我，把这个婚事看得很重。而且，我的个性本身也是追求完美的。这个事，一定要风风光光，就在婚事完成前后，觉得特别累，特别乏力……

大喜那一天，亲朋好友都来了，喧闹异常，在这样喜庆的日子里，我听着《百鸟朝凤》曲子，越想越多，竟然哭了……

肝转移了，怎么办?

儿子结婚后，人生大的任务完成了。我长长地舒了一口气！一旦诸事安排妥当，凑个空闲日，9月25日，又在当地做了一个检查。

超声显示：盆腔术后，肝内新见实性结节（大小2.4厘米），边界尚清，转移瘤可能大。也就是说，转移坐实了！

当时，腹部 MRI（磁共振成像）显示：

（1）肝右后叶被膜处异常信号影，大小约 2.4 厘米 ×2.8 厘米，形态不规则，向外突，T_1WI 双回波同反相位均呈低信号，T_2WI/FS 呈高信号，LAVA 多期增强扫描呈环形不均匀强化，考虑转移瘤。

（2）肝左叶顶部微小结节，T_1WI 低信号，T_2WI/FS 高信号，增强扫描未见明确强化，考虑为微小囊肿；胆囊、胰腺、脾脏、双肾、双肾上腺未见异常信号。

（3）扫描范围内腹腔及腹膜后未见肿大淋巴结。

……

看来，当时教授的反复叮咛是有道理的，他反复强调这类患者康复期间不能太累，尤其是不能持续累；他还特别强调，诸如搬家、装修房子、子女结婚等都需要悠着点……看来，还是给他说准了。的确是太累了！对于这个结果我说不上来是失望、忐忑不安，还是焦虑，总之，五味杂陈。无奈中，我想办法联系上了何教授。何教授明确地建议："先别急着做手术，不妨先观察观察。3 个月后，我来太原做讲座，你可以通过工作室的助手找到我。"

3 个月后，我还真的赶过去太原了，助手告诉我："教授在山西中医药大学讲课，讲大课，排得满满的，恐怕顾不上你……"

一听这个情况，我旋即追星一样的几天后追到了上海。教授门诊那一天，我硬是插了进去。何教授看新拍的片子后，沉思良久说："如果是协和医院或'潘家园'（指中国医学科学院肿瘤医院）的医生给你做（手术）的话，你还是做了吧……"我追问他为什么？他说最初并没完全确定（是不是转移），反正此病也不会发展很快，有悠着点的余地。故当时建议你先观察一下。现在看来，基本上可以确定，可以考虑手术。但找谁做，很是关键。

硬着头皮的5次化疗

在教授指引下，我们夫妇俩辗转来到北京，挂了中国医学科学院肿瘤医院妇科号（也就是教授说的"潘家园医院"），妇科主任看了后问："怎么第一次不来我们医院？"我说："第一次可想来了，但是听说要排队好久，我当时的愿望就是想马上手术。"后来有位上海大夫坚决建议这次一定要找你们，所以想尽方法来了。妇科主任笑了，直接把我转到肝胆外科主任处。

能手术，心里又踏实了，就拿着医生开的住院单回家等着了。

直到 10 月 27 日，在全麻下进行了"右肝不规则切除 + 右膈肌部分切除"术，术后病理示：右膈肌肿物及部分肝、横纹肌组织内可见腺癌浸润，局部侵犯肝实质。结合形态及免疫组化符合卵巢浆液性乳头状腺癌转移。免疫组化示：CA125（+++），PAX8（+++），WT-1（+++），CDX2（-），CK20（-），TTF-1（-），Hepatocyte（-），CK18（+++）……

主任告诉我："你还得回到妇科做化疗，不化疗手术就白做了。"

结果化疗方案是：紫杉醇 240 毫克 + 卡铂 500 毫克行静脉化疗。化疗期间，何教授在石家庄巡诊，我又跑到河北石家庄找到何教授，问："做几次化疗比较合适？"教授说只需要 4 次。4 次后，我提出停药，医生说："你必须签字'自愿放弃治疗'，否则最少 6 次。"我听后想：自愿放弃还得了？我不能放弃，不能签字。老公生气了，骂我："你也听听西医的……"

可是我就是不想做，甚至不想听到"化疗"两字。老公哄我："咱们还是去吧，哪怕不做，就做个检查也好。"就这样，硬着头皮做了第五次化疗。做完后，已是 2015 年 3 月了，第六次，我说什么都不去了，也没签字。

"未阳人"背后的秘密

其实，一开始做化疗时，我已同时服用中药了。有一次被西医大夫发现了，训斥我："你还喝中药。"我不回应，也不敢回应，就傻傻地笑笑。

2014年到2023年，在何教授的指导下，我服中药的频率，从每天吃，到每周吃5天，再到每周吃4天，3天，一步一步走过来。何教授及其助手让我吃多少，我就吃多少；让我怎么吃，我就怎么吃。

2022年12月，认识的人"阳"得越来越多，我想我这个"病殃殃"也快了吧？结果，直到2023年1月8日解封，我还没"阳"，解封后，大家"一股风"地"阳"，我还是没"阳"。我不出门，但是老公出门啊，可是老公也没阳。

亲友都问我为什么？

带着这个问题，我多方进行了探秘。

《自然》杂志上一项研究显示，不容易感染新型冠状病毒的人携带着幸运基因，例如 *HLA-BX15:03*，不过这类人只占了0.63%。

可是，有院士表示，中国人携带这些基因比例较低。也就是说，幸运基因的说法在我身上是不存在的，要不，我也不会患病和复发。

忽然想到，2022年的整个冬天，我家厨房每天都在煎熬中药，每个房间都弥漫着浓浓的中草药的味道，会不会是因为病毒也怕闻到中药味啊？

2023年8月，我还是"阳"了，不过没什么症状，除了短暂轻微的发热以外，偶尔咳嗽几声。

何教授团队的杨涛主任视频问诊后，给我开了点中药。"阳"后，听力略微受了点影响，有时会耳鸣，但响着响着不知不觉就好了。

我这才恍然大悟：人体的免疫力防的不仅是"新型冠状病毒"，还有其他病毒，它是人体自带的"卫兵"，"兵力强大"才不惧"外敌入侵"。

执拗的那块"铁疙瘩"

历经几场生死劫难之后，我现在越来越喜欢哲思了。万法皆空，因果不空。我常想，为什么我会得病呢？

种其因者须食其果吧！

我 50 岁退休后，待在家里没事。正好厂里有"三产"，成立了物流公司，给大厂供应零配件。物流公司的领导曾是昔日的同事，我就问他："来你这儿干干活，行不行？"他反问我："你不怕累呀？那你做库管员管库吧。"

就这样，我带了几个临时工，进库，出库，记账，做得仔仔细细，一件是一件，一件都不能多，一件都不能少，哪怕一个螺丝都不行。

现在想想：那都是铁的东西，有谁会拿呢？又有谁拿得动呢？拿回家也没用呀？不能吃，也不能喝，更难以再次利用。

但是，"一件都不能少"就是我的第一追求。我的人生第一信条就是"万事尽可能做到完美"。每次给车间对账时，都是手工一件一件数，每天都不能按时下班，身体累，心也累。

包括儿子结婚这类大事，更不能含糊，虽然操办婚礼是大喜事，但也是劳累的活，热热闹闹表层底下，需要出多少心血与精力只有我自己知道！

结果，就这样得病了。再这样，促使复发了！

一辆加满了油的车，放在那里，不发动没事；发动了，一踩油门，"轰"一声跑了。

或许，我就是车间里那辆满载"铁疙瘩"的大货车，只不过，"铁疙瘩"除了压在我身上，还压在我精神上，处事方法上。

难怪乎，何教授会反复叮咛我，关键是自己给自己减压，自己放过自己！

从复发到现在，又十年过去了。我自己长进了不少。所谓长进，就是学会"活"，而我这种女人聪明的活法，就是自我减压，自己放过自己！一旦学会放过自己，就能换来轻松悠闲的生活，就能与卵巢癌说声"罢尔""罢尔"（bye bye）。

医者点评

霍女士的病，我印象深刻源于三大因素：

第一，他们夫妻俩携手抗癌，十分恩爱，这本身具有抗癌协助力。夫妻俩个子都不高，但每一次都是先生陪着，每次复诊，都是先生打前站。看得出对她的病，先生比她更在意，并给予特别关照。

早在2005年，本人在主编全国统编规划教材《现代中医肿瘤学》中就总结认为：夫妻俩有一人患了癌，另一人陪同着来看的，往往康复得特别好。观点提出后引起医学界很多人关注。那是我在观察胰腺癌等患者康复情况中总结出的规律，它在卵巢癌、肝癌、胆管癌等难治性或晚期复发癌症的康复中，具有同样效用，可以说夫妻共同携手，增强了抗癌力量。

第二，为霍女士患癌后的求治经历。她患病后，辗转走了很多地方，包括为了找我诊治，至少去了上海两次，去了北京五六次（仅指找我诊疗），又去了石家庄、太原等地一两次，好像还追我追到了济南一次。总之，为了求治，四处追找，特别是确定肝有转移后。每一次都是夫妻同行。

在大同，我的癌友有30余位。天天一起锻炼，相互激励，形成团队精神，这有助于他们走出困境，集体康复。他们有着华北人的特点：很实在，很虔诚，也很努力，且相互间抱团协助，共克艰难。

团队核心是位工商局干部，他刚50岁时几乎同时被北京某医院确诊为原发性肝癌与肺癌，先做了肝癌手术和肺癌切除术，那是2008年前后。此后，他就频繁地来往于大同与我所在地之间。他生癌后一边自我抗癌，一边把当地患者组织起来，相互激励与指导，结果大都康复效果很好。尤其是组织者卫先生，一晃16年过去了，他的两种癌都恢复得不错。

其实，早有研究提示，患癌后集体组团康复效果往往比孤零零一人单独地面对，效果好得多。因为有难同担，有进步同享，更利于一起走出困境，并能不断从团队中汲取正向的康复能量。

第三，对于她的病（卵巢低分化浆液性癌、多发性转移、三年后肝转移），本人是有比较深入洞察的。其实，她第一次术后来看诊时，就觉得她手术做得不够理想，因为手术带有姑息性，已有多发性转移。虽做了几次化疗，只是勉强控制了。之所以北京医生会说"祝贺"她三年半以后才复发，的确还算是可以的。因为卵巢癌和其他癌症不一样，卵巢癌非常容易复发，复发率很高。但卵巢也有个特征——一般发展不是很快，因此，平素建议大中医小化疗，没有特殊情况，先观察观察，中医药调整调整是不错的，属于有智慧的抗击方法。

一旦肝转移明确后，在指征符合的条件下，可考虑再次手术。但对手术医生的要求是比较高的，需一丝不苟认真负责。与此同时，需采取有效的中西医善后方法，而不能一味地只是迷恋化疗及靶向药等。

应该说，霍女士虽第一次手术时就有转移，且很快复发，后又转移肝；从确诊算起，整14年了，从转移到肝算起，也已10年了。可肯定的是，她已痊愈了，她的临床痊愈是不容易的。我们认为：夫妻协同，团队互助，都是助康复的重要因素；而她本人积极配合，实施医嘱方面不打折扣，近六七年来，情绪及生活方式都调整到位，都是协助有效康复的积极因素。对于难治性卵巢癌患者，这些都是很有意义的。故录于此，以飨各位读者！

编者感思

从前，有师徒两位僧人过河。见一少妇在岸边因无法过河很是着急，师傅见少妇为难，遂将少妇背过河去。

后来两僧回到寺中，徒弟在晚上睡觉时问师傅："师傅，您今天背少妇过河，可是犯了大戒啊！您不知犯戒，睡得很安稳，我可是一直都在为您担忧哎！"

师傅笑了笑："我背少妇过河，只不过背一下子，过河之后就放下了，你怎么还背在身上呢？"

物料分类、物料验收、库存盘点、物料安全、物料出库，诚然是物管员的责任。但对于重型器械厂房而言，工作重点无非是产品和单据的核对和传递，确保销售通知单与库房单据的准确、及时和有效供给。

可是，霍女士硬是把厂房的"库管员"做成了实验室的"实验员"，一味追求"精细度""精确度"，过度消耗了"时"和"神"，心神俱疲，免疫力下降。

仓库里的"铁疙瘩"是无辜的，它们不言，不动，只是霍女士用对自己的苛刻要求，把"铁疙瘩"搬进了自己的"精神担子"，最终不堪其重，内外交困。

我们每个人心里是否都有一块本不属于自己的"铁疙瘩"，压弯了自己前行的"担子"？万物皆遵循"能量守恒定律"，"想要的"多了，自然，"失去的"也会更多。学会"放下"，才能坦然过河，轻松驰骋，利己利他！

癌情概述

....

卵巢癌患者就诊时大多数已属于晚期，且易于转移复发。大多数求治于中医药的患者已经经历了手术及反复化疗，部分患者化疗疗效不佳，对治疗信心不足；另外，反复化疗给患者带来难以用语言表达的身体不适，容易出现焦虑、恐惧、沮丧等负面情绪；化疗价格昂贵，患者经济上也有一定的压力；化疗引起脱发，这对女患者的爱美心理是一个沉重打击。

因卵巢癌有缠绵难愈的特征，故其治疗是漫长的过程。在此期间，患者常会有严重的心理障碍，出现恐惧、焦虑、自我谴责、自我贬低等，不仅影响生活质量，而且影响治疗效果。此外，卵巢癌患者常须接受较长期的、持续性的化疗和中西医结合治疗，且指标容易反复起伏、波动，因此，情绪和心境常很不稳定。

对于卵巢癌患者临床常见的这类心理偏差，必须积极加以干预、纠治。此时，通常的说服、疏导、支持，常无济于事，因为患者陷入了现实的泥潭之中——不挣扎则慢慢陷下去；无益的挣扎，陷得更快。受《灵枢·师传》之启发，我们遵循"告之以其败，语之以其善，开之以其所苦，导之以其所便"的原则，从综合的角度加以心身干预。

我们团队一直信奉心身合一，治癌先治心，故除中药等常规治疗外，还给予了心理疏导，鼓励她们振作起来，保持好心情，别再纠结于该病；同时叮嘱她们改变以往不良的饮食起居及生活习惯，专心致志做点事。

一直以来，对卵巢癌这缠绵而难治的肿瘤，我们摸索出"大中医、小化疗"的经验。这也是另一种治疗方法，虽不能急速起效，但就像"煲汤"一样，慢慢地熬，逐渐地起效！而不是穷追猛打，今天化疗、明天放疗、后天靶向药，只图快。因此，对缠绵难治的肿瘤（尤其是卵巢癌），中西医不妨携手，以中医培本为主，必要时西医配合治疗，这就是我们归纳的"大中医、小化疗"。

当心探访者的"友善"

—— 直肠癌肝转移术后3年肺转移，中医药调理康复13年

许先生

年龄：62岁　　职业：某三甲医院院长　　地区：山东日照

直肠癌肝转移术后化放疗，3年后复查见双肺转移，只能中医药调理，完全康复13年。

患者自述

管天管地，却管不了屙屎放屁

2010 年，我是青岛所属日照的某三甲医院院长。7 月份，去南宁开会时，出现了肠梗阻，连续 6 天没有一次大便，最初以为是水土不服，再后来怀疑是痔疮，所以连续用了 6 支开塞露，可是依然没有拉出来。就连返回青岛的航班上，我都无法入座，只能全程趴在座位上。

回到医院，已是凌晨 2 点钟，同事连忙帮我灌肠，堆了 6 天的污秽终于排出来了。既然出来了，也就舒服了，我没有重视，也没有多想。

7 月 24 日，单位组织体检结果出来，肠镜报告显示为结肠癌，病灶位于直肠和乙状结肠交界的位置。活检后，病理显示为：中低分化腺癌；且已向肝转移。

做肠镜的医生告诉我：生存期也就是半年左右吧。

我是医生，我明白：分化越低，越容易发生远处转移和复发，化疗药或靶向药对其治疗效果并不理想。

我也明白直肠癌发病原因比较复杂，可能与环境、饮食、生活习惯、情绪因素、遗传等因素有关。想想过去担任院长的六年时光，这个时候，我才忽然醒悟，原来我在工作上管天管地，如今，却管不了自己的屙屎放屁。

"有人"难？还是"没人"难？

2003 年，我所工作的医院老院区员工少，面积小，负债多。新院区工程进展到一半，因资金链断裂不得不停工停产。2004年 5 月，我上任院长时，已经停工 8 个月。

到新院区报到时，周边还是一片农田，道路是崎岖蜿蜒又凹凸不平的"水泥路"，病房楼和门诊楼框架已建成，但是连个门窗都没有。

随着就诊需求量加大，亟须扩大门诊，因为患者是不能等待的，这是"有人"的问题。

可是墙体是不会看病的，没电路，没仪器。通过多方协调和努力，终于筹集 200 万元，做了基础装修，买了彩超、X 线等设备，就这样初步具备了看诊的条件。2005 年 6 月，终于搬迁到了新院区。

为保证业务正常开展，76 位职工三班倒，每个班只有 20 多人。由于单位离市区较远，那个年代私家车又少，所以，生活的不便利，又造成了"老的专家留不住，招聘新人招不到"的难题，这是"没人"的困局。

"有人"，愁；"没人"，更愁。

路政、交通、人力、设备、留住人才，开展业务……六年来，我除了睡觉，就是在工作。

当领导的，特别是新的单位领导，在那个年代，总少不了迎来送往的应酬。莫非，我的病情，和这段履历有关？

肛门保卫战

个人生病，还是要确保医院业务的正常开展。在交接好行政工作，准备去向主管领导请假后，没想到领导早已了解情况，原来替我做肠镜的中医院医生已汇报给院长，院长随即又汇报给了原卫生厅主管领导。领导对我非常关心和重视，再三要求我去北京中国人民解放军总医院（301医院）看看。

2010年7月26日，我到了301医院办理了住院手续，经过一系列检查之后，8月3日，做了手术。同一台手术，同时切除了肝上和肠上的两个肿瘤。

肠上，7.6厘米×5.6厘米，鹅蛋一样大小；肝转移病灶4.5厘米×3.4厘米，鸡蛋一样大小。因肠上的肿瘤下缘距肛缘仅有5厘米左右，主治医生说：难以保住肛门。

我想，不保肛，也切不干净了，因为已经肝转移了。其他脏器有没有，还是个未知数。反正是切不干净了，何不保留肛门？肛门保不住，我不得天天挂个袋子吗？还能出门吗？

我很坚决地对医生说：切不干净没关系，我要求保肛。我宁愿少活几天，但要活得有尊严，要活得有人样。

虽然我知道这是违反医疗原则的表现，因为这已不是根治术了，而是姑息疗法。最终还是在手术谈话记录上签了字。

态度虽坚决，内心却很无助。我自己是主任医生，面对自己的病情，却不能主宰。作为医生，怎么会糊涂到连自己身体健康都不关注的地步！

再次陷入黑暗

一个月之后去301医院复查刀口，医生告诉我，要做化疗了。

放化疗，我选择了中国医学科学院肿瘤医院。做了4次化疗后，发现位于腹腔胃的左侧有一个结节，没有减小。又做了4次化疗，医生看了后，建议要配合放疗，于是放化疗同步。25次放疗后复查时，发现3个淋巴结融合在一起了，估计是肿瘤细胞侵蚀，放疗后，把它们打开了。

至此，化疗了 12 次，放疗了 25 次，实体肿瘤好像已经没有了，各项检查指标也正常了。我问医生后面的路该怎么走，医生告诉我该用的手段都用了，也就意味着西医已经尽其所能，我算是临床治疗结束了。

顿时，我的世界明亮了。

回家休养期间，前两年，每三个月去医院做一次复查，两年之后，改为半年复查一次。2013 年 8 月复查时，发现双肺转移：左边 0.5，右边 0.3。医生说：肿瘤太小，不好定位，还是化疗吧。

接着又是 12 个疗程的化疗。

这个时候，我第一次彻底地陷入恐惧之中。

夜晚，好像总有个魔鬼在给我对话："我在肝上扳不倒你，但一定要在肺上干掉你！"

白天，心里则一直默念：老天爷是真的想收我了。第一次已招募，只不过我的名单有幸被遗漏。这一次，我是插翅难逃哇！

可是，老父亲年事已高，也是个重病患者。儿子大学刚刚毕业，还没成家。作为上有老下有小的顶梁柱男人，任务尚未完成，怎能一走了之？

我固有一死，或癌症，或过度治疗

在中国医学科学院肿瘤医院做第二次的 12 个疗程化疗的同时，我也在 301 医院接受康复（免疫）治疗，靶向药物用到第 13 次的时候，因为化疗药物加靶向药物的原因，造成了我的肝严重脂肪化，已经到了肝硬化的程度。

我下定决心，不再治疗，除了价格我承受不起之外，更重要的是，再不叫停，我即使不死于癌症，也会死于过度治疗。

或许天无绝人之路，所巧的是，在 301 医院做免疫治疗期间，认识的一位深圳的病友告诉我："咱们是同一个病种，我确诊 2009 年结肠癌，2011 年肝转移，只不过，打了一次化疗我就垮了，不耐受。后来，我找到了一位老中医，在中药的庇护下，病情一直很好，你看我现在的状态。我不建议你再化疗，否则的话，你也垮了。"

说过，他随即给我写下了"何裕民"教授的名字，我网上一查，他竟然在青岛有门诊。我赶紧过来，预约到了 2014 年 8 月何教授在上海的门诊号。

疾风知劲草，教授踩刹车

我深知自己的病情严重，怕给教授带来一定的压力，见面后，就对教授说："您就死马当活马医吧。我也是医者，不管疗效如何，我都不会责怪您的。我是慕名而来，您不要有任何的顾虑，就放开手脚治疗吧。"

教授看了我的片子和检查报告之后，温柔又坚定地说：

（1）必须把靶向药停掉。我心想：这不是与北京某医院的大夫"靶向药要一直打下去，一直到'不管用为止'"的观点完全相左吗？回到北京后，中国医学科学院肿瘤医院大夫也建议我停掉靶向药，与何教授的这个观点不谋而合，完全一致。

（2）必须辅助中医治疗。于是，他给我开了汤药和丸药，丸药每天 40 丸，汤药每天一包。

13 年以来，丸药和汤药在逐渐减少，病情却没有出现过任何一种异常情况，非常平稳。体重从正常时的 65 千克，到术后的 54 千克，可喜的是，截至 2019 年时，我又恢复到 65 千克。

术前，我有严重的胆囊炎，所以手术时，我主动要求摘除了胆囊，造成了脂肪代谢不好。加上化疗，造成了脂代谢紊乱。服用中药以来，我的肝硬化好了，现在只是轻度的脂肪肝。

同学会时：他还活着吗?

2020 年，某次我缺席的医学院同学聚会上，有人提到我的名字，同学老张竟然惊诧地反问：哎哟，他还活着吗?

我不怪老张，他并不是盼着我"死"，只是不相信我能"活下来"罢了。

的确，"大鹅蛋"堵在肠子里，肝转移、肺转移、胆囊摘除、化疗无效、靶向药耐药……同时发生在同一个人身上，谁能告诉我，谁能扛得住? 所以，但凡知道我病情的，听过我故事的，都说我是一个奇迹。

口口相传，至今，凡是身边有肿瘤患者的亲戚、朋友、同事，都会推荐患者联系我取经。我本是医生，因为没有疼爱自己，成了患者; 我本是患者，因为创造了奇迹，又成了医生。

中医药让我受益了，凡是来找我的，我一定想尽一切办法让他们受益。因为，我本医者，医者仁心，扶危济困，这是我的初心。

下次同学会上，我一定会向他们传授：我是如何活下来的? 以后我又会如何精彩地活着……

解密奇迹

中医讲究"藏象"，如果说奇迹只是结果，只是表象的话，以下则是奇迹的密码——

（1）用药方法神奇。对于肿瘤，很多中医用蝎子、蜈蚣等"以毒攻毒"，而教授则坚持"药食同源""护胃为要"的"零毒治疗"，试想，胃口不好了，就算肿瘤消失了，生活质量不也降低了吗?

（2）人文关怀备至。何教授是我所见到的医生当中尤其关心患者情绪的"有且仅有"的一位，这是疗效的一大关键。人在高度恐惧之中免疫力肯定是下降的，只有真正走出恐惧，才能更好地配合医生。医生对患者的人文关怀比吃药都强。医生的冷眼相待，尤其是对患者的乱"下结论"，对患者的打击是致命的！要知道，人都是生活在希望之中。

我在看何教授之前，也看了不少中医，甚至是民间偏方中医，见到何教授后才步入正轨。

（3）信心获取无痕。何教授给我的语气和眼神，是一种关怀，是一种信任。

记忆犹新的是，第一次看何教授，排在我前面的是一位79岁的老太太，原发性肺癌患者。当时她把9年前的片子拿过来，与最新做的片子对比，虽然肿瘤没有消退，但也没长。当时，何教授告诉她：我们要与肿瘤和平共处。

"和平共处"四个字一下子震撼了我，原来"人"和"癌"在某些情况下可以共存。原发性肺癌一般走得都很快，那么大年纪的老太太，竟然可以共处9年。

可以说，教授还没给我看的时候，我已被老太太治愈了。

当心那些"善意"的探访者

正常人亲友看我时，都带着一种永别的、安抚的、可怜的心态。这样总会给我们一种心理暗示，不由自主地会自责：我老是让别人惦记着。情不自禁会自言：我们是弱者，我们是患者，我们不久就要永别了。

亲友的看望，或出于友谊，或出于担忧，或出于安抚，或出于礼节……总之，尽是善意，毫无恶意。

可是，我不得不说，亲友传输的语气、眼神、礼物，都是一种负能量。尤其是"你要坚强"，听起来，很难受。因为"要坚强"的背后意味着"已垮下"，所以每每鼓励我的亲友走后，我总有种莫名的哀伤，虽然对他们心存感激。

而病友之间的交流则截然不同，每每交流过后，总会想：我不是患者，而是一个需要康复的人。

因为大家都在康复中，康复好了本身对病友就是一种鼓励；暂未康复的，大家都携手前行。

亲友的探望，带来的是鲜花，留下的是悲伤；

患者的互动，说出的是话语，留下的是赋能。

心怀善意，不一定会做善事。给予，要看需求；善意，重在"合乎"。

生命的呼唤

第一次看教授时，候诊区有很多小圆桌。叫号时不是一个患者一个患者地进入诊室，而是同时有很多病友一起旁听，对于这个现象，当时我很不理解。至今我才明白教授的良苦用心：因每个患者的病情病种不一样，旁听者听教授诊疗时的医患对话（现在知道，这又叫作"医疗叙事"），可以更加系统地提升看病、治病、养病的认知；就诊者倾听病友之间的交流，可以获取更多的医疗资讯；在比较中，可以发现病情的轻重，以形成更为客观的认知，科学地判断，向上地赋能。

从候诊，到就诊；从问诊，到听诊，再到复诊，整个过程，病友在病友的或答疑解惑，或链接资源，或经验共享，或铁证如山的互动中，情绪都很平稳，心情都很愉悦。很多灰心丧气的人，交流过后都豁然开朗。

我现在虽已退居二线，不在院长岗位，但我只要持有医师执业证，就有责任拯救人间疾苦。死里逃生的我，只想用来之不易的第二次生命，呼唤一句——把圆桌会诊纳入医疗制度！

病友之间的交流，应该变成诊疗过程中的必要环节。如果囿于各种客观条件很难落实，至少可成立一个病友聚集的官方组织，定期培训，定期交流，定期活动，这，对于患者的康复一定具有积极意义。

癌症很可怕吗？何教授所著《癌症只是慢性病：何裕民教授抗癌新视点》认为，罹患癌症相比冠心病幸运多了。冠心病说"走"就走，常常只在分秒之间；而癌症还给有处理的时间和空间。发现之后，还有几年甚至几十年的生存空间。

如何治疗？这是医生的责任；如何康复？这是患者的担当。

近期欣闻何教授等著有《癌症疗愈录——肿瘤门诊叙事纪实》正式问世，阅读后感慨万千。也愿意将自己晚期癌症的坎坷疗愈过程如实袒露给大家，希望大家从中能够吸取点经验教训。

并诚挚推荐所有的患者认真阅读《癌症疗愈录——肿瘤门诊叙事纪实》，相信定会开卷有益，因为它里面隐藏着一般医疗机构没法给你的、最好的疗愈之药！

医者点评

多年来，我已和许院长结下了深厚的友谊。原因是多方面的：

一则，他也是位医者，且同样是位以中医学为前期学术背景的医生，并也是位临床经验丰富的主任医生。

二则，在极其窘迫境地下，他借助中医药为主的治疗，认真走了出来，难度很大。

如文中所述，手术了，化疗放疗了，靶向药也用了，又出现新病灶，而且严重肝损伤了，真可谓是山穷水尽——没招了。我们的经验，医生患了癌，治疗往往更困难，因为临床见多了，更容易恐惧而心死。但他却坚持着，我很清楚，他的坚持与坚信，在当时是很不容易的！

三则，他走出来的过程，可以启迪很多人。事实上，近几年他又乐于反哺社会，以亲身经历帮助了很多类似患者。因此，这十多年间，我们接触了三五十次，随时可联系，双方印象都非常深刻。

作为他的主治医生，个人总结他的恢复疗愈过程，认为有几点可借鉴参照：

别轻言放弃。他不放弃，有信心，这非常关键。作为自身也是医者，这种情况下多数人是难以有此信念的。因为当时状态下，常规方法都用了，最新方法也试了，罔效！再改变原有思路与成见，然后坚持下来，这没有坚定信念（尤其是专业内的人士）是很难做到的。

他的治疗康复过程非常恪守医嘱（须知，男性同胞癌症康复疗愈效果差于女性，往往不能恪守医嘱是重要因素之一）。作为同行，他选择了我以后，对我推崇备至，可以说言听计从，所有医疗及生活建议都十分听从。一般女性容易做到，男性则比较难，尤其是专业男性。当时他周边的很多人都侧面地认定他没有招了，对他的前景很不看好，但他却能够坚持，故笑到了最后。

他恪守医嘱不仅体现在非常认真吃药上，而且表现在生活起居多方面。其实，肿瘤的发生，不仅仅是基因病毒，更涉及生活方式多个方面。作为医生，给患者开药很简单，但自己吃药，包括饮食起居等的调整，有很多人就坚持不了。因为我们的专业教育中，这方面内容是被忽略的。潜台词中，这些不重要，充其量只是配角。故，据笔者经验，同样是中晚期患者，很多人就是因为忽略了生活方式等多方面的调整，只是关注药物治疗，才导致不治。为什么医生患癌后治疗比一般人更难？因为医生似乎懂得更多，但却是偏颇，不知综合康复。这方面，许院长做得很好，堪称典范，可示范后人。

再者，他有所恢复后回过头来又帮助了太多人，以亲身经历示范他人。有很多晚期肠癌患者颇是失望、无助的，我经常会推荐给许院长，让他帮助开导和指导，许院长总能对他们耐心的指导及鼓励。因为他的现身说法，常常如同寒冬里的艳阳天，给人以阳光、温暖及希望。经过寒冬的人的切身说辞，震撼力迥然不同于常人的说教。细细数来，在他帮助下有太多的绝境中之患者，走了出来，迎来了新生。

在一般人看来，许院长的疗愈的确是奇迹。其实，对他的治疗及康复我是有信心的。因为在此之前，关于转移性肠癌，我们就颇有经验。

在江苏如东，1998年有位患者孙姓，当时约37岁，是晚期肠癌肝转移，肝内多发转移灶，多达7~8个，做了化疗，并做姑息手术，能切掉几个，化疗也做不下去了。当时靶向药、免疫药等都尚未问世，只能借助中医药，一直坚持四五年后康复了。现在人胖胖的，还在做生意，并发展成远近颇有影响的大老板，我们还在不时联系走动。此后，又陆陆续续许多晚期肠癌的转移患者康复了。故此类患者如能好好地加强中医药的综合治疗，且恰到好处地调整生活方式，绝大多数都能很好地康复，但前提是心理要调整，振足精神；治疗要合理并积极配合；生活方式要优化，力戒不良生活习惯及行为等。

其实，人们不能轻视中医药对晚期癌的治疗价值，包括转移灶的消解作用。这类患者我亲历很多。记得有位患者，姓林，温州市区人，住在五马街，她是1994年患的乳腺癌，本人是技校老师。当时刚退休不久，现在应该八十四五岁了。1998年时找到我看，是因为两肺转移，当时还有胸腔积液。为了治疗妻子的病，她先生辞职，全家搬来上海治疗，化疗几次后进行不下去了。当时还没有内分泌药，更没有靶向药，只能用中医药调整。调整到2003年时，她两肺多发性转移灶完全消失了，现在定期检查，两肺很好，除了略微发胖些，没有任何不适。所以，中医药调整对晚期肿瘤患者的康复，价值是很大的。这也让我对此类情况一直很有信心。而许院长的完全康复，肺上转移灶全然消失，也可引为例证之一。

这又引申出一个更为深刻的问题：癌症痊愈（或者说疗愈），究竟靠什么？当然需要手术、放化疗等。但真正的疗愈，包括良好的修复，又不是完全靠药物、手术等。药物、手术等仅仅减轻了癌的负荷，让自我功能得以战胜另类的异常（即癌变）。换句话说，是激发了人体内在的自我修复能力。这，在我的一位胰腺癌手术失败患者中更典型地体现出来了。她姓徐，时年 40 余岁，上海龙华寺附近某学校员工，1999 年底因胃痛，找在上海中山医院当主任医师的某亲戚诊疗，确定为胰头癌并行剖腹探查术。结果打开后见胰头有 5 厘米 ×5.8 厘米灰白色硬肿块，严密地与周边组织缠绕成一体，组织发硬发脆，胆囊有多枚结石，没切除可能，只能关腹，也不建议家属进行后续治疗，找中医调理算了，反正没化疗价值了。第一时间（2000 年初）找到我。开始没告知患者实情，有心窝下疼痛，解释为手术关系，她信了，认真中医药调整，且没有用过一粒西药（我们治疗胰腺癌是强调要配合得每通之类胰酶制剂的，当时尚没进国内）。几个月后症状消失，她要求继续上班，我们允许了。在单位得知实际情况后也不惊讶，因为她已无任何不适了。到 2003 年秋，她因胆囊炎发作，剧痛，希望我用中医药控制，我看她 CT，胰腺位置结构不错，建议她继续找该医生手术切除。该医生最初不愿意，认为不可能。在一再坚持下，终于做了手术。结果术中发现她胰腺肉眼所见已完全恢复正常，遂引起颇大反响。2004 年 7 月，中央电视台《科技之光》对此做过专门采访报道。

受传统哲学思想熏陶，半个世纪的临床经验告诉我，其实最重要的抗击疾病能力（也叫自我修复力、正气等），在癌症领域我则把它称"抗癌力"，是体内自我的自愈力。我并因此写了专著[1]。这里的 4 个案例，从许院长，到徐女士，到孙先生，到林女士，他们的原发灶胰腺，及两肺或肝之转移灶都修复得很好。这些，有时的确需要药物、手术等创伤性手段，但又不能完全靠药物等，因为很少看到仅凭药物及手术等能够完全消除，恢复常态的；而更深层次的，是靠调动了自我内在潜力及修复能力。古代贤哲称其为"自愈力/正气"[2]。我们始终认为，生命是有智慧的，自然界也是有智慧的，其智慧远在人类已认识到的能力之上。好医生的最高境界并不是全凭（或者仅凭）药物去纠正治疗。药物纠治充其量是减轻了疾病负荷，同时启动了内在的康复能力（自愈力）及修复智慧。后者才是临床最为关键和重要的，也才是最有价值的。这一点，许院长、孙先生、徐女士、林女士案例给了我们很好的启示及范例。

编者感思

　　生活中，经常会看到这一类妈妈，为了鼓励孩子多吃一点，举着手中的食物，边在孩子面前摇晃，边说："快吃，不吃的话，我就给爸爸吃了……"

　　如果孩子不吃，长大之后，定会形成一种思维定式——自己不吃的，才会给爸爸吃。

1　何裕民.抗癌力：何裕民教授抗癌之和合观［M］.上海：上海科学技术出版社，2016.

2　其中，自愈力是西方被誉为医学之父的希波克拉底（公元前 460—前 370）所倡导的，是指健康人所拥有的一种维持健康，防范疾病，疗愈病态，促使康复的一类潜在能力。从古希腊圣贤角度看，这才是维护健康、促进康复的核心所在。正气，则是中国传统中医学所强调的，后者认为"正气存内，邪不可干"，"邪之所凑，其气必虚"，认为人体存在着一大类能力（正气），它的存在，一般性疾病不太容易生；之所以生病，往往是因这种能力受到戕害，或者被削弱了。故防范疾病及促使恢复健康，重在提升、固护及扶持正气。两者意趣相同。

如果孩子吃了，也就成就了妈妈的一片苦心——为了不让爸爸吃，孩子必须先吃……

工作中，常常会看到，在大型的公开课开课之前，执教老师为了暖场，很温柔地问学生："孩子们，在剧院上课，面对这么多客人老师，紧张吗？"

本来，只是换一个教室上节课而已，经过老师这么一说，孩子们似乎接收了这样的信号——

（1）地点由教室转场到剧院了。

（2）台下济济一堂，都来看自己的表现了。

老师百分之百是出于善意，但有所不知的是，这样看似安慰同学们不紧张，实则是在制造紧张。

格劳瑞亚·斯代奈姆是美国著名的作家，有一次讲述了那次地质学田野考察的经历——

她看到一只巨大的海龟从河里爬上了泥泞的道路，爬向堆满泥浆的防波堤，看起来它随时会被汽车轧得稀烂。

出于同情，她用力拖拉着这只巨大的、沉重的、愤怒的海龟，将它推下防波堤。

刚刚将它推进河里，地质学教授便走过来说道："这只海龟几乎是花了一个月的时间才爬到这里，在这条泥泞的路上将蛋产在路边的泥浆中，而你却把它推回到河里。"

在以后的几年中，格劳瑞亚·斯代奈姆认识到这次经历是她所学过的最重要的人生课。每当她有了一种出于善意、自作主张的冲动，她都会告诫自己——去问问海龟。

倘若出于善良的出发点，可是如果不能真切地了解别人的需要，所施加的影响很可能会给那些我们所深爱着的人造成深深的伤害。

正如上文所言：给予，要看需求；善意，重在"合乎"。

癌情概述

　　肝脏是结直肠癌血行转移最主要的靶器官，肠癌肝转移是造成患者死亡的常见原因。15%～25%的患者确诊结直肠癌时即发生肝转移；且因为直肠癌手术操作空间有限，绝大多数（80%～90%）肝转移灶无法获得根治性切除，术后复发情况也明显高于结肠癌；15%～25%的患者进行根治手术后仍发生肝转移，肺转移率也比结肠癌高出2倍。

　　当肠癌明确诊断转移肝癌后，可积极采取手术、微创、化疗、放疗、靶向药治疗等措施，通过西医治疗解决一些急迫问题，但完全根治难度比较大。针对肠癌肝转移情况，WHO也提出了"化疗至少可控制5%，放疗可以帮助控制18%，手术可以达到22%"的结论，但虽说有一定得到完全控制的比例，但通过现有的数据来看，整体效果还是不佳的。

　　针对三线治疗失败的肠癌肝转移患者，目前临床上暂无标准治疗方案，目前指南倡导的联合抗 *BRAFV600E*（伊立替康+抗 EGFR+BRAF 抑制剂，或抗 EGFR+BRAF 抑制剂 ±MEK 抑制剂）的治疗方案、抗 HER2 治疗（HER2 阳性患者）虽然能起到一定的疗效，但考虑到上述药物的适应证与可及性问题，临床上也没办法作为常规推荐，对一些患者还可能出现"过度治疗"的状况。

　　加上此病患者在上述基础上还出现了肺转移的情况，显然控制难度大大增加。

　　而中医认为肠癌肝转移、肺转移多由"正虚"与"邪实"引起，其发病基础还是"正气亏虚"，而"瘀毒留滞"则是转移发生的关键。多数结直肠癌晚期的患者，经过化疗、放疗等治疗手段后，往往容易出现肝、肺、脾、肾受损等情况。脏腑功能失调，阴阳气血失衡，即使仅留有部分邪气，还是容易发生复发甚至转移等，这就是我们常说的"即使系统化疗后，方法用尽，又见肺转移"的尴尬情况。

中医药治疗肿瘤重在辨证论治，强调个体化施治，同时具有整体性、多成分、多靶点特点，一方面通过"扶正健脾固本"提高患者免疫力，帮助改善化疗后"正气损耗"的状况，调理病之本，减少癌毒毒邪乘虚而入导致癌症再次转移复发的概率；另一方面通过"调气祛瘀解毒"调畅气机，改善肿瘤炎症微环境，使癌毒无法存活，进一步减少治疗后又出现转移的现象，起到抗肿瘤作用。

中医药通过启动患者内在康复能力、提高人体免疫力，化被动为主动，防治改善患者临床症状，控制癌症转移复发，提高患者生命质量，疗效有保障。

大病之后才明白

—— 被复发4次打垮的膀胱癌患者，面对建议摘除膀胱时，痛加反省，改变活法，康健至今

黄女士

年龄：67岁　　职业：工人　　地区：江苏无锡

膀胱癌复发4次，还能保住膀胱吗？被复发4次打垮的膀胱癌患者，面对建议摘除膀胱时，痛加反省，改变活法，康健至今。

患者自述

....

不喝咖啡的我尿出了咖啡色尿

2013 年 1 月上班的一天，上午半天比较忙，没去厕所。中午去了，发现尿液竟然呈咖啡色。当时想：忙了半天，没喝水，尿液颜色变化也许是正常的。

因为我只需上半天班，下午和朋友喝茶期间，约 4 点钟上厕所，发现尿液颜色比中午更深了。晚上一起吃晚饭，约 8 点钟，肉眼就能看到淡红色了，这时，感觉不太对劲了。因为 56 岁的年纪，已经没有例假了，再呈红色，肯定异常。

于是提前向朋友告辞，去无锡市人民医院看了急诊。医生让我做了 B 超后对我说："目前看不出什么，建议你明天来看个门诊，今天先给你输液。"

输液后，已经深夜 11 点了，小便颜色也回归到正常。

不怕，却心不甘

第二天向单位请了假，再次来到医院，医生让我做膀胱镜。结果出来后，医生下令我必须立即住院。当时病床紧张，过了三天，才入住泌尿科病房。主任医生看了我的片子说："是膀胱癌，必须马上开刀。"

我想：既然发现了，还算是早期。早治疗，早好。

当时，心里并没有丝毫紧张，因为在生病之前，我看过一本书《刘太医讲养生》，书中说："癌基因是我们与生俱来就有的，癌症只是我们体内家庭里的不良孩子而已，我们只要挽救他，不让他堕落即可。"

虽没有谈癌色变，但还是心有不甘。以前一直以为癌症离我很遥远，自己的生活方式与饮食等又很讲究，我想，这辈子我也不可能与"癌症"这俩字沾上边。结果，我怎么就稀里糊涂地罹患癌症了呢？真是百思不得其解！

手术台上我反而宽慰先生

2013 年 1 月 9 日术后，等切片下来，先生去拿报告时，护士对先生讲："已经确定是癌了，不要告诉阿姨哦。"

先生拿报告回来，在我面前一言不发。此时，我已明白了一切，表明情况不容乐观。怕先生紧张，我倒反过来安慰他："没关系，现在这个毛病多得很。像我这样，早发现的，不要紧的。"

随即，进行了为期一年多的放化疗。整个治疗过程完全符合西医确定的规范，就是说，放疗化疗（膀胱灌注）一次也没有落下。

然而，短短 5 年内（2013 年 1 月至 2018 年 6 月），却一而再，再而三地复发，居然复发了 4 次，到了必须切除膀胱的地步。明明是遵循治疗指南（规范）的"听话患者"，为什么癌症不放过我？我百思不得其解……

电视、报纸和书本的遇见

记得当时，生病之后便没去上班，在家经常看北京卫视电视台悦悦主持的《养生堂》栏目，其中连续多期是上海中医药大学何裕民教授的直播。他讲的"深圳的 30 岁现象""同花顺效应""用'照光'的方法为了提高产蛋量，其结果是母鸡都得了卵巢癌""抽油烟机，不能省"等几个话题及其观点，让我印象深刻，并对这位教授产生了好感。

所巧的是，单位给我们员工订阅的《健康报》上，当时上面刚好有一个信息：凭报纸可以到无锡市新华书店领取何教授著作的《癌症只是慢性病：何裕民教授抗癌新视点》一书。因为电视台直播，所以了解了何教授；因为了解何教授，所以去领了书。拿到后，真是如获至宝，回家便心满意足地读起来。

书中说："癌症只是慢性病，可防可治。""癌症的发展是个漫长的过程，治疗也是一个长期工程。"我看后，一下子有了"拨开乌云见天日"的感觉！

后来，2017年8月1日，联系到位于无锡市梁溪区的何裕民名医工作室，前去就诊求助。但获悉何教授每年才到无锡两次，毕竟远水救不了近火，我只能另找高明了。所以在朋友的推荐下，几年间几乎看遍了梁溪区、滨湖区、江阴市的所有中医馆，找了太多的当地中医师。只要有人说不错的，就会找去，求治一下。但总是断断续续，三天打鱼，两天晒网。特别是第三次复发后被告知治疗得很好、很彻底时，也许，内心还是存在着侥幸心理："一二不过三，现已是三次了，应该解决了，不再有麻烦了……"故，虽找了不少医生，却大都无法持续，都没能够很好地落实医嘱；虽不断求医，却并不十分认真，包括吃何教授的中医方，也没能够定时定量地坚持。一方面四处求医，一方面糊弄自己……回忆起来，这就是我当时的状态，算是走过了一段不短的弯路。

我拒绝了把小肠吹成"气球"

记得初次确诊一年半后，也就是2014年9月9日，那是治疗全部结束后的第三次复查，居然被告知复发了。其实，是刚刚停止膀胱放疗与化疗（灌注）规范治疗后不久。无奈，在无锡市人民医院，第二次进行了椎管麻醉下行经尿道膀胱肿瘤切除术（TUR-BT）。

随后，加强了检查，似乎每一次检查都清楚记得。如 2015年 8月 10日无锡市人民医院膀胱镜检查结果为：膀胱壁光整，黏膜不充血，未见新生物。

又如，2016 年 1 月 11 日，无锡市人民医院膀胱镜检查结果为：膀胱壁光整，黏膜不充血，未见新生物。

再如，2016 年 6 月 27 日，无锡市人民医院膀胱镜检查结果为：膀胱壁光整，黏膜不充血，未见新生物，左侧顶部见手术瘢痕。

但到了复发后两年多一点，在 2017 年 1 月，自觉腰一直酸痛，酸到做饭也会劳累疼痛，预感大事不妙。1 月 16 日，到无锡市人民医院做了膀胱镜检查，结果为：膀胱右侧顶部黏膜毛糙。取组织一块送病理，余膀胱壁光整，黏膜不充血，未见新生物。但右侧顶部黏膜毛糙，一定不是好兆头。

果真，2017 年 1 月 19 日，无锡市人民医院泌尿系平扫 CT 结果是：膀胱癌术后，膀胱前壁稍增厚，内见少许气体影，结合已经出来的病理检查结果及临床病史，确定为再一次复发。

主刀医生怕我再无休止地反复频繁转移，当时就坚决建议我把膀胱拿掉，用小肠黏膜，做一个新的膀胱，与输尿管、尿道相连，解决储尿和排尿问题。

我坚决不肯，医生问我原因，我说："一是人体器官受之于父母；二是每一个器官的黏膜是不一样的；三是膀胱是拳头状的，小肠是细细的，拿小肠做成膀胱，不就相当于把长气球吹成圆气球吗？"

无锡医生没法说服我，我则继续找其他专家听一听其意见。

上海专家给了我保膀胱的底气

带着这些问题，我咨询了复旦大学附属肿瘤医院，泌尿科专家说："如果说侵袭到肌肉，必须把膀胱拿掉；如果说还没到这一步，可以暂时保留。"结果膀胱镜做下来，好像还没侵袭肌肉。

再次找到何裕民教授，他的意见与复旦大学附属肿瘤医院不谋而合，也不建议手术。两位专家的意见，给了我底气。故2017年3月10日，又在全麻下进行了TUR-BT。手术一切顺利，泌尿系统多次复查，很好，自我各方面感觉也都很好。

手术后，我依旧喝着中药，但是，多少还是存在着侥幸心理——已经三次了，该太平了吧？喝中药依然是三天打鱼两天晒网，反正自己安慰自己，过着与以往一样的生活。

前后数来，这已是第三次手术了。我一直在想，这下子应该麻烦解决了吧？

"一二不过三"

俗话说"一二不过三"，我原本是坚信这类话的，因为这毕竟是老祖宗生活经验的积累。但却偏偏在自己身上这句话不灵验了。不仅过"三"了，还进一步到了第四次。

就在第三次手术后约一年，也就是2018年4月，又出现腰背一直酸痛，酸到站立也会又累又痛。我时常在想：这场无聊的戏似乎演个没完没了，何时才能"重见天日"呢？这时候，真的很想去死，可是这个病还真的要不了命；想活着，又这么反复无常地饱受折磨。这种"死不了，活不好"的痛苦，我觉得，这个世界，生无可恋。

有一天，我对先生直白地说："我准备放弃治疗了，反正动刀了复发，复发了再动刀，看下去（西医治疗）没有一点意义。"先生说什么都不同意，安慰我说："就算我同意，儿子也不会同意。"

但这样活着，真不是滋味，如没有膀胱，生活肯定严重受限……我真的不敢想象。那段时间，医院不敢去，也压根儿不想去。去了又能怎么样？不就是再次手术，再次灌注吗？也许这次去，根本容不得自己保住膀胱了。我只能选择逃避，像鸵鸟一样逃避。家人都不抛弃我，我怎能又忍心抛弃他们？……

换了个思路，柳暗花明

无奈之中，再一次想到了何教授，想到了他的助手和团队。一天，硬撑着腰部疼痛，找到了无锡源盛堂中医门诊部的逢晓娟院长。逢院长还记得我的病情，委婉地批评了我的求医态度，答应尽快与何教授取得联系，征询一下他的意见。

很快，教授反馈意见来了。很明确，还是不太建议膀胱全部切掉，但要求认认真真配合中医药治疗。尤其强调，膀胱也是重要脏器，切掉了，残疾了，永远补不回去，后半辈子生活质量会大受影响。并给我列举了许多比我晚得多的患者，通过医患共同努力，保存了脏器（膀胱），优哉游哉地有质量地活着了。

其他例子我记不清了，他让我网上查"老布""膀胱癌"两个关键词，我认真地看了老布的例子，给了我极大的鼓励。顿时，犹如拨开乌云见太阳，暗暗下定决心，打赢膀胱保卫战，不仅为了自己，也为了全家及所有爱我、帮我的人！

与此同时，何教授给我开了针对膀胱癌的处方。因为记忆深刻，至今仍旧记得主要由北沙参、车前子、白扁豆、太子参、萆薢、冬凌草、蛇舌草、六月雪、白术、凌霄花、藤梨根、茯苓、半枝莲、半边莲、天麻、瞿麦、萹蓄、乌药等19味药组成的中药汤剂，给我调理。并反复交代我：忌韭菜、花椒、胡辣椒……

他还特别要求我多喝水，但只能在下午四五点钟以前多喝。并指导我要多喝新鲜白茅根、新鲜芦根煮的水，为什么？他解释：

（1）新鲜白茅根、新鲜芦根煮水，既微微地有点甜，又通利膀胱，祛湿祛邪，包括止血抗癌。

（2）五六点以后再多喝水，晚上夜尿一定增多，因为知道我原本睡眠一般……没有想到，何教授心还很细腻，关注到小细节。顿时，心生崇敬之意，康复信心更是十足……

同时，他叮嘱我尽快找当地医院再做检查，根据检查结果，做姑息性手术。其他，一切暂先免了……很快，2018 年 6 月 7 日，我又在无锡市人民医院做了检查，明确了再次复发。尽管医生一再强调必须做全膀胱切除术，我还是信心十足地进行了经尿道膀胱肿瘤电切除的姑息术。同时，老老实实地遵循何教授的医嘱，认认真真、不打折扣地开始中医药治疗。每年两次找教授复诊，平素就由教授助手们改药方。

一晃六年多过去了，一切都很好，全身情况也明显好转。大概喝了两三年（疫情前后）后，教授建议无须天天喝中药了，逐渐开始减量。

至 2023 年底，遵照教授医嘱，我已不再经常喝中药了，只是在季节交替时，服用中药调理和过渡一下。

现在可以明确且大声地说：在中药的加持下，在源盛堂专家团队指导下，在家人的关爱下，从 2018 年 6 月至今，我再也没有复发过。

开始改善"土壤"

遥想患病之初的前五年间（2013 年 1 月至 2018 年 6 月），我钱没少花，罪没少受，苦没少吃，规范治疗一次没落下，还是先后复发了四次。特别是 2018 年 6 月的第四次姑息性手术，简直就像一棍子把我打趴了。幸亏何教授强调：其他治疗都免了——言外之意，就是放化疗全免了。因为他认为我过去放化疗次数已够多了，再补也不再有意义了。否则，我能否扛过来，真的是个未知数。

我多次咨询教授，为什么我会反复复发？教授告诉我：一是有点怪你自己，早期尽管求助中医药了，却并没认真接受过，三天打鱼，两天晒网；二是他以"土壤"学说来解释——膀胱癌并不是难治性癌，但容易反复复发，问题就在于需调整适宜于癌生存的土壤。其实对膀胱癌，他反复强调中医药效果相当不错，但是通过改善土壤而起效的，改善土壤需要时间，需要知行合一。

这些我深切地接受了。痛定思痛，我反思：连续开刀肯定是我的内环境不好了，土壤不好，长出的庄稼肯定也不行。我必须认认真真服用中药改善我体内的"土壤"了。

2018年6月以后，还是在无锡源盛堂门诊部，从此开始认认真真、一顿不落地服用中药。逢晓娟院长看到了我的顿然醒悟，竖起大拇指说："黄阿姨，您从来没有像现在这样认真过！"

随着身体的渐好，我心情也大好起来。不免开始总结得膀胱癌可能的原因——

逝世的母亲留下的痛

母亲对我非常疼爱，特别喜欢和我一起生活，由于我家里的房间有限，又和公婆一起生活，母亲怕连累我们，不肯搬到我家来住。

当然，这是后来知道的。母亲住的房子是民房，不方便安装空调，每年夏季，我总会把她接到我家小住一些日子。隔壁邻居的婆婆，和母亲年纪相仿，时间久了，无话不谈。母亲曾经告诉她：想在我家多住些天，又不能多住……

获悉后，我想，作为女儿，连母亲的这点小愿望都实现不了，一直愧疚。

越是思念母亲，越是内疚；越是内疚，越思念母亲。从2004

年母亲去世起，一直到 2012 年年底，我一直内疚了整整 8 年。

直至亲友了解我的心事，纷纷劝我："黄姐，你可以了，你对父母的孝敬，我们都是看在眼里的。人生都没有圆满，好好爱惜自己的身体吧。"

我终于想通了：无论自己再怎么难过，也于事无补了。这样，才有一点点释怀。于是，2012 年底，准备走出心里的那份遗憾，结果 2013 年初，病倒了。

应该说，教授一直在强调膀胱癌患者，除了接触化工外，男同志常和抽烟、憋尿有关系；女同志则常常和少喝水、好憋尿，及心里有挫折感相关联。我想，也许 8 年的忧郁、伤感，心里不快乐也是病根。当然不愿多喝水，也是一个坏习惯。现在，喝茶已变成了我的好习惯。

"编"出来的"病根"

不知这 8 年的抑郁是否是这场大病的病因之一。但下面几件事，自己认为肯定和生病有紧密的关联。

因为练就了织毛衣的童子功，亲戚朋友都买来毛线，找我编织。父母的，公婆的，我家四口的，先生妹妹全家的，左邻右舍的，老人的，成人的，孩子的，身上穿的，家具盖的，各种造型的，我都会；找我的，我都乐于帮忙。

看着他们高兴，我也高兴。可是白天我要上班，只能凑晚上的时间。

记得有一次，给外孙女在毛衣上绣一盆花，从晚上 9 点一直绣到早上 4 点，睡 2 小时之后，起床做饭，继续上班。

不光是"量"的问题，我对"质"也要求极高。说好听点，叫"顶真"，说难听就是"吹毛求疵"。

刚换洗过的床单，如果先生和儿子不洗澡，我是绝不允许他们上床的。

我的家里没有扫帚和拖把，因为，我只用毛巾擦地，包括卫生间。如果当天不擦地，我就不睡觉；如果因为太累早睡了，半夜也得起床擦地。

教授还一直强调说：完美主义者容易生癌，他还举了很多例子。认为"天下原本并不完美""完美者违背了天理""完美者并不健康和长寿"，并多次戏说："洁癖的人更易生癌。"其实教授讲的，就是我的情况。我想，应该好好检讨和改变……

因为认识，所以反省

正如何教授的一本书名《大病之后才明白——何裕民透过癌症悟人生》一样，我也开始活明白了！

因为得病，我开始反省自己：人生能有几何许，何必事事都顶真？

因为得病，我开始改变生活方式：原来特别喜欢吃咸鱼、咸肉、咸菜，现在腌制品一概不吃；原来最爱吃猪肝、猪肚、猪肺、猪肠，现在内脏一概不吃。

因为得病，我活出全新的自己：早睡早起，让肠道、肝胆、淋巴、肾脏和皮肤五大排毒器官（系统）能在它们的生物钟时间进行工作。

因为得病，我悟出了16字箴言：想好的，说好的，做好的，结果一定是好的。

从一定意义上，我感谢这一场病，特别是多次复发后的自我醒悟，否则，稀里糊涂过一生！

医者点评

患者黄阿姨，我前期印象不深。因为她最初找我看病时，似乎不是很在意。2018年第四次复发后，被要求必须做全膀胱切除术，她很是抵触，多次找寻我，征求意见。至此，印象开始加深。此后，我每一次去无锡，她康复良好后，都会事先忙忙碌碌打前站。

例如，我在无锡看门诊，中午都比较晚才能吃饭。她深怕我吃买来的快餐类食品，既不新鲜，又欠卫生。故每天自告奋勇，提前帮我包水饺，拌凉菜，熬热粥，希望我能够吃得舒服一点。对此，特别感谢，更是加深了印象。

其实，对我们来说，膀胱癌并不难治。膀胱癌大多数是惰性的。尽管易于反复发作，但总体上其发展进度可控，中药加上生活方式调整，完全可以控制得很好。我手头膀胱癌没做手术、没动刀动枪的太多太多了，仅上海就有一大批，包括上海某三甲医院的领导是膀胱癌晚期，退休前后发现的，多次院内院外会诊，都强烈要求必须尽快手术切除全膀胱，否则有生命之虞。但该领导本人排斥，坚决不同意。他年龄比我稍大些，找到我，我当时答应保守治疗试试看，不行，随时再可以补做手术也不晚，现八年有余，总体情况非常好。

在老年人中类似情况更为多见，也更容易处理些。上海市的一位老副市长，78岁时小便检查发现有癌细胞，是移行上皮癌，应该是来自膀胱及输尿管的。但膀胱一般检查发现不了异常，准备做上行的输尿管检查，比较痛苦。他年岁已大，加上亲属刚死于癌的过度治疗，故抵触创伤性检查，希望我帮助他保守治疗。尊重本人意见，保守治疗半年余，血尿消失了，一年后尿里的脱落癌细胞不见了。距今已经十余年了，康复得很好。前不久刚刚过了九十岁大寿，一切皆安。

因此，我们的经验，膀胱癌控制并不难。但是，就像前面讲的"土壤"一样，膀胱壁是直接与尿液接触的，尿液是有大量废物、毒物的。因此，如果不注意及时排出，是易于诱发复发的。

因此，回过头来，需较漫长的调控过程，包括坚持多喝水、及时排出尿液等；也需要坚持用一段时间中医药。这些，黄女士开始没有做好，后来（四次复发后）她做到了，且做得很好。故不久前在门诊复诊时见了她（也是因为她给我张罗干干净净、卫生营养的午餐），见她气色很好，康复不错，医患双方很是高兴。且她现已养成喝茶习惯，几乎每星期都会有时间邀请几位患友姐妹们喝喝茶，聊聊天，探讨一下康复经验和教训。她不仅一扫当年要切膀胱时之抑郁阴霾，显得相当阳光灿烂，精神抖擞；还一改原先的生活方式，享受当下美好生活。

总之，总体上膀胱癌属生活方式癌，惰性者居多，一般不是很难治，但易反复发作，重点需调整生活方式。包括戒除不良生活习惯，多喝水，不憋尿，烟民戒烟，常起来走走，避免久坐与长途驾车（含长距离骑自行车），减少对化学物接触等众所周知要点外，完美主义者还要力戒完美习弊，做事该马虎时马虎，因为天底下并不完美，过分追求完美则违天理；以完美方式处事，当事人往往长期处在应激/压力状态，此状态对自我修复能力有害无益。尿液中难免有各种废物刺激膀胱壁时，受刺激后膀胱壁自我修复疗愈能力下降。久而久之，受刺激后再次滋生助长癌变就是难避免之事。这是本人基于临床观察，对膀胱等惰性癌却易反复发作的现象学层面的部分机制解释及破解对策的经验之见。

编者感思

在镇江、常州、无锡一带，鲥鱼被称为"长江三鲜"之一，鲥的鱼鳞非常漂亮，鲥也非常爱惜自己的鳞片，可正是如此，它们才常常被捕捉。

鲥鱼体长，椭圆形，头侧扁，前端钝，当它误入渔网时，只需要后退一点就可以转身逃掉。但它太爱惜自己的鳞片了，生怕后退时会被刮掉，就不顾一切地向前猛冲，试图从网眼穿越。可因为体型，越往前就被套得越牢固。

黄女士刚好也在无锡，答应别人当晚织成的毛衣熬到天亮也得完成，没有擦拭的地面，定好闹钟半夜醒来也得清洗，犹如鲥鱼爱鳞片一样爱着自己诚信和洁净的羽毛。

《古今笑》中有一则笑话，记载了白鹇的"物性之愚"：

"白鹇爱其尾，栖必高枝。每天雨，恐污其尾，坚伏不动。雨久，多有饥死者。"

白鹇，翎毛华丽、体色洁白，自古就是一种名贵的观赏鸟，一直以来深受世人喜欢。但是，白鹇太爱自己的尾巴了，下大雨时怕脏了尾巴，总是趴在树上一动不动，终致冻饿而死。

漂亮的羽毛脏了，还有再美丽的可能，而性命一旦丢掉了，却再也没有复生的机会。尾羽和生命，哪个更重要呢？

鲲鹏展翅九万里，如果过分爱惜自己的羽毛，就不能"翻腾扶摇直上"；海燕振翅穿越暴风雨，如果过分爱惜自己的羽毛，就不能迎难而飞直击九级浪。

现实中，有的人也像白鹇一样，过分爱惜自己的"羽毛"，结果美丽的"羽毛"成为一种累赘，反受其害。

英国著名诗人雪莱曾说过："如果你十分珍爱自己的羽毛，不使它受一点损伤，那么你将失去两只翅膀，永远不能再凌空飞翔。"

癌情概述

说起泌尿系肿瘤，永远逃不过的就是膀胱癌，膀胱癌是泌尿道的第一大癌，发病率在我国一直都是第一位。任何年龄、性别，都有可能得膀胱癌。但从数据可以看到，男性的发病率和死亡率远高于女性，有 2～4 倍的差距。易患人群有两类：一是有吸烟习惯的人群，吸烟量与患泌尿系统疾病的风险呈正相关；二是大量接触工业制品的人群，较易患膀胱癌。包含染发剂、橡胶、铝制品、化工、塑料等，这些会产生芳香胺类物质，由此导致尿液中产生致癌物，最终诱发膀胱癌。

膀胱癌最常见的临床症状是血尿，因为比较明显，容易被观察到，所以，超过 80% 的膀胱癌在诊断时处于早期，一般通过膀胱镜的电切或激光切除手术就可治疗。膀胱癌其实算是一种"惰性癌"，肿瘤的恶性程度比较低，特异性死亡率（指因为该病死亡的概率）并不高，全世界每年死于该病的人仅为 20 万人，远比车祸和其他一些疾病要低！

膀胱癌虽说是"惰性癌"，恶性程度不高，但是极易复发，一年之内复发的有很多。而且，每次复发都会切掉一块膀胱组织，直到切无可切，只能挂着尿袋生活，给患者造成了极大的心理压力和生理不便的双重打击。

我们的经验，膀胱癌属于生活方式病，以惰性者居多，早期控制并不难，但易反复发作。因此，需要坚持用一段时间中医药，重点需调整生活方式。膀胱癌日常饮食上建议多饮茶，多食有利尿或止血作用的食物，如赤豆、白茅根、鲜藕节、芥菜、冬瓜、莲子、柿饼等。对于一些见尿频尿急的患者，可多食清热食物，如荸荠、香蕉、竹笋、番茄、苦瓜、绿豆、海带等，多食藕汁、丝瓜汁、马兰头汁等，有一定的清热止血作用。

肾癌市长的理性抒"槐"

—— 恶性肾透明细胞癌未做手术，与癌共存13年

高先生

年龄：78岁　　职业：退休副市长　　地区：辽宁大连

恶性肾透明细胞癌，因另一侧肾发全不全而未做手术，靠中医药保守治疗与癌共存13年。

患者自述

警觉报告上的"增大"两字

2011 年 1 月 5 日，我在大连中心医院定期体检。B 超做到半路时，医生递给我一沓纸说："你先擦擦手，我出去有点事"，把我撂下就走了。过了一会儿，超声科的主任来了，身后站着刚才的那位 B 超医生。

主任很郑重地对我讲："领导，我得给您说实话，您左肾上长了一个瘤，现在看像恶性的。我觉得您能想得开，所以就不隐瞒了。"

主任觉得我能"想得开"，是高估了我的接受能力。在突发疾病面前，或许没有谁能够若无其事吧？我也不例外，听了这句话，百思不得其解：去年体检时一切正常，仅仅一年，怎么就突然长了一个瘤呢？回家后，就把去年的体检报告找了出来，再次查阅。果然——是我心粗，2010 年的体检报告就显示：左肾增大。只是当时，没有医生特别叮嘱，我自然也就忽略了。

虽然体积增大，是否有"非瘤"的可能性呢？带着疑问，我到了大连医科大附属二院再次检查，B 超、CT 都做了，最后结果一致：恶性肿瘤。

大连的两家医院虽是同一个结果，是否就意味着权威认定呢？我还是不甘心，就到了北京求证，中国医学科学院肿瘤医院也确认，并建议手术。

羡慕小贩儿

这时，压力来了：过去的几十年，"5+2、白加黑"地拼命工作，如今刚退休3年，还未好好陪同家人，就突发这种情况，将来是个什么情况，不太明朗啊……

走在路上，看着摆摊的小贩，收垃圾的清洁工，把摩托车当成工作室修理平房漏水的夫妻俩……心里感慨：能劳动，说明身体不错，用双手创造，靠劳动生活，多么幸福！

北京两家医院都说做手术

副市长岗位上退休后，省里老同志提议，我和人大常委会原主任，成立了大连海洋基金研究会，我任常务副会长；省总工会又成立了3个职工慈善基金会，让我出任理事长。

领导得知我得病的信息之后，就建议我辞掉这些社会组织工作，并安排办公室的人给中国医科大学附属第一医院打了电话，医大附院的领导也很重视。就安排了被誉为"中国泌尿外科第四把刀"的泌尿外科孔主任为我诊疗，孔主任看了我的各种检查报告后说："我给你做，明天就可以给你做根治性手术。"

我知道手术对身体伤害很大，不知道会出现一个什么情况。晚间出去吃饭，巧遇孔主任的一个助手，就问他："如果左肾做了根除性手术，术后可能会出现哪些状况？"他告诉我："这种情况，手术后，可能不久你还会回来做透析。手术是个大事，你们全家好好商量。"

晚上回去，和老婆孩子商量，决定不做。因为做了，我体内多余的水分以及代谢废物，不能及时排出体外，容易导致身体水肿。这样，生活质量就没有了，没有生活质量，活着的意义何在呢？

回家之后，就请托北京的同学帮我找一家中西医结合医院，他很快把我安排进了北京医院。经过一番检查，医院决定：需做手术。

手术医生是副院长王教授，我问王院长："您给我说实话，这个手术，你们准备怎么做？"答："可以保肾拿瘤，但是位置不好，也有可能做不下来，所以还是全部拿掉，最好。"

我感到有希望，就追问了一句："那如果做不下来，会有怎样的后果呢？"答："可能就是下了手术台，就没有尿了。"

看来两家医院，都有积极的态度，但没有十足的把握。

因为我的右肾天生弱小，如果左肾摘除了，我怕代谢单靠右肾完不成。在这种背景下，全家经过权衡，决定另辟蹊径——找中医治疗。

中医也让手术

集思广益，我们首先找到了北京诚敬堂中医诊所的彭鑫博士。第一次见到我，彭博士看看片子，又看了看我这个人，突然冒出一句话："我看你这个情况，还是手术吧。"

陪同的女儿接话了："彭大夫，我们就是不想手术，才找到了您。"彭大夫瞅瞅我说："那你信我吗？"我说："哪能不信呢？我们可是从大连慕名而来呀。"这时候，他才答应："那好，我给你调理。"

原来他是试探我，是不是真心求助中医。

就这样，做了一些检查，在抓药的过程中，他出去一趟，我起身向他告别，他对说："我看你啊，将来疗愈后会挺好。"

这句话给了我莫大的信心，我也解读出了多层意思：

（1）我可以疗愈。

（2）我疗愈的效果还会不错。

就这样，我每个月到彭博士那里去一次，坚持调方，坚持用药。第 10 次时，彭博士对我说："我看你就不用吃汤药了，我给你开点冲剂，回去吃吃就好了。"

后来，我到大连医科大附院做 B 超复查，发现，那个肿块半年没长，后半年却在缓慢地增长。

比起10厘米，4厘米算什么？

儿女们警觉起来，说"还得找医生"，大家就帮我收集到了上海中医药大学何裕民教授的信息。

也巧，大连工会有位副主席张女士，老抗日干部，患有膀胱癌，在何教授处中药调理，康复得不错，刚好与孩子们聚焦的信息对上，就挂了上海何裕民教授的号。

2013 年 7 月，来到上海市虹口区四平路的源盛堂，第一次看诊就感到非常稀奇：一般看病都是在诊室外面等候叫诊，这里却是一张大大的长桌，围坐的都是患者。看好一个，候诊者往里移动一个座位，大家可以促膝长谈，可以互相提供资讯，可以互相分享经验……我一看，这挺好。

或许有人会问，这是不是就没有隐私了？我的观点是，疾病是一个客观存在，不能讳疾忌医。大家知道了，可以集思广益，说不定最不起眼的人，给你的就是最有价值的信息。

更何况，大家只关注病情，而默契地忽略患者的身份信息。

何教授了解到我的病情后，笑着对我说："你这个病，我治过不少。江苏省 L 书记和你一样的病，但他手术了，在我这里调理。南京市政府的 Y 书记，肾上的肿瘤已经长到 10 厘米，十多年了，现在也挺好。你这个情况，咱们往前走。"

"10 厘米，十多年了"，比起这"两个十"，我的肿块 4 厘米 ×5 厘米，又算得了什么呢？4 厘米距离 10 厘米，不是还有一段很长的路吗？看来，"往前走"，可以走得很远啊！

医院的新型"体温计"

医生都有信心，我当然也有信心了。

不禁庆幸起自己的有缘遇见：体检时，遇到见微知著的好医生了；问诊时，找对好医院了，中国医大给我讲了实话，北京医院也没有对我隐瞒（如果不告诉我，就手术，手术了，就苦了自己）；选择中药调理时，找对好中医了。彭博士的"我看你疗愈后会很好"给了我力量，何教授的"两个十"的实例，给了我信心。

我一身多病：糖尿病二十多年了，高血压二十多年了，痛风病三十多年了，经常看病的我，最深的体会是——患者能否康复，除了自身的力量，还离不开医生的赋能。医生给患者一个微笑，病患全身都会热乎乎的；如果能再捎带几句安慰鼓励的话语，那病患简直就像换了新鲜的血液，大有返老还童之势。

患者对于医生"宣判"的敏感，或许就是当今医学上最新型的"体温计"吧，36.5℃左右，和病患体温接近，便于接受；过低，冰冷；过高，易烫伤。

不过一碗人间烟火

12 年来，体检，我就靠西医；调理，就靠中药。

2023 年 2 月 7 日，大连医科大学附属第二医院阅片见左肾占位，虽然直径已达 8 厘米，但我的生活质量有滋有味。身体好，心情好，日子自然过得也好。岁月静好时，不由想起汪曾祺先生的"四方食事，不过一碗人间烟火。"

没有家族史的我，肾上怎么会长癌呢？

1. 一日七餐的过去

在政府工作的几十年，8 点之前下班，就感觉对不起共产党。尤其是任职大连开发区党委书记、管委会主任的六年期间，从中央领导到各部部长，从新加坡、俄罗斯总理，到日本首相等各国政要，几乎每天都有参观团。

可以想象一下，每一次接待方案的制定，流程的安排，细节的雕琢，我都会亲自反复论证，反复修改，生怕出纰漏，生怕不圆满。其压力之大，时间之长，六年从未间断。

一般中午会在三个地方吃饭，晚间平均也要切换三个场合应酬。"三餐烟火暖"，曾是多少人温饱的梦想？可对我而言，一日仅三餐，四季才安然。

2. 会"声"会"色"的烟火

第一次去北京看病，好朋友带我去十里河、潘家园两个文玩市场去逛，从那以后，我就喜欢上了石头，每到一个地方，总要逛文玩市场，淘到一个喜欢的东西，会高兴好几天。石头不言不语，一旦与心相通，自会妙趣横生，正所谓"岁月不言，唯石能语"。

今年，我都奔80了，社会活动基本收尾了，有了更多的自由时间，就报了一个清华大学开开华彩声学院的声乐班，唱歌健脾，锻炼气息。

每次复查，何教授都会强调，这个肾病，切记3个问题：

（1）红肉少吃，要吃就吃白肉；

（2）红茶少喝，要喝就喝绿茶；

（3）牛奶少喝，要喝就喝酸奶。

中医认为，五脏、五色与五味有一一对应的关系，当某脏发生病变时，就要根据其所喜之味或补或泻。牢记何教授的嘱托，11年来，有"声"有"色"的生活，体重从95千克，到现在的83千克，掉了整12千克。

闲暇时光，喜欢到陌生的城市小住一些时日。不管到哪个城市旅游，我都会选择离农贸市场近一点的酒店，只为早上起来逛逛早市。因为听着操着方言的农民卖菜、卖鸡、卖鸭的叫卖声，摊主微信支付宝收付款的提示声，感觉是一种乐趣，所有的幸福，不过是一碗人间烟火。

长寿之乡的秘密

2013 年，我到了世界长寿之乡，中国人瑞圣地——广西巴马，住了 3 个月，甚是欢喜；2014 年和 2015 年，又分别去住了 3 个月。

回到大连以后，省里来了几位领导，跟我见面，得知我在同一个小地方连续去了 3 次，就问我："巴马怎么样？真的很传奇吗？能治病吗？"

我很认真地回答："真治病，我身临其境，真切体验。我一直有糖尿病，血糖（空腹）8.45 毫摩尔/升；糖化血红蛋白（HbA1c）8.10%、糖化血红蛋白 IFCC（HbA1c-IFC）43.16 毫摩尔/摩尔。一个月以后，街头义诊给我测量血糖，所有数值正常。"

水的原因吗？土质的原因吗？空气的原因吗？

于是，对招商引资敏感的同志，抱着"造福一方百姓"的出发点，研究起"巴马现象"——巴马五行文化与养生长寿息息相关，金为高地磁，木为负氧离子，水为小分子团水，火为红外光子，土为富硒土壤。最后让我揭晓，这是否长寿的密码，我认真地回答——

汇聚万物养生因子，这是科学道理。受水和空气恩惠的，是祖辈生活在那里的百姓。对于一个外地人而言，没喝巴马水，没呼巴马气之前，所有的闲杂，都烟消云散；没人打电话叫吃饭，没有请柬约活动，没有身份讲尊卑，有的只是心里的平静，眼里的青翠。

我常荡漾在百鸟岩的竹筏上，这里山绿、谷幽、风清、气爽、水甘、物美。看碧波浩渺，顿觉人生美好，当知足常乐、珍惜当下。

达人知命，既然病了，就要安于命运，学会忘病。癌症既然是慢性病，我们何不"以慢制慢"？长寿密码，或许在此吧！

医者点评

世纪之交（2000年前后），本人就注意到：很多癌（如肾癌、膀胱癌、甲状腺癌、前列腺癌）在很多情况下对人的健康及生命威胁并不很大，那时候世界范围内还无"惰性癌"一词，临床朦胧中却已注意到"癌的惰性现象"存在，但并没形成明确概念。

因为接触患者多（那时本人已亲自诊疗过几十名肾癌患者），故2012年在北京卫视《养生堂》做系列癌症是慢性病节目传播时，讲了20多种肿瘤的中西医治疗特点，特别强调肾癌的纯中医药治疗，效果很好。因为当时临床，肾癌除手术外，并无妙招。那时，虽然靶向药已问世，但实际使用中有以下不足：①贵；②效果一般；③副作用不小；④一定会耐药。

而当时肾癌的通行做法，手术后用长时间的干扰素加以巩固。但本人发现，使用干扰素后副作用不小，主要有发热、头痛、肌肉酸痛、食欲下降、疲劳等，而且对肝肾细胞常有一定损伤。

尤其是2008年，先后看了两位肾癌患者，手术后用了干扰素后都导致另一侧肾功能不全，最终肾衰竭。

特别是其中一位，是我同行——成都中医药大学附属医院儿科的主任医师。她是女性，哭哭啼啼告诉我，自己是主任医师，肾癌术后，希望保险点，只是打了2次干扰素，居然导致急性肾衰竭。

作为医生，她深知此后果严重，故伤感无比。自那以后，治疗肾癌有手术指征的，主张手术；进展较快的，可以考虑短时间配合靶向药。此外，更强调以中医药治疗为主。因为实战经验告诉我，这是比较稳妥且持久有效的对策之一，也符合我们强调的"智慧治癌"之原则。

大概十多年前，美国发布了一项研究成果：研究了 20 世纪 70 年代中期到 21 世纪最初 10 年的 30 多年间，美国的癌症发病及死亡率变迁。特别强调有多种癌的发病率（包括甲状腺癌、膀胱癌、肾癌、前列腺癌等）直线飙升，上升了好几倍，但绝对死亡人数并没有上升。

专家们分析认为：这个"发病率上升而绝对死亡人数却没有同步上升"现象，说明并不是因为疗效提高，而是因为新发现的这些癌，本身恶性程度就不高；妥善处置，并不一定会导致死亡。也就是说，新的技术导致更多的癌症被发现了，它们通常不一定有什么临床症状。而随着检测技术提升，更多的这类癌会被发现，类似现象还会强化。

特别是 20 世纪后半叶（80—90 年代），人们在淋巴瘤中发现有相当多的亚型属进展缓慢性质的，别刺激它，它本身不一定要你的命。故逐渐培育产生了一个崭新概念——惰性癌。这类癌如不被发现，它本身也不一定置人于死地。

惰性癌概念的提出，预示着癌症防治领域一场不小的革命。因此，我们专门在核心期刊《医学与哲学》上撰文分析指出：强调惰性癌需要全新的医疗思路及对策。因为惰性癌的现象比较常见，几乎所有癌种中都有惰性癌存在。对此，怎么鉴别就成了关键。此时，我们的经验是：不妨先观察，看其进展速率及发展态势，再采取相应措施，就是聪明之举。

惰性癌中既包括部分淋巴瘤，也包括多数类型的甲状腺癌、部分前列腺癌，及部分膀胱癌、肾癌等。在此，只是围绕着肾透明细胞癌而展开。

我曾诊疗过数百例肾癌患者，大多数是透明细胞癌，有的已经骨转移、肺转移、脑转移了，有的已用过靶向药。其中，有几十位就单以中医药控制，效果很好。

所以，当高先生找我时，我就明确告诉他：根据实际情况，不妨先保守治疗，且（保守）治疗且观察，有情况再作调整。

他是位理性且自控力很强的人，完全接受了相关建议，并认真讨论分析领会我们的理念。因此，一路下来控制得很好，几乎丝毫没影响其正常生活。疫情前他每年出国旅游几次，生活非常滋润、随性、轻松、自如。可以说，是他自己的明智选择，成就了他良好的"带癌生存"及快乐的老年生活。

初次见面，观察到他身材魁伟、满面红光、声音洪亮、中气十足，健谈而理性。他的手术与否确有争议，即使成功，另一侧肾原本就发育不全，能否排出废物，谁都没有把握。他基础病很多，凭社会条件，靶向药没问题，但有没有副作用，谁都不好说，毕竟当时他年过六旬。

鉴此，加上本人早期有较充分的经验，故建议先保守治疗，不主张第一时间试用靶向药。但要求他改善生活方式，进行综合调整，并随时追踪，争取纯保守治疗。如不行，再选择靶向药治疗也不迟。他欣然接受了，并知行合一地坚守着，一步步走了出来。

2021年，患癌九年后他写了篇文章，投稿发表。该文很有哲理且富启迪意义。故在后文将其摘录，以飨读者。该文最重要之处是提示人们：借助中医药，通过保守的综合调整，不仅可很好地带癌生存，高质量而健康地活着；且在持之以恒坚持之下，甚至很多原有的基础病都可得到某种改善。

其实，这一点我自己也是受益者——本人年轻时也是拼命三郎，故35岁时荣获"上海市劳动模范"称号。但40多岁时体检，发现血脂、血糖、血黏度、血压都有升高。有段时间甚至血压高到颈部强直，每天要用 8 片珍菊降压片，并准备用降糖药。考虑到母亲就患有高血压、糖尿病，我服用一段时间后，自我反思，觉得这不是好办法。痛定思痛，开始改变生活方式，特别是改善饮食，放慢节奏，学会释放压力……几年后，停用所有药物。现 70 多岁了，血糖、血压、血脂、血黏度都维持在不错的状态。可见，改变生活方式，知行合一，持之以恒，未尝不是好对策。

须知，**不是所有药都装在药瓶里。**

高先生的案例还提出一大思考——是不是所有癌，第一时间都要格杀勿论？很多情况下观察观察，未尝不是聪明的对策——如属惰性癌，发展不快，也许积极中医药治疗，并借助综合调整，让它更趋缓慢，甚至退回初始状态，是不是更合理，更契合患者的长期康复所求？

总之，很多情况下，以观察为主，借助中医药，综合调整，未尝不是很多惰性癌可选择的、几无伤损的、至高无上的理性且理想疗愈方法。

相伴九年，与癌共存
高先生

2021 年 6 月 16 日

九年前体检，发现左肾长个 4 厘米 ×5 厘米的肿瘤，被多家医院确诊为肾透明细胞癌。经权衡利弊，与家人商定放弃手术，找中医师保守治疗，同时请西医定期做 B 超和 CT 监测。九年半中，我没吃一片西药，完全中医治疗，现在肿瘤长到 7 厘米 ×8 厘米，中西医都认为还算稳定。这九年多，我的生活依然正常，生活质量不错，身体状态与健康人差不了多少。

这首先得益于我选对了医院，选对了医生。我先是在北京诚敬堂中医诊所看彭鑫中医博士一年整，2013 年至今看上海何裕民中医教授八年，这八年我从一而医，没再换过医生。幸运的是我结识了彭鑫博士和何教授，他们都给了我不少的教益。

人的一生也要注意从疾病中学习。我看了彭鑫博士的 2 本书，何教授的 5 本书，加之他们的治疗，觉得选择中医治我的癌症是选对了。九年的治疗实践，我深感他们继承发扬祖国医学的大医精诚，仁医仁术。

何教授治病是从你身体的整体入手。他告诉我癌症并不可怕，只是慢性病，他帮我从性格上找原因，从精神上开导，从生活方式上指导。他一句"你不要怕，我有一个同样患肾癌的南京人现在已经十年了，控制得很好"，这给了我很大的信心。

何教授看病也看人，治病也治心，耐心与患者交流，圆桌看诊时给患者之间相互激励创造条件，增强了患者抗病的信心。他一句暖心的话温暖了多少患者冰冷的心，让多少患者从失望绝望中看到了希望！包括我在内的很多患者经他治疗，病情或稳定或好转，都恢复了生机活力。从他身上我看到了高尚的医德，精湛的医术，从中感受到了温暖的医疗事业！

治病不仅要靠医生，还要靠自己。"求人不如求己，自己肯时无不成。"得了病必须反求诸己，从自身上找原因。两位医生从如何建立良好的生活方式和运动方式上给了我很多指导。我过去酒喝得多，肉吃得多，"口福"中生出好几种病。这九年，我戒了酒，饮食以蔬菜为主，红肉类吃得很少，坚持喝酸奶，喝绿茶，加之科学运动，体重降了二十多斤，什么血脂、血糖、血压、肿瘤都得到了较好的控制。

靠自己，根本是要有个好心态。生命诚可贵，生命是过一分就少一分，所谓岁月不留人呐！那就要活好每一天，跳出癌症的阴影去寻找享受，找乐子，万不可在忧伤中自暴自弃！我现在每年都会离家几次外出游玩，每周末去逛一次地摊看热闹，顺手淘件喜欢的小物件玩玩，这几年又写些小文章在报刊上发表。既然有不少癌友旅游能把肿瘤旅游没了，种地把肿瘤种没了，我们为什么不能把肿瘤玩没了？

另外，找到一个适合自己的治疗方法和好的大夫就要坚持下去。有一位一直关注我病情的沁尿外科主任，在前几年每年都提醒我手术不能再拖了，防止瘤子突然暴发，我很感激他。

但我说，癌症既然是慢性病，那我何不以慢制慢，让体内保持甚至增强免疫力，以较好的生活质量去享受人生呢？他说他还没见过像我这么大胆的，肿瘤长这么大了还不手术！

我说，我不是傻大胆，我的胆子来自于对中医药、对何教授的相信，来自于对自己抵抗力的信心，来自于对健康生活的向往！现在他看到我七八年还挺好的，说了一句感慨的话——他说："看来我们对祖国医学（中医）是得重新认识了！"是啊！如果中医和西医能够"各美其美，美人之美，美美与共"，这是中国医学多么巨大的力量啊！

达人知命。既然病了，就要安于命运，学会忘病。我带瘤生存已九年多，我想如果能再带瘤生存九年，那时我就八十四岁了。过去说，"七十三，八十四，阎王不叫自己去"。但时代不同了，我们生活在如此美好的新时代，这个说法会改变的，也可能到了八十四岁，甚至再多几年也不会去了！

编者感思

关于圆桌会诊：

在国际学校工作多年的我，发现国际会议上，很少采用传统的"一人台上讲，万众台下听"的形式，而是采用"工作坊"的培训方式。通过集体参与、互动交流，促进学习者在特定领域内的知识、技能和态度快速提升。因采用"小组互动"的学习方式，有助于学员共同探索问题，分享经验和知识，并从中获得不

癌症疗愈录——肿瘤门诊叙事纪实二

同的观点和反馈。

从反馈来看，工作坊的形式，对于培训者更轻松，对于受训者更有实效。

何教授开创的"圆桌会诊"，不知是否受到"工作坊"的影响，但动机肯定与工作坊殊途同归——化解困惑，让在场者参与，让参与者共进。

关于市长的抒怀：

了解大连的人都知道，开发区在大连市和辽宁省的重要地位。在高市长执政的那个年代，小小的一个开发区的 GDP 和辽宁省的 14 个地级市相比，全省排第四，前三名分别是沈阳、大连、鞍山。

退休前，高市长 8 点走出办公室还带着对党的一份愧疚。

退休后，就在我采访前，高市长还出席大连市工会成立 100 周年庆祝大会，山东济宁大连商会成立大会……

我问高市长："您不是喜欢巴马的清闲吗？为何还要参加这些公务呢？何况您已退休多年？"

没想到高市长回答得如此简单有力："对社会有公益的事，对老百姓谋福利的事，我都去。"

不由让我想起大连的一种树——槐树。它有着沧桑枯劲的枝干，却开出清新甜柔的花朵。在那些饥荒的年代，老树尽其所能地开花，人们也享尽其材，做成槐花窝头、槐花饼、槐花包子和槐花饭，补充了千家万户的口粮不足，与大连人民结下了不解之缘。

难怪，老大连人对槐花，那么情深谊长。

高市长用"以慢制慢"分享他康复的感怀，我则用槐树来赞美高市长对党的一片忠诚与慷慨——万人丛中一牵手，使我衣袖十年香。

関于长寿密码：

今年8月，带着对广西巴马的憧憬，我来到了百魔洞。进入洞中才发现，鲜有中青年游客，几乎每一块石块上，都躺着一位老人。看他们的装备，显然是从早到晚的常客。靠近一位老人搭讪，得知，他买了百魔洞的月票，来这里专门躺着"治病"的。

我笑问："治病？这么神奇吗？有神医吗？"老人笑答："有！自从我从广东来到这里两个月以来，家里的人情世故再不过问了，每天只享受洞里的空气和水。"

我追问："那，有效果吗？"

老人认真地回答："你还别说，小毛病都没了。"

原来，当一个"社会人"，变成了一个"自然人"之后，心神和大自然就融为一体了。

在巴马，有一种处世哲学，早已深入骨髓；

在巴马，有一种万物状态，早已融入一体；

在巴马，有一种生活方式，称作——天人合一。

癌情概述

肾细胞癌（RCC）占成人恶性肿瘤的2%~3%，位居男性前十大肿瘤之列，且随着我国人口老龄化及生活方式的改变，RCC发病率在不断升高。其中又以肾透明细胞癌（ccRCC），一种来源于肾小管上皮细胞的腺癌居多，约占肾细胞癌的75%。

相比其他器官的恶性肿瘤，肾透明细胞癌恶性程度较低，一般会有较好的预后，特别是早期（Ⅰ期和Ⅱ期局限于肾内），5年生存率高达91.7%。大多数肾透明细胞癌为散发，很少见家族聚集。确切的病因至今尚未明确，可能与遗传因素有关：与VHL抑癌基因突变或缺失相关，发生突变或缺失的肾细胞中，

VHL蛋白缺失或功能异常，生长因子大量增加，从而产生了细胞病变，形成肾透明细胞癌；也可能与疾病因素，如高血压、糖尿病、肾结石、病毒性肝炎等疾病本身相关，或因其治疗方法（如药物，降压药、扑热息痛；长期肾透析等）导致肾脏病变，从而诱发本病；也可能与长期接触马兜铃酸、石棉和三氯乙烯等有关。吸烟和肥胖是目前已知的致癌危险因素。

虽然男女都有两个肾，但肾透明细胞癌更喜欢在男性身上"扎营"，男性的发病率是女性的2～3倍。从病因可知，肾透明细胞癌的发病与不良生活方式有很大的关系，而男性恰好存在过度吸烟应酬、喜食高脂肪高热量食物的现象。因此，防治本病，改变不良生活方式也是一大关键。

正如本例患者撰稿中所言：治病不仅要靠医生，还要靠自己。除合理的治疗外，规律生活、均衡饮食、戒烟忌酒、体育锻炼以及保持乐观心态都是至关重要的。

饮食方面，应当保持食物多样性，宜多食用十字花科蔬菜，如卷心菜、西蓝花、花菜、油菜、萝卜等；宜多食含有丰富维生素和纤维素的新鲜水果，如橙子、橘子、柚子等；宜适当多食含有丰富 ω-3 脂肪酸和维生素 D 的鱼类，如鲑鱼、沙丁鱼、鲭鱼等；宜食用全谷类食物和高纤维食物，如高粱、燕麦、糙米等。同时要严格戒烟戒酒；避免高脂饮食，限制动物脂肪摄入，植物油也要限量；减少食盐摄入量；不吃霉变、腌制、油炸等食物。

除此之外，还需预防肥胖，根据个人身体素质进行适度运动，如慢跑、游泳、打球等，以此来维持健康体重；积极监测、控制血压、血糖在正常范围；养成规律的作息习惯，保证充足的休息时间；同时要注意保持积极向上、乐观的生活态度，加强对疾病的认识。

狭路相逢，"拥"者胜！

—— 未手术的前列腺癌患者，3个坚持康复14年

董先生

年龄：86岁　　职业：首都机场管理者　　地区：北京

前列腺癌患者，晚期没法手术，饮食的坚持、锻炼的坚持、服药的坚持，3个坚持助其康复14年。

患者自述

一路狂飙的抗原

2009 年开始，70 岁的我夜间小便渐多，起夜四五次。7 月份，单位组织体检时，数据显示前列腺抗原（T-PSA）6.2 纳克/毫升。医生说：T-PSA 不超过 10 纳克/毫升，问题就不大，我也就没放在心上。

一年后，2010 年 7 月 29 日，再次体检时，T-PSA 就达到了 12.6 纳克/毫升，这个时候引起了我的重视，虽说重视，但我并没有太紧张。因为当时在机关工作，经常去医院看患病的同事们。从他们之中了解到，50% 以上的男人，尤其是老年男人都或多或少有前列腺毛病。再说，前列腺相关症状与遗传、肥胖、长期饮食不当等因素有关，不算突发，不算太大的毛病。

2010 年 8 月 23 日，到了北京协和医院再查，T-PSA 竟然飙升到了 17.49 纳克/毫升，医生让我住院。8 月 31 日，经穿刺确诊为：前列腺癌（Gleason Score5+4），前列腺组织累及到精囊和膀胱后壁。免疫组化结果显示：P504（＋），PSA（＋），CK34βe（－），p63（－）。医生说，已经无法手术，只能采取内分泌治疗。

深承军人遗风

前列腺癌一般分为 1 ~ 5 级，级别越高越不好，级别越高表明前列腺癌细胞的转移侵犯或浸润能力更强，恶性程度更高，我的应该归属于 7 级。

前列腺癌还有一个评分体系，分值 ≥ 8 分，就是一个未来肿瘤具有强烈的播散转移风险的不良信号，我的分值达到 9 分。对照两个标准，我都接收到了不良信号，甚至是高度恶性的信号。有资料提示前列腺癌分值为 7 分，生存期可能是在 5 年到 10 年之间，而我已是 9 分，这样看来，我只有 1 ~ 5 年的时间了。

当时自己把病情搞清楚后，并没对家人细说，一是怕他们紧张；二是觉得不过就是面对死亡考验而已，自我接受就可以了。

难免时常回想起往事：1954 年，我才 16 岁，就参军过上军营生活。虽然没打过仗，但是部队的老同志对生死的态度，还是深刻地影响了我，并传承了下来。

1958 年，我从空军某部队调入民航，在首都机场工作。身边的领导几乎都是红军、八路军和解放战争的一些老同志，他们无不具有钢铁一样的意志，雷霆一样的勇敢，浩然一样的正气。

再加上，我时时在想，都进入 2010 年了，医学上已经对癌症有了一定的治疗办法，就更加毫无畏惧。即使客观上不能治疗，也只能主观上顺其自然。

抗原又急剧下降

遵照北京协和医院医生的方案，2010 年 9 月，我开始注射达菲林（注射用醋酸曲普瑞林），每个月一针，同时口服康士得（比卡鲁胺片）。注射之前，医生就明确地告诉我："达菲林就管一年，一年后就不起作用了；要巩固效果，必须借助中医药。"

所幸的是，这一年的药效算是立竿见影。达菲林注射一个月后，2010 年 10 月 8 日，T-PSA 就从 17.5 纳克/毫升降到

6.5 纳克/毫升。11 月 9 日，降到了 0.5 纳克/毫升，此后一直保持在 0.3 纳克/毫升以下。

2010 年 12 月 22 日开始放疗，2011 年 2 月 16 日放疗结束，共放疗 40 次。因为放疗在小腹部，对直肠难免有所破坏，所以，我大便时除了坠胀疼痛感以外，还不定期地出血，伴随着黏液，排便也比较频繁，符合"放射性直肠炎"的临床表现。好在后面的中医药调整，这些症状很快在不知不觉中消解且消失了。

《养生堂》——百姓的健康膳堂

或许是上天眷顾于我，2011 年 4 月 1 日，北京卫视悦悦主持的《养生堂》栏目，播出了"癌症只是慢性病"第五期，演讲嘉宾是上海中医药大学何裕民教授。

节目开头，大屏打出来一段话，至今我记忆犹新：年过 50 以后，前列腺癌造成的死亡率是男性的主要死因；它可能起因很多，包括遗传、衰老、生活方式不当等。而抽烟是引发它的主要原因之一。另外，饮食中脂肪、蛋白质、胆固醇成分越多，发病率越高；换句话说，吃得越好，越容易被它盯上。而且，越是膏粱厚味，越容易发生此病，且发现它的时候，常常是晚期。

我一听，便十分认可这一说法，因为每句话都和我的症状对应得百发百中。

接着，何教授讲道：前列腺癌是男性走向衰老过程中必然面临的问题，土著人的前列腺癌发病率要比现代发达城市发病率低 70%，印度人的前列腺癌发病率很低，这些主要原因就和膏粱厚味饮食有关。

这句话好像一下戳中了我，想想过去几十年的生活，我可以说每天都是高蛋白、高脂肪。接着，节目中走出了一位前列腺癌骨转移的老人，西药治疗耐药的情况下，已经出现了坐轮椅的尴尬，结果，在中医药的调理下，逐步恢复正常，出镜时红光满面、精神矍铄、行动自如。

我决心找这位何教授看看。

有种体操叫"提肛运动"

何教授的门诊号已经安排到5个月之后，但我求医心切，急于要找到他。首都机场领导知道情况后很快找到了上海中医药大学的校长，于是，2011年6月，我在上海虹口区上海民生中医门诊部如愿见到了何教授。

我带着厚厚的一沓片子、报告、化验单，把发现的过程、治疗的概况、检查的结果、当下的疑虑等，都一一告知了何教授。

看完后，教授安慰我："前列腺癌总体上是惰性的，不是很凶险，不用太担心。兵来将挡，只需要温和地调治，还可以活得很长。但需要好的生活方式调整与优化，我会多多给予你生活方面的指导……"他除疏方开药外，还给出了一系列具体的生活方式调整要点。如此系统关照，我是第一次获悉，故听得特别仔细。这些年来，这些叮咛我牢牢铭记在心，且知行合一，坚持至今，获益匪浅。也许，这些对我的迅速康复，13年安安稳稳地疗愈，功不可没。

另外，教授也曾在《癌症只是慢性病：何裕民教授抗癌新视点》一书中提到，前列腺癌是美国男性第一大癌，美国对死于他因的男性尸解研究发现，相当一部分人都检出前列腺癌，包括20多岁的男性也有发现，但其进展常十分缓慢，近50年时间里可能都没有太大变化。这些都大大地鼓舞了我后期康复的信心。

开完药方，何教授又特别交代："一要学会糊涂一点；二要多做提肛练习；三是要把中草药药渣熬了泡会阴，泡脚；四要注意饮食，多吃南瓜子，少吃牛羊肉、甲鱼、蛋白粉、西洋参、人参、蜂胶、蜂王浆、韭菜、花椒、泥鳅、牛奶……"

我没有问为什么，既然"病从口入"，就让"病从口出"吧。

我只是惊叹：原来有一种操叫作"提肛运动"，原来中药不仅仅是吃的，还可以泡会阴，当洗脚水……

看完以后，我到洗手间，何教授也跟着过来了，不知是巧合，还是特意跟过来。我想留个他的电话，提出请求后，他很爽快地告诉了我。

贵宾室成了我的诊所

此后的十多年间（除了疫情期间），何教授每年会来北京会诊多次。因我刚好曾分管机场贵宾室及餐饮业务，获悉教授每次飞京信息，我都会在出口处接他，让他到贵宾室稍作歇息。他看我年事已高，行动也多有不便，就提议在机场问诊调方，就这样我从办公室步行几百米就到了贵宾室；就这样，贵宾室就成了我的临时诊室；就这样，我每次都能第一个挂上号，也是唯一的一个特殊的免费专家号；就这样，我拥有了如此奢华的私人保健医生。

因为我的病情非常稳定，身体越来越好，机场患癌的同事找我咨询，我就引荐给何教授，他对我的同事也像对我一样真诚又热情地诊断，我备受感动。

滴水之恩，当涌泉相报。后来，何教授看诊的地址转移到东城区东四十条首都医科大学的国医馆，每年来北京的次数更多了。

他延长了我的生命，我唯一能报答的就是，减少何教授出行的时间。在机场各种手续的办理，我都会拜托同事为他代劳，让他宝贵的时间，更多地应用在他的学术上，和对其他患者的诊疗上。

何教授赋予了我多活的时间，我则用时间来回报！

只管春天播种，秋天自会给出答案

除了辨证施治开方，何教授每次都会强调：癌症治疗要打"医""药""知""心""体""食""社""环"八个动作"组合拳"；给了我与癌和平共处的"生活规律、科学饮食、合理锻炼、定期复查、辅助治疗"五个要诀。根据何教授主审《生了癌，怎么吃：何裕民教授饮食抗癌新视点》，我每天必吃的一道菜就是"橄榄油蒸番茄"，加上半个苹果，或猕猴桃，"一菜一果"，至今，我坚持了 13 年。

中药，为了最后使用药渣，我坚持自己煎熬，从不让老伴和孩子帮忙，一是把劳动当成一种锻炼；二是煎熬的过程，也是自我对话，自我灵修的过程。至今，我坚持了 13 年。

太极拳、太极剑、太极扇，动作柔和，舒缓大方，体静神舒，内外合一，也是我喜欢的运动之一。初秋两季，非雨雪天气，我都会打上一段。夏季游泳，冬季打乒乓球。至今，我也坚持了 13 年。

饮食的坚持，锻炼的坚持，服药的坚持，我并不是为了赢取生命，只是在阅读《大病之后才明白——何裕民透过癌症悟人生》后，觉得就应该这样地活着。

我只管春天播种，秋天自会给出答案。

信念坚定的巨大收获

这不，2023 年 5 月 23 日复查，我的 T-PSA0.09 纳克/毫升，在没有做手术、没有化疗、早就停了内分泌治疗的情况下，已经稳定 13 年了。因为一开始找到何教授，他就面授机宜，服用内分泌药定期查 T-PSA，一旦在 0.2 纳克/毫升以下、连续两次（相隔 75 天），就可以大胆停止内分泌治疗。一两年后上升到 4 纳克/毫升以后重新吃药。但注意控制饮食，完全可以让它不往上走。对此，阶段性治疗我是接受的，因为我自己做了"功课"（私下找人了解了一下），一直吃下去一定会耐药的。但对能否通过饮食控制，让其不再上升，却丝毫没有把握，总觉得是种安慰。现在看来，让何教授诊疗后，很快达到他的停药标准。

在教授的果敢坚定要求下，我毫不犹豫地停了内分泌治疗，粗粗一算，停药也整整 12 年了。看来，教授经验还是非常丰富的，既果敢又愿意担责。须知，多少前列腺癌患者纠结、苦恼于内分泌治疗：长期吃一定会耐药，停药又不敢；耐药后开始有药可以换，但也很快又耐药了，最终都陷入了无解的纠结与困惑之中……

相比于大多数晚期无法手术的前列腺癌患者，不得不说，我是幸运的——因为有教授的呵护，有他犹如"私人保健医生"般的专业指导——我从来没有就此事困扰过，遂心态特别平和；因第一时间被告知我的合理做法，既安全又充满智慧。也许是受中国传统文化熏陶，教授留有后手，让我心里十分踏实。这又有助于我的康复，促进了我顺利地走出晚期癌症阴影，潇潇洒洒地活着。

与教授接触多了，知道他诊疗的前列腺癌患者不算少，与我一样，他大都会推进内分泌的"见好就收"的阶段性治疗，使用者受益良多。这不由得让我联想开来——一个小小的减药动作，不算大的问题，但需要临床密切观察，细心研究，需要哲学思维，需要一种洞察事理的智慧，更需要一种与患者感同深受的同理心，和一种担当精神，这才是何教授不同于一般医生之处。至少，他能设身处地感受患者困惑，能够勇于探索，且大胆承担责任。

这些，更使我肃然起敬！

医者点评

　　老董是军人出身，13年前风尘仆仆从北京赶来求治，坐在我面前时，一股军人的铮铮硬骨风范，给我很深的触动。他患的是晚期前列腺癌，已无手术指征，只能靠内分泌治疗。他清晰地知晓内分泌治疗一定会耐药，结果会是怎么样，医患双方均不言自明。我第一时间给了他恰到好处的指点，而不只是廉价的慰藉。因为当时我们已疗愈了数百例前列腺癌患者，心中很有促进疗愈之把握。

　　比如，第一本《癌症疗愈录——肿瘤门诊叙事纪实》中的那位李老工程师，是2003年的晚期前列腺癌骨转移患者，当时李老先生是坐着轮椅来求治的。董先生找我诊疗时，李老已康复十年了，且是完全康复，状态很好。也许，我当时就向董先生提及了李老先生，也许提及了其他前列腺癌康复者。因为我们的前列腺癌康复者不下数百例。总之，我比较信奉心理学的示范疗法，第一时间一定给晚期患者以真实案例之示范，常能起到事半功倍的榜样效应。老董告别时充满康复信心。后面我俩接触了数十次，感受到他非常理性、坚韧，一旦认准后，便坚定不移、一丝不苟地贯彻执行的军人风格及知行合一的文化素养。

　　在21世纪初的二十多年时间里，我应邀去北京会诊特别多，甚至有时一个月要去两三次。一旦老董知晓我去京总想见见我，并帮我安排好接机事宜。因为过于频繁，我多数时间不告知他，怕太麻烦了。但他经常联系我，希望见到我。因此，一段时间首都机场贵宾厅变成我的出入门厅，不时地造访，而且成了临时诊疗室，经常见见老董，会会其他患者，改改方，提出治疗意见等。由于前述的老董一丝不苟的军人风格及知行合一的文化素养，他各方面都理解及配合得很好，故恢复得很快。尽管不能手术根治，指标却很快控制住了，并按照我们的指导，停止所有内分泌药物，就靠中医药纠治及生活方式调整，维持至今，整整13年，效果很好。如你在现场乍一瞬间，看见的是位腰板挺直、气宇轩然、精神抖擞的老人。倘若告诉你，他已86岁了，且是位晚期癌症患者，患病已14年了，你压根儿不会相信。你一定会坚持认定他是六十多岁的健康老人，身上还散发出老军人所特有的铿锵之军魂魅力。因为他的确康复得很好，故影响了周边癌症患者无数，他也介绍过不少类似患者让我指点纠治一下，总体效果都很不错。这里，促进康复因素很多，老董身上的精气神，包括坚定不移、一丝不苟、知行合一地落实康复措施等，都是极其重要的抗癌力。至少作为医者，我坚信这一点。

其实，在老董找我之前，我们就疗愈过几百例前列腺癌患者，遂对前列腺癌一直比较关注，且治疗还是比较有把握的。我们很早就注意到，绝大多数前列腺癌是不良生活方式导致：这类生活方式主要就是膏粱厚味多了、营养过剩，严重超过了人体需求。有的还受烟、酒之影响。外加老是坐着，运动不够……各种因素叠加。因此，综合各方面做出相应调整是很有价值的，属于病因性治疗。

早年，有一份研究资料印象深刻，美国前列腺病/前列腺癌发病率世界第一。美国专家做过分析，美国是一个个town（城镇，相当于大小城镇）组成的，哪个town的牛奶、牛羊肉消费量高，该城镇的肠癌、前列腺癌发病率就高，且呈现出明显的正相关性。其实，不一定要做生物学实验检查，很多现象学因果关联统计就能说明很多问题。再举近期的严谨资料为例：2022年资料提示，世界范围内前列腺癌的总发病人数141万，在全球男性新发癌症排名中列第2位；而在美国，前列腺癌发病率早就高于肺癌，成为威胁男性健康肿瘤的首位癌症。按照标化后计算，全球前列腺癌的发病率如表2（指每年每10万人群中的新发病数）。

表2 全球前列腺癌发病率

地区/国家	发病率（年龄标准化）2022 年
世界	29.4/10 万人
美国	75.2/10 万人
中国	9.7/10 万人
印度	5.6/10 万人

换句话说，全球每年 141 万前列腺癌患者，平均发病率为每 10 万男性中 29.4 人患病，但美国是每 10 万男性中 75.2 人患病，是平均水平的近 3 倍，美国人当中又以黑人为更高。有资料提示，1993—1997 年美国黑人达到了 185.7/10 万人。同一时间全球范围内，亚洲前列腺癌的发病率远低于欧美。印度则仅为美国的 1/13，全球平均水平的 1/5。这里，既有人种差异的存在。如果兼顾饮食因素，也许又能获得新的解读。

部分国家和地区的肉类消费量（每人年，2022 年数据）：

世界平均一年肉类消费量 30.10 千克，美国 124.1 千克，中国 60.59 千克，印度 3.78 千克。考虑到还有禽、蛋、奶等摄入，它们之间有国际换算公式，可最后计算出国家/地区的人均一年肉蛋奶指数。这个指数有着指标性意义，提示如下：

美国：2.94；中国：1.03；印度：0.35。

可见，在高脂饮食方面，中国和印度等亚洲国家与美国等北美国家存在巨大差异。同为一个人，美国人均一年肉类消费量是中国人均两倍多，印度人均的 33 倍之多。这虽不足以最后证实是饮食差异造成了前列腺癌发病率的高低，但至少可从一个侧面佐证重视对这类患者肉、奶等需要有所控制的重要性。

所以说，从世纪之交起，如何管控过多的蛋白质摄入，包括肉及奶制品的摄入等，是纠治前列腺癌的重要原则之一。

众所周知，癌高发的是欧美发达国家。其之高发，饮食因素不能忽略。相较于欧美来说，中华民族祖先是以农耕为主的，长期谷物为主，过多的膏粱厚味，过多肉奶类油脂类，可能并不利于国人的健康。关涉到的癌症，除了男性前列腺癌外，还有肠癌、乳腺癌等。因此，如何借助饮食来控制癌症非常重要。本书提及的李工程师、老董之前列腺癌疗愈，也包括本书提及高市长的肾癌之控制，优化饮食都非常关键。其实，最好的药物就在生活方式调整之中，当然，通过饮食等生活方式之调控，往往起效需要时间，不太可能会迅捷见效，但起效后却效果持久而稳定。对此，很多人可能暂时没有认识到这一点，需要加强认知，学会贯彻。须知，借助饮食调整以治病，是公认的医生最高境界！

前列腺癌还需指出两点：

（1）虽前列腺癌总体上属惰性的，90%以上比较好控制，但也有少数属相对难以控制的；其间更有1%～2%的前列腺癌患者属高度恶性，对所有治疗都不敏感。这种恶性程度与评判分值似有关联性，但关联性又并非密切，具体机制尚不明晰。我们近千例前列腺癌患者中有七八例属恶性程度极高，对各种治疗反应均很差。怎么控制，放化疗加免疫靶向药一起用，均无济于事。对此需有所知晓。这类患者饮食调整及情绪优化仍旧有一定的意义。

（2）前列腺癌非常容易转移到骨。也许可以用中医学的肾主骨来解释（前列腺癌在中医学看来，属于肾的病）。对此，该病患者强调一定不能负重，需要且应该经常运动，但切忌剧烈运动。对此，我们的经验是主张经常散步，进行轻微的肢体活动，但要穿软底鞋，不宜穿皮鞋及硬底鞋，且一定避免爬高登山，避免背重东西，避免长途跋涉等，关键是减轻骨骼负荷。

有一个深刻的教训，蚌埠的一位老干部1997年找到我，他患晚期前列腺癌伴骨转移，因病情很重，初期没法亲自前来，那时候还没有微信视频等，子女等只能带照片等代诊。半年后控制得不错，能起床下地行走了，家属特别感激。大概在1999年前后，能自行来上海就诊了，四五个月来一次。记得第四次来时精神抖擞，情绪及兴致特别高，诊疗完毕，老人说来上海多次了，多年没去南京路看了……子女们看他兴致很高，征求我意见，我说要谨慎，因为走得太远太多，怕老人受不了。子女拗不过老人，只能陪着去了。老人兴冲冲地走了一个下午，逛金茂大厦及浦东陆家嘴。休息后第二天上午再去游玩豫园及南京路。接着，坐火车直接回去了，车上就觉得浑身关节酸楚，到家后打电话说，第三天浑身关节剧痛，起不来床了。其实是关节过度负重，诱发骨损伤加剧……一个多月后老人遗憾地走了，家属特别懊恼。这种情况我们见了多次，这类血的教训不少。因此，对前列腺癌患者一定要保护好骨头，切记，负重对他们来说极其不合适，要穿软底鞋，且避免爬高登山，避免长途跋涉等。

在这方面，老董的范例就是一面旗帜，他本身好动，却十分注重活动中保护好骨骼关节等。这些，值得学习借鉴。

编者感思

董老生活的京津冀地区有很多独门小院，低矮的院墙上，往往都密密地插着一圈玻璃瓶碴，在阳光下泛着凛凛的寒光。

看得懂，这是防盗的一种手段。

2 000 千米之外的南方——鼓浪屿小岛上，几乎家家户户的院墙上很诗意地种着一排纤细的藤蔓，枝蔓爬满一堵红墙，南方的春天在春节前后就来了，一簇簇盛开的凌霄花摇曳生姿、娇小可爱，像一把把橙色的喇叭在晨风中吹响。

找了一户人家问道："这么多凌霄花不怕游客摘走吗？"

老人家淡然一笑："种花是为了赏花，不能怕摘花啊，就算摘了，它还会再开呀……"

赶紧凑近看了看，绿色的长藤爬满了栅栏，只在稀疏的地方露出一点空隙，整面墙壁都被密密的叶子遮住了。

既能欣赏鲜花的香艳，又暗筑起一道防范的篱笆。

忽然醒悟——拿起武器的方式，也不一定非得激烈和尖锐。

温州楠溪江的江面上，有很多柱状的石块组成的小桥，叫作——搭石。我曾经心存疑惑：相向而行的人在搭石上相遇，该怎么通过呢？

两人侧身？一人后退到岸上？一人躲到水中？还是有特制的随身携带的工具？

直到有一天看到，两个相遇的人互相抱着转了180°，相互掉转了刚才的面向，在会心一笑的同时，轻松通过，我才恍然大悟——

"狭路"相逢，并非"勇者"胜，而是"狭路"相逢，"拥抱者"胜！

癌情概述

前列腺癌是一种常见的男性恶性肿瘤。全球范围内，男性一生中患上前列腺癌的概率为1/18；且前列腺癌是男性发病率最高的癌症。目前我国已经进入老龄化社会，随着人民寿命的延长、饮食结构的改变、筛查及诊断水平不断提高，我国前列腺癌的发病率虽然远低于西方发达国家，但近年呈明显上升趋势，已经逐渐成为严重影响我国男性生命健康的肿瘤之一。

前列腺癌本身大都属惰性癌，可长期带癌生存，甚至部分人可能终身没有症状，也不会给当事人带来麻烦。一个重要的佐证：2011年5月，美国报道了一个大样本的研究结果，研究对象是700多位年龄在57到74岁的男性，且专注于前列腺癌。先用微型探针确定他们患有局灶型前列腺癌，尔后，都仅用保守治疗，20 年后再来评估这些人，其中，死于前列腺癌的只有 7%；反过来说，93% 的人在 20 年内都不会因为前列腺癌去世。此文发表后激起了一个全球性的争论，前列腺癌需不需要我们通常所说的先切掉，再放疗，再化疗等。

就高龄老人而言，各脏器功能都比较弱，常合并有其他慢性病，而手术、放化疗等创伤性治疗都是双刃剑。若进行过度的攻击性治疗，则常因毒副作用严重，而缩短其生存时间，降低其生活质量。因此，我们可以借用军事思想于癌症治疗，把"四两拨千斤"和破城锤战术有机结合起来呢？先考虑要"巧干"，然后才是征服性的"大干"。今天西医通行的只是"破城锤"的征服性"蛮干"：像扩大根治术、大剂量化疗、放疗，包括微创等，"几斧头"下去，能活下来的，算是幸运，不少人这一关都过不了。再后来，活着还要备受煎熬，甚至痛苦地坚持一段时间后，很多人被告知转移复发了。为什么不智慧地与癌症周旋，先"四两拨千斤"呢？所以，我们真的需要好好反思反思！

观察表明：摘除前列腺后大概率会出现排尿异常、附睾炎、尿失禁、勃起障碍、生育力丧失等并发症。也许后两者对前列腺癌患者来说，不一定重要，毕竟患者年龄都不算小了。但排尿异常、附睾炎、尿失禁等却常令人苦恼。有些人的后遗症是长期性的。因此，前列腺术前三思是有必要的。

何裕民教授有个典型案例，也是转业军人，姓冯，曾是上海郊县青浦领导，退休后 66 岁时确诊为前列腺癌，当时没有临床症状，局部已粘连，手术有难度，本人不愿意手术。找到何教授，教授意见非常明确，建议中西医结合保守治疗，他十分乐意，夫人却不吱声。结果 3 个多月后，老冯夫妇俩愁眉苦脸地找来求救了。原来夫人不同意保守治疗，拖他去了上海著名前列腺专科做了手术。因他有一官半职，故医生信誓旦旦地保证手术没问题。术后出现尿失禁，又做了放疗，结果痛苦不堪，除了下半身胀痛不适、十分痛苦外，每星期要去两次医院，一次通前面（通小便），一次通大便。见面时十分后悔，他夫人只是躲在身后，涨红了脸，一言不发。最后，大概用了半年多时间内服外敷结合，调整后完全改善，最后能自行开车了。此案提醒，在没有典型症状前，先中西医保守治疗未尝不是个很好的选择。

我们的经验：对于本病，尤其对高龄患者，一定强调悠着点，可以中西医结合。除内分泌治疗外，中医药调整全身，提高自身抗癌力，让癌症病灶长期控制在受限状态；还可配合如外敷等对症治疗，消除或减轻痛苦症状；如此，也许会比积极的创伤性治疗，无论是生存质量、自我感受，还是生存时间等，都要好很多！

病，不会说谎

—— 非霍奇金淋巴瘤患者，把握节点获康复，健康生活10余年

陈女士

年龄：58 岁　　职业：银行职员　　地区：重庆开州区

中医介入有最佳时间吗？非霍奇金淋巴瘤（弥漫性大 B 细胞淋巴瘤Ⅳ期）晚期患者，开刀无策再缝上，把握节点获康复，健康生活 10 余年。

患者自述

....

体检结果：思想有问题

2012 年 5 月，我总是感觉胃部不舒服，吃了饭就胀。开始，吃多了，胀；后来，吃少了也胀。特别是从中饭后到晚饭后的这个时段，更是不舒服。

开州区共有 16 家医院，当地医院名医我几乎全都找遍了，就连乡村的老中医一个也没落下。诊断的结果，几乎都是给我开了肠胃药。

在开州区人民医院，每年我都做两次体检，均没有发现任何问题。可是身体告诉我：不可能没有问题。医生判断：唯一的可能，是我已经 45 岁，进入了更年期。可是我月经正常且规则，没有任何更年期的典型症状。

医生判断的，和我身体感觉到的不一样，所以，我认为医生的诊断不对。

于是，我们驱车 3 小时来到重庆医科大学附属第一医院。CT、B 超、抽血、胃镜……能做的检查都做了。结果告诉我：除了胃窦有一点点炎症外，其他，没有异常，也就是说"没病"。

又到了西南医院（中国人民解放军陆军军医大学第一附属医院），同样，CT、B 超、抽血、胃镜，能做的都做了，还是说我

"没病"。

我尽量用规范的语言描述了自己感受到的身体之不适，医生听后宽慰我："你的身体还是可以的，就是思想负担重，工作压力太大。"

本人在银行上班，爱人在政府工作。在一个小区县生活，算是"比上不足，比下有余"，自认为不存在过大压力和负担。但医生容不得我解释和反驳，最终对我老公说："可能是你没经常陪同夫人，她的思想出了问题。"

医生骂我神经病

悻悻离开，只好来到第五家医院——新桥医院（中国人民解放军陆军军医大学第二附属医院），查了，没问题。第六家医院——重庆市中医院，查了，也没问题。

这些，都是西南重镇重庆的顶级医院啊！我走投无路了！但诚实的身体告诉我，还是有"病"！万般无奈，只能继续求医！

2014年1月，再次回到西南医院。单位所定体检套餐是2 000元，我自己又加了2 000元的项目，能查尽查，能查全查；最终，还是没有问题。

我就问医生："有什么漏查的项目吗？还有什么可查的吗？"医生答："能查的都查了，你好得很，一点问题都没有。"

我终于忍不住了，吼了起来："我很不舒服，还有没有其他项目可查？我有病……"

医生笑出了声："你确实有病——神经病。"

老公相信了

"神经病"三个字从医生嘴里说出来，而且，是在我心急如焚时，笑着对我说的。我反怼医生："凭什么说我神经病？"他看我生气了，半解释半安慰道："人家都希望没病，你却说自己有病。体检过了你没病，你却坚信自己有病，所以你是神经病。"

我暴跳如雷："既然你说我神经病，今天我就不走了。你给我神经科查一查，到底是哪一种神经毛病？"

这样一来，我便成了医生眼中的"医闹"，他也生气了，叫来了保安，保安又叫来了院长。

爱人看我在医生办公室迟迟没有出来，就过来找我了。保安边控制我，边向老公还原了争吵的全过程。

听后，老公先是蒙了，后来半信半疑了，最后竟然相信了。

老公把我拉到一个角落，深情而又虔诚地劝我："老婆，你要相信我们的家庭是很美好的，你要相信我对你的忠诚……"

我爱上了灌肠

回到开州后，爱人果然天天陪着我，身为局长的他拒绝了外面的一切应酬。

除此之外，还带着我四处求医，邻县的一位老中医，给我开了三四个月的中药，依然没有效果。

我们夫妇俩两家单位的领导也非常着急，四处打听，最终给我们推荐了一位中西医结合的医生，给我灌肠。因为把所有的大便都排出来了，熟悉又陌生的舒服感回来了；三年来第一次尝到如此舒畅的感觉。中医说"通，则不痛"，我感觉好多了，也自认为病好了。

大概过了十来天，先前的胀痛感又来了。去找医生，要求再次灌肠。医生说："不行的，一般半年才一次，过于频繁，可能会导致肠道受到严重的刺激，出现肠道抵抗能力下降，也会出现肠道功能紊乱……"

120把我从办公室拉走了

带着疼痛和不解，又去上班了。2014年6月2日，我在给单位领导汇报一个放贷的业务大单，说着说着，肚子又开始痛了，这次和以往不一样，除了胀痛，还有刺痛。开始扎一两下，没有了。再后来，犹如无数细针深深扎入皮肤，尤其是肚脐眼上面右腹部。

不一会儿，就冒出汗来了，是剧痛所致的汗。我停止了工作汇报，领导以为我在闹情绪，对我说："把项目讲完。"再后来，已经大汗淋漓了，我就给先生发了短信。10分钟后，先生就进来了，领导这才相信我真的生病了。

去了开州区人民医院，后面一切都不知道了。痛得昏厥了……

体内长满了"鸡蛋仔"

后来，先生告诉我，做肠镜时，过不去了，有一个很大的包。医生初步判断是肠套叠，可能伴随着肿瘤，建议手术。

爱人不相信，也不同意。说，即使手术，也得到市里去。于是，开州医院的急救车就把我送到了重庆某医院，紧急检查，行紧急剖腹探查术。

剖开腹后，肠胃外科主任通知我爱人："这个人不行了，最多3个月。因为腹腔里像鸡蛋仔一样，密密麻麻，长满了鸡蛋仔大的瘤子，都是恶性肿瘤……"

挑了一个最大的，做了活检。所见：肝胆胰脾未扪及包块，腹腔内约100毫升淡黄色腹水，见回肠末段距回盲瓣3厘米处小肠套叠，仔细复位小肠，见此处有一大小约4厘米×3厘米×2厘米肿瘤，质硬，表明不光滑，侵及浆膜层，肠腔缩窄。大网膜见多处结节病灶，较大的约1厘米×0.5厘米×0.5厘米。盆腔内、双侧附件多处相似病灶。

多处结节病灶，也就是医生所谓的"鸡蛋仔"。因为"鸡仔"连着"鸡仔"，无法手术，腹部开的口子，只能再次缝上。

2014 年 6 月 6 日术后病理报告：肉眼所见，距回肠切缘 25 厘米处见 4 厘米 ×3 厘米的乳头状肿块，占据肠管 2/3 周。结肠、回肠壁上散在分布灰白色结节，直径 0.3～1 厘米。

病理诊断：回肠、肠系膜淋巴结、网膜见恶性非霍奇金淋巴瘤，符合弥漫性大 B 细胞淋巴瘤（生发中心起源）。回肠、结肠切缘未见肿瘤累及。

因为仅有 3 个月的"活期"，加上伤口不易愈合，爱人就与医生护士达成了协议，骗我说：只是一个肠道小手术。

一对南北教授

毕竟我才 48 岁，老公和儿子都不甘心，就分工在新华书店四处找书，只要带有"癌症"和"肿瘤"字眼的，全部买了回来。其中的一本《癌症只是慢性病：何裕教授抗癌新视点》，引起了父子俩的同时注意。

于是，我们就想联系作者——上海中医药大学博士生导师何裕民教授。可是，仅凭书上的信息，怎可能联系到作者本人？何况，我的病情，也等不及，拖不得啊！

在这个关键时刻，我们想到了一位老乡——主攻中国医学史（医学与哲学研究方向）的医学博士袁钟教授，他在中国医学科学院/中国协和医科大学就职，他是万州老乡。找他，或许有希望！

电话里，给袁钟教授讲起这个意愿后，他爽快地答应："何教授这个人，我认识，你们找他就找对了，可是他平常在上海。"

爱人和儿子非常高兴，看到了希望。经过进一步打听，所巧的是，一周后，何教授要到重庆坐诊。

2014 年 6 月 20 日，在解放碑附近的同仁堂，我们如愿见到了何教授。爱人、儿子、妹妹先进去，我在诊室外等着。等我进去还没开口，何教授先给我打招呼了："我知道你是银行的，你没问题的。"我想："简单的肠套叠，会有什么问题啊？"

教授接着说："像你这种人，一般工作都很细心，认真。"我想："这个人还蛮厉害的，说的特点我都有。不过他是看肿瘤的，和我有什么关系呢？"

看了片子，把了脉，何教授给我开了一个药方，除此之外，还附加开了个单子（后面得知，上面是具体的化疗用药方案），对我家人说："你们还得去找袁钟，让他安排北京中国医学科学院的西医大夫，你这种情况，服中药的同时做化疗，效果会更好，会起到增效的作用。"

中药装进了可乐瓶

我们将要起身告辞时，教授好像又不放心什么，又再三叮嘱："放化疗的医生如果不同意吃中药，你就装进可乐瓶子，一定要喝进去。另外，我给你的抑制肿瘤片剂这段时间必须吃，且一天要吃 4 次，每次 8 颗。"

一日三餐，是我多年的习惯。吃药时，忽然变为了"一日四餐"，作息总是不习惯。于是，我自我主张改为了：一天吃 3 次，每次 10 颗。这样，确保总量不变。

罗京把我吓了一跳

中药服用 20 天时，袁钟教授也帮我联系好了化疗医院。来到北京，一下出租车，看到"中国医学科学院肿瘤医院"几个字，一下子我全明白了：原来我生的就是肿瘤，原来老公和医生们一直在瞒着我，难怪腹部的伤口久久不能愈合，难怪去看何教授时，家人让我在外面等待。不过，此刻，已经没有隐瞒的必要了，有了北京和上海两位教授的加持，我仿佛无所畏惧，甚至信心百倍。

肿瘤内科何小慧医生看了我的情况后，自言自语道：和罗京一样，也是弥漫性大 B 细胞淋巴瘤。我问："是主持人罗京吗？他五年前不是'走'了吗？既然他'走'了，你告诉我什么意思？也许，我也活不了呗？……"

何医生意识到了我对这句话的敏感，半解释半安慰道："只是说你们病情一样，你比他简单得多，也比他及时多了。"

后来了解到，何小慧医生便是当年给罗京会诊的医生之一，因为熟人介绍而来的，所以随口而出。又意识到我对她随口而出的话很敏感，所以，她又及时抚慰。医者仁心不经意间流露出来。

化疗到第 2 个疗程时，我的中药还是被何医生发现了。她没有像我想象的大声呵斥，反而轻柔地建议：最好化疗后再吃中药。我拿起《癌症只是慢性病：何裕民教授抗癌新视点》这本书递给她，说："就是这个医生让我来化疗的，也是这个医生让我吃中药的。"何小慧医生看了看何裕民医生的简介，说："可以吃。"

就这样，一对京沪的、同姓的、一男一女，他们之间或许从未晤过面的医生，因为我，用无声的语言进行了"隔空对话"。

就这样，我边化疗，边服用中药和片剂，坚持了 70 多天后，我愈发明显而真切地感觉到，身体越来越舒服了。

我在军警身上找到了自信

化疗期间，同病房的两位病友，一个是北京的军人，一个甘肃公安厅的警察。针打下去没几小时，他们似乎是商量好的一样，同时剧烈恶心、呕吐。我却没有恶心，也没有呕吐。

同一位医生开的药，同一个病房，同样的药物，却有截然不同的反应。他们都很奇怪：这么痛苦的情况下，为什么我能挺住？我说："我只是比你们多做了一件事——偷偷吃了中药，这是有且仅有的一种可能。"

听了这话，他们想找何教授，可惜何教授在北京没有门诊。到上海，他们又不方便，花费也太大，最终，没能去成。

能够加入军警队伍的，本身体质就很健康，加上平日工作中也有体能训练，应该说，他们都是铮铮铁骨；可是在疾病面前，他们大不如我，从他们身上，我康复的信念一下子又增强了。

至于现在他们怎样了，不得而知。

让食品成为药品，而不是让药品成为食品

9 次化疗结束时，已是 2016 年。9 次化疗的间隙期间，回到开州，我便去到重庆源盛堂中医门诊部找何教授调方，因为何教授一年才到重庆两次，平日就请王贵茹医生调方。白细胞偶尔低了，就打一针升白针。

化疗结束复查，何小慧医生指着片子说："这一片不见了。"

下一次复查，何医生又指着片子说："那一片也不见了。"

至此，我的身体算是进入平稳轨道。

生病后，爱人更加规范了我的饮食。何教授曾经告诉我们，让食物成为药物，而不要让药物成为食物。所以先生买了一本何教授指导的博士孙丽红教授所著《生了癌，怎么吃：何裕民教授饮食抗癌新视点》，就常放在厨房里。

依据书中所说"围化疗期的饮食原则"，我们以易消化、易吸收食物为主，少食，多餐。禁止食用甲鱼，蛋白粉，带壳类海鲜，多食用鱼虾、鸡蛋、瘦肉、排骨等优质蛋白。

所以，爱人给我做得最多的就是海带冬瓜排骨汤等。9 次化疗后，算是进入了康复期，按照书上所说，我们禁吃动物内脏、牛羊肉、高脂肪、高蛋白食物。多吃五谷杂粮和富含纤维素的食物。这个时期，老公给我做得最多的就是五谷杂粮粥。

因在银行负责房贷业务，以前应酬多，有了这本书的指导，我彻底告别了自家厨房以外的一切饮食。

第 8 次化疗期间，同病房的北京的一位小伙子，也是淋巴瘤，化疗结束没忌口，没忍住海鲜的诱惑，化疗后整整一年，复发了。关键是他要被"关"进去 42 天，进行无菌治疗，"与世隔绝"，无异于人间炼狱啊！

有了小伙子的例子，我更加对饮食和服药自律了。

中药加片剂，服用到 2017 年，我完全可以自由行走了。在何教授的指导下，我的服药频率从每天到一周 5 天，再到每周 3 天，逐渐减量。

复查，也从每 3 个月 1 次，到每半年 1 次。

2014 年 9 月 19 日，中国医学科学院肿瘤医院腹部 + 盆腔 CT 示：①右半结肠切除术后，吻合口扩张欠佳，局部管壁略显增厚；②肝Ⅵ段不规则低密度灶，约 0.7 厘米 × 1.2 厘米；③右侧盆腔片状软组织影；④盆底少量积液；⑤扫描范围内左下肺微小结节，大致同前相仿。

2014 年 11 月 18 日，中国医学科学院肿瘤医院行 PET/CT 示，与 2014 年 8 月 6 日 PET/CT 比较：①右半结肠术后，吻合口处肠壁及局部肠系膜增厚，基本同前相仿或减轻，伴代谢增高；②余腹、盆腔部分肠管代谢增高，部分肠壁增厚，基本同前相仿，腹膜、肠系膜条索影、小淋巴结基本同前相仿，未见代谢增高；③右下腹壁术后改变，局部轻度代谢增高；④双侧附件区略饱满，同前相仿，未见代谢增高；⑤双肺多个小结节，同前相仿，未见代谢增高，双侧后胸膜增厚，未见代谢增高；⑥原枕骨斜坡代谢增高灶已不明确。

2015 年 4 月 8 日，中国医学科学院肿瘤医院行盆腹腔 CT 示，与 2014 年 11 月 18 日腹盆腔 CT 图像比较：①右半结肠切除术后，吻合口扩张欠佳，局部未见明确结节或肿物；②肝Ⅵ段不规则低密度灶，同前相仿，血管瘤？随访；胆囊、胰腺、脾脏、双肾、双肾上腺未见异常；③右侧附件新出现囊性结节，约

病，不会说谎

287

1.7 厘米 ×1.6 厘米，考虑生理性改变，随访；左侧附件区未见明确异常；膀胱充盈，壁光整；④腹、盆腔、腹膜后及双侧腹股沟未见明确肿大淋巴结；⑤盆底极少量积液，同前；⑥扫描范围内左下肺微小结节，大致同前。

2015 年 4 月 24 日，中国医学科学院肿瘤医院行颈胸部 CT 示：①双肺、右肺上叶胸膜面多个小结节，大者短径约 0.3 厘米，同前相仿；②双肺门、纵隔未见明确肿大淋巴结；③未见胸腔积液及心包积液；④甲状腺左叶小低密度灶，请结合超声；鼻咽、口咽、下咽、喉部、鼻旁窦未见明显异常；⑤双颈部未见明确肿大淋巴结。

2015 年 8 月 12 日，在重庆医科大学附属第一医院行 CT 示：①右肺散在数个小结节影，考虑炎性肉芽肿；②右上腹壁见少许瘢痕影，右侧腹腔内肠管术区吻合器影，为术后改变，目前未见复发征象；③盆腔少量积液。

2015 年 8 月 12 日，在重庆医科大学附属第一医院行彩超示：①双侧颈部异常回声（肿大淋巴结，右侧最大约 15 毫米 ×4 毫米，左侧最大约 16 毫米 ×4 毫米）；②双侧腹股沟区淋巴结可见（右侧最大约 10 毫米 ×4 毫米，左侧最大约 9 毫米 ×3 毫米）。

2015 年 11 月 17 日，在重庆市中医院胃镜示：慢性非萎缩性胃窦炎。

2015 年 11 月 17 日，在重庆市中医院心电图示：①窦性心律；②肢导联低电压倾向。

2016 年 2 月 29 日，重庆中医院彩超示：肝右叶最大斜径9.9 厘米，形态正常，包膜光整，肝实质回声匀质，肝静脉走行自然，其内未见明显占位性病变，门静脉主干内径 1.0 厘米。胆囊大小、形态正常，囊壁光滑，囊内胆汁透声性好，囊内未见占位性病变，胆总管内径 0.4 厘米，肝内胆管不扩张。胰大小、形态正常，胰腺回声均质，未见占位性病变，主胰管不扩张。脾大小、形态正常，实质回声均质，未见占位性病变。双肾大小、形态正常，包膜光整，肾内结构清晰，实质回声均质，窦区回声密集。CDFI 未见明显异常彩色血流信号。

2016 年 8 月 31 日，中医院全身淋巴彩超示：双侧颈部、腹股沟探及淋巴结，随访。

2016 年 8 月 31 日中医院上腹部 CT 示：升结肠术后改变，术区未见明显肿瘤残留或复发，建议定期追踪复查。肝右叶囊肿可能性大。盆腔少量积液。

2017 年 12 月 15 日重庆市中医院行全腹、盆腔 CT 示：①升结肠术后改变，术区未见明显肿瘤残留或复发，建议定期追踪复查。②肝右叶结节影，较 2016 年 8 月 31 日 CT 无明显变化。盆腔少量积液。

果然，食品才是最好的药品，而我吃的药品（中药）成了最好的补品。

不仅佩服起古人的智慧——早在 2 000 多年前的《黄帝内经》就有记载："大毒治病，十去其六；常毒治病，十去其七；小毒治病，十去其八；无毒治病，十去其九；谷肉果菜，食养尽之，无使过之，伤其正也。"

一盆洗脚水端了三年

除了饮食，爱人每次约见何教授，总会请教：除了饮食，如何综合调理？

何教授语重心长交代："心理可以致病，心理也可以治病。"

记得有一次何教授又给出一个小妙方：要内外兼修，中药，白天吃，晚上还可以洗洗脚、泡泡脚。

就这句话，老公记在了心里，一记就是三年多，三年如一日。中药坚持自己煎，汤汤水水给我喝了之后，药渣留着，晚上再次兑水，烧热后，一盆热腾腾的洗脚水端到我的面前。

而且，老公把何教授主编或主审的所有的书都装进了书柜：《癌症只是慢性病：何裕民教授抗癌新视点》《生了癌，怎么吃：何裕民教授饮食抗癌新视点》《何裕民话肿瘤》《何裕民教您抗癌的新生活》《好女人，别让癌症盯上你》《抗癌力：何裕民教授抗癌之和合观》《中医学导论》《你真的了解中医吗》……最近又新添置了《中国医学再出发——复兴时代与中医药学》《癌症疗愈录——肿瘤门诊叙事纪实》。他不时地戴起老花镜，认认真真看着书，还不时地在书上比画着，看上去不再是公务员，而像个老学究！

看到老公如此认真，如此细心，如此有担当，复查的乱七八糟的数据，我一概不看。一是本来很简单的一件事，医学中的术语，却用非常深奥、专业又复杂的语言去表达，看了费神还不懂；二是有老公在，我放心。

因为呵护我的初心，老公学以致用，他先后考取了营养师、健康管理师、儿童营养师、体重健康管理师……

目前，他已在开州公务员圈子里小有名气，并常常接受他人的咨询。

一盆洗脚水端了三年，一摞资质证书，算是我，抑或是老天，给他颁发的荣誉证书吧！

同根不同命

我康复 3 年后，也就是 2020 年，远房亲戚 Z 妹查出了肺癌，发现时已全身转移。

因有我康复的先例，Z 妹按照我的方案，没手术，同样到中国医学科学院肿瘤医院找何小慧医生化疗了 2 次，吃了靶向药。

之后，治疗就进入断断续续阶段。Z 妹和妹夫去了北京，往往是一住几十天，医院不开门。从潘家园到华威路，好几次都是手续刚办好，又关门了。

Z妹和我同根同生同职业，但性格迥然不同。如前文所说，因为老公细致入微，我就粗枝大叶，对自己的病情不闻不问；Z妹则不然：虽然妹夫也尽心尽职，但Z妹还是在意自己的每个指标，每个都必须搞得明明白白。常常扪心自问：这个指标为什么高？我为什么高？加上不能持续治疗，Z妹更加焦灼难安。

2022年12月5日，国务院联防联控机制综合组宣布疫情全面放开的第二天（12月6日），Z妹就感染了新冠病毒，喉咙像吞刀片一样，没有任何味觉。医生说，新型冠状病毒感染和肿瘤都很厉害了。

果不其然，两个月后，Z妹"走"了。

Z妹比我晚发现六年，病比较简单，且诊疗过程也不像我一路坎坷，却早早离世。

我早于Z妹六年，而且明显难治得多了，虽然坎坷，却健康快乐地活着。

同根不同命，同命不同运。你们说，我是幸运，还是不幸？抑或是还有其他可能性？

李院长有话说

我是重庆源盛堂门诊负责人，是欧洲医学院科班毕业的、学西医学的大夫，从事癌症康复已经16年了，接待了数以万计的癌症患者。

平时来门诊找我们看病的，一般有三类人群：

一类是手术切除后，或是放化疗结束后，需要预防转移复发的。

二类是西医治疗一圈下来，发现治疗无效，肿瘤继续发展，想寻求中医帮助的。不用多说，第二类人群的整体治疗效果（受益率）肯定不高，因为他们切入中医的时机太晚了。

三类人就是第一时间同时寻找中医药配合的！

故事中的陈女士，也是为数不多的第三类人群。确诊后，第一时间运用中西医结合，综合治疗癌症，这点是非常关键也是至关重要的，往往可以让很多患者在西医治疗期间，通过中医药的保驾护航，让西医疗效发挥到极致，达到 1+1>2 的临床效果。

当时在陈女士家人都绝望的时候，何教授从容淡定地拍拍陈女士的肩膀，给出治疗方案：去北京做全身化疗，用 CHOP 方案[1]+ 美罗华（利妥昔单抗注射液）同时进行，至少 6 个疗程，其间全程配合中药，起到增效、减毒、保护机体的作用。

什么是减毒？化疗药物的治疗机制，是用化学合成药物"毒杀"癌细胞，但同时也连带杀伤正常组织细胞，因此化疗产生的毒副作用相当大（比如常见的骨髓抑制、消化道反应等）。而且很多患者，化疗一做就是六个、八个甚至十几个疗程，往往治疗到最后，人都是极度虚弱的。中药既能清热解毒，滋阴补血，也可以健脾开胃，扶正祛邪，从而达到缓解化疗所带来的不良反应，减轻放化疗对机体带来的毒性作用，达到减毒效果。

陈女士在化疗开始前 2 周，就开始服用中药，给全身"打底"做准备，其间更是每次化疗后都找我们辨证调方，改善全身症状，所以她化疗时反应非常小。

什么是增效？如果化疗抗癌药物和机体免疫淋巴细胞因血液瘀滞，不能充分到达病灶，抑或是化疗药物使用到一定的周期，出现耐药，就会导致化疗效果不理想，这也就是很多患者，为什么临床上做化疗，前几次效果不错，后面再做，发现肿瘤还在进展，化疗已经不起作用的原因。那如果化疗期间联合使用扶正祛邪、清热解毒与补益气血的中医方药，就能改变这种不利局面，使化疗达到增效的目的。

陈女士当时配合中药，前后一共做了 9 次西医全身治疗（其

1　CHOP 方案，即环磷酰胺、羟基多柔比星、长春新碱和泼尼松四种药物组成的方案。

中前 6 次是全身化疗配合靶向药，后 3 次是单用靶向药美罗华），效果非常好，全腹腔大小几十个病灶全部消失，而且在后面的 10 年期间，从未出现过转移和复发，我想这就是中西医结合治疗最大的魅力和效果所在吧！

医 者 点 评

陈女士的整个治疗过程让我印象深刻：一是因为好友袁钟教授打电话给我，说他的老乡病了，希望我出手相助（他同时希望我帮助两个患者，一位是陈女士，另一位留待后面再说）；二是因为病属晚期，十分棘手。

陈女士在重庆找了我，当时当地医生已剖腹探查了，转述说整个腹部长满了卵圆形鸡蛋大小的瘤子，根本没法下手做手术，只能放弃。问题是她很年轻，没手术可能，怎么办？好在她病理出来了，是恶性弥漫性大 B 细胞淋巴瘤，对此我们还是比较有经验的，必须中西医结合治疗。化疗对弥漫性大 B 细胞淋巴瘤短期效果不错，长期就不好说了，况且患者无法承受长期化疗。所以，我明确告诉家属，先中医药治疗做起来，尽快争取化疗。化疗期间中医药保护，可大幅度减毒增效。因为化疗只是暂时缓解，要彻底根治，需要假以时日，但化疗不可能一直做下去。一旦条件许可，争取做个姑息手术。总之，中西医、内外科、医学与非医学措施综合考虑，一步步争取，可收获良好效果。

她先生是明白人，做足了功课（指之前对我有所了解），故十分信奉，按照本人医嘱严格执行。尽快去北京做化疗，几个疗程后真的明显缩小。条件成熟时，也做了手术。的确，一年多时间后，便控制良好。现十多年过去了，晚期的全腹腔弥漫性大 B 细胞淋巴瘤可以说完全临床疗愈了。至少这七八年间她十分滋润而幸福健康地活着，一点不逊于生病之前。

在对陈女士诊疗之初我们就很有信心，并以明确口吻告诉了患者及其家属，理由有两点：一是像这种情况，我们见得比较多，也比较有经验；二是看着她先生张某，获悉妻子生病后第一时间便鞍前马后忙碌不停，又是北京，又是上海（通过袁钟联系上我）。

初次见面他跑上跑下，满头是汗，一心为着妻子康复。我真切感受到他是很宠爱妻子、又很理性的先生，这些都为陈女士的正确治疗及有效康复，打下了坚实基础。因为中国的癌症治疗领域，往往不缺方法手段，但常常不理性，盲目乱治，故我们会强调智慧治癌，避免走弯路。陈女士也的确在我们指导下，顺顺利利、一步步走了出来，恢复得很好。

这使我想起袁钟教授同时介绍的另外一位男性，是他远房亲戚，病情相似，求诊时来了三四位家属，看诊后，我第一时间打电话反馈给袁钟，说后者情况不好，病情虽不重，但本人心不在焉，没意识到疾病威胁，且家属明显忽悠患者，不重视。第一直觉告诉我，他们不太会配合治疗。袁教授反馈说这患者家里情况错综，关系复杂……果不其然，该患者效果不好，不出两个月就走了，令人唏嘘！

一样的病情，一样的治疗建议，家属及患者态度，使结果大相径庭。因此，在我们看来，家属与患者的治疗态度非常重要。对此，早在 2005 年出版的《现代中医肿瘤学》中我们就强调了这一点。

讲到家属态度，张先生值得浓墨重彩提一下，可以说他妻子康复的军功章里一半归属于他。他是搞行政管理的，在当地是个不小的官。因夫人生重病，他不仅全力以赴，鞍前马后，十余年间为帮助妻子康复，还自学了太多相关学科知识，并都取得证书，一直与我就相关学科知识进行深入探讨，因此我俩成了好朋友。前不久我去重庆及丰都，他都专程跟从，在重庆周公馆附近针对癌症患者的"正念"课程，所有听众都是癌症患者，唯独他例外，并从头到尾，认认真真做笔记，很有钻研精神。可以说，患者久病，有心的家属也可成良医。

话说回来，弥漫性大 B 细胞淋巴瘤临床颇是常见，我们经手治了很多例，大都效果不错。极力推荐我写《癌症只是慢性病：何裕民教授抗癌新视点》的，就是位弥漫性大 B 细胞淋巴瘤长在胃上的 3 期患者，他是 1998 年患的病，恢复很好。网上也认为弥漫性大 B 细胞淋巴瘤患者第一时间化疗可控制不错。但这个病只讲控制，不讲治愈，且容易复发。故必须中西医结合，配合系统的生活方式调整：饮食、压力、应对方式、情绪心理等，都需好生调整。这点上，陈女士在其先生辅助下，做得很好。她现在活得很滋润，在当地成了颇有名气的癌症康复义务宣传员，而这些对陈女士来说，也成为其活着的价值及意义。

对比看，她妹妹很晚生癌，而且是相对比较好治的肺腺癌（不抽烟者患肺腺癌，有多种针对性很强的靶向药，90% 不能长期控制）。妹妹也是第一时间找到我，当时她本人已康复 6 年多了，应该说姐姐的榜样就在身边。但她妹妹是个严重抑郁者，心思细腻得不得了，怎么规劝也没用。不是担心这个，就是担心那个。一直心神不宁、忐忑不安，天天提心吊胆地活着，神不安则身难宁也！

其实，她妹妹初一段时间控制得很好。不是疫情的话，应该还能够活着。但她提心吊胆，情绪极差，本身就是肿瘤及疫情的催化剂。表面上她是因为疫情而走的，实质上是抑郁要了她的命。其实，抑郁有时比癌更难治。抑郁对人的伤害一点都不亚于癌。

从这点上说，性格决定命运，一点都不假。怎么去改变性格，这点很重要。性格一般靠问诊问不出来，只有在医患双方叙

病，不会说谎

295

述交流过程中，在听故事、相互对话情景中，有经验的医生才能大致判断患者的情感特点、性格特征等。这些方面的纠治，一点都不比让他吃药，纠正其身体偏差次要。关于这问题，本书周女士的故事（见第 138 页"从生到死有多远？"）就很有说服力。怎么努力把抑郁改善，也是治癌的重点。

讲到腹腔晚期弥漫性大 B 细胞淋巴瘤时不能不提及一名人案例，姓李，来自宝岛台湾的海归，著名计算机专家、创新投资人，与陈女士差不多同一时间患病，且类型可以说完全一样。我很早就关注该先生，不是因为病，而是因为他在计算机及创新方面的成功。同时，隐约感到他早晚会出现健康问题，因为他是什么都追求极致的完美主义者，长期超常负荷地高速运转着。据说，他上课如没 1 200 个学员听课，他不讲。据本人经验，完美主义加超强负荷，超越生理极限，早晚身体承受不了，长期超限后一定会出问题。果不其然，就在接诊陈女士前后，获悉他也患了晚期（四期）淋巴瘤，长在腹腔。九死一生康复后，他写了《向死而生：我修的死亡学分》一书，书中感慨地谈到郭台铭弟弟也是弥漫性大 B 细胞淋巴瘤晚期，掷了千金，结果还是没能救活。而他一半是相对正确的治疗，另一半是彻底改变了生活 / 应对方式。

举个简单的例子，书中讲到在台湾他常去一老朋友家，去了多次，以前从来没有特别感受。这次大病后突然感到朋友家的庭院特别美，包括树啊、花啊，都特别漂亮。不是说庭院变了，而是他关注方式变了。以前他对周遭一切漠不关心，眼里只有事业和工作。而当他放下后，感悟能力便大大地增强了。

故李某和陈某的康复故事有可类比之处——都改变了原来的活法，至少陈某是彻底改变了自己，这些年来活得优哉游哉、潇潇洒洒，从从容容。回过头来，像弥漫性大 B 细胞淋巴瘤的治疗，现疗法不少，并不很困难。问题只是在于我们能不能合理且恰当地运用，尔后强调中西医结合、内服外敷（手术）结合（陈女士初期是经常剧烈腹痛的，术前一直借外敷缓解）。一旦稳定后，同时须饮食、心理等各方面综合调整及兼顾。因为弥漫性大B细胞淋巴瘤不讲治愈，只讲控制。怎么改变活法，可以说是防范复发的关键。这些在教科书上没法体现，但在活生生的疗愈案例中可给出明确的提示。

编者感思

一个小朋友拿着两个苹果，妈妈问："给妈妈一个好不好？"

小朋友看着妈妈，把两个苹果各咬了一口。此刻，母亲的内心有种莫名的失落。

孩子慢慢嚼完后，对妈妈说："这个最甜，给妈妈！"

故事很小，却意味深长：懂得倾听，才会了解真相。

数了数，陈女士先后在19家医院做了检查，但所有的医生，只看标准，只凭数据，只相信自己的判断。却忘记了仪器是基于"人"的生成，有数据，却没情感；有标准，那只是大众标准。至于布满腹腔的肿瘤查不出的原因，不得而知。但倘若有一位医生，用心倾听患者的主观描述，也不至于被蒙蔽双眼，掩藏真相。因为"病"不会说谎。

《逝去的温度》讲到——尸体不会说谎，法医眼中不存在完美犯罪。即便是刑警下的定论，也存在质疑，因为那只是刑警的判断。想获得真相，还得从案件里的"人"发现蛛丝马迹。

同样，患者也不会说谎，至少疾病本身不会说谎。耐心倾听患者的主观感受，高于仪器屏幕上显示的标准和数据。

这就回到了美国著名哲学家图姆斯（S.K.Toombs）在《病患的意义：医生和病人不同观点的现象学探讨》中说的那句名言，

她患病后在医院诊疗，当医生仅仅关注检查结果，却忽略她主观陈述时，她大声嚷道："医生，你是在观察，我却在体验……"难道体验不真实、不重要吗？这句话成为医界箴言。

只有把叙事医学和循证医学等有机结合，才是有效的医患交流，才是获得临床"真相"的不二选择。

《杀死一只知更鸟》中，阿蒂克斯·芬奇告诉女儿："你不会真正了解一个人，除非你站在他的角度考虑问题……除非你钻到他的身体里，四处行走。"

换位思考，就要以同理心，体谅且感受患者的困苦，设身处地为患者着想。这样的谈话，能让双方放下防御心理，更容易传达真实的信息，也才能洞悉临床真相。

癌情概述

淋巴瘤（lymphoma），顾名思义，就是一组起源于淋巴结或其他淋巴组织的造血系统恶性肿瘤。主要分为霍奇金淋巴瘤（占全部恶性淋巴瘤6%～7%）和非霍奇金淋巴瘤（占全部恶性淋巴瘤93%～94%）两大类。根据病程发展，淋巴瘤可分为两种类型，一种是呈惰性生长的，比如滤泡性淋巴瘤；另一种就是侵袭性的，病程发展比较快的；比如，我国比较常见的弥漫性大B细胞淋巴瘤，这种需要积极的控制性治疗。淋巴瘤症状往往表现并不明显，易被误诊为其他疾病，如流感、肺结核或疲劳等；较高的误诊率带来治疗时机延误、死亡风险的增加。

不同类型淋巴瘤的治疗策略不完全相同。根据淋巴瘤的细胞起源、分型、分期、恶性程度、治疗靶点的不同，可选择化疗、放疗、靶向药、手术、造血干细胞移植等多种综合治疗手段。目前主流的根治性化疗方案是R-CHOP，"R"指的是利妥昔单抗，也就是靶向药美罗华，"CHOP"则是指化疗方案，这一疗法需要长期间歇性或持续性治疗。早期恶性淋巴瘤对化疗较为敏感，一用化疗，疗效是可观的。化疗药物毒性较强，此期易出现消化道反应、骨髓抑制、肝肾功能损害等不良反应。常出现恶心、呕吐、纳差等症状。

中医治疗恶性淋巴瘤由来已久，之前将其归属于"恶核""失荣""痰核""瘰疬"等。我们认为，早期应当以化疗为主，中医为辅，辨证后予以中医汤药治疗，配合化疗，以增强化疗的敏感性。同时，减轻化疗的毒副作用。当中晚期或癌症相对稳定时，转为中医药为主，逐步延长化疗间隔期，以至于减少化疗次数；或在一般情况下不用化疗，即为"大中医小化疗"。长期化疗对机体会造成巨大的损伤，如白细胞的持续低下、呕吐、腹泻、中重度贫血、骨髓抑制等，此时，通过中医药的干预，也可起到减毒增效等作用。

总之，本病比较有特点，中西医有效地结合，常常可以获得满意的疗愈之长期效果。且此病只讲"控制"，不讲"根治"；故平素的调整，十分关键。

康复了，就好了？

——学会"听话"，平稳生活23年

姚女士

年龄：61 岁　　职业：国企员工　　地区：上海黄浦区

何谓康复？平滑肌肉瘤患病 10 年后自认为康复了，停止中医药治疗，结果 3 年后复发；再次纠治，现在 10 年又过去了。两个"十年"，患者学会了"听话"。

患者自述

两家医院结果一致

2001 年初，我才 39 岁，一段时间总是感觉肚子胀，小腹有坠胀感，吃了一个月左右的中药后，感觉似乎好了些，好了就停药了。

停药过了一个月左右，感觉又不对劲了，再次去看中医，医生让我去做检查。就到了家门口的卢湾区（现黄浦区）产科医院做了 B 超，医生说："后腹膜里面长了一个 8 厘米的东西，看上去不太好，形态不规则，吃药是不可能祛除的，也许必须动手术。但建议一定到大一点的医院去做手术。"

当时快过年了，我想，年后再说吧。

3 月份，又到了上海长征医院（中国人民解放军海军军医大学第二附属医院）做进一步检查，CT 结果与卢湾区（现黄浦区）产科医院 B 超结论一致，情况不好，要住院手术。

我竟然毫无察觉

我就纳闷了，8 厘米大的肿块，应该有婴儿头一样大小了，为什么我平时毫无察觉呢？赶紧百度了一下"后腹膜"在人体的切面图，原来在腹腔的后壁，相当于既不靠肚皮，又不挨着后背，难怪，平躺、横卧、趴伏在床上，都感觉不到，更摸不到，只是偶尔有些坠胀感。

想一想自己肚子里的有限空间，再想想肿块如此大的体积，这时，我心里才开始紧张起来：不知手术能否顺利进行，万一有个三长两短，孩子才上四年级，那可怎么办？

4小时才取出的东西

2001 年 3 月下旬，我住进了长征医院。各种术前检查后，3 月 28 日，我打了麻醉，麻醉师让我深呼吸 2 次，自从 8 点进了手术室，后面的事就不知道了，回到病房已是 12 点。

我不能确定，4 小时对于一台手术而言，顺利与否？复杂与否？成功与否？就让老公描述一下肿块的样子，他说："很光滑，一点都不毛糙，像小孩的头一样大小，有膜包住的……"

爱做饭的我，瞬间联想到：被保鲜膜包裹着一两千克的肉馅，上面还有清晰可见的毛细血管……

此刻，更加后怕了：这么大的肉瘤，要消耗我多少能量？如果没有现代化的影像手段，任由这么大的组织生长下去，何时才是尽头啊？长到一定的程度，它会如何发作？万一充满腹腔，是否连喘息的余地都没有了？

病理出来是平滑肌肉瘤，恶性程度不低，却被告知对化疗放疗效果极其一般！我陷入了极端的困惑之中。毕竟，我还不到 40 岁！

网上查找，多家医院医生咨询，均不乐观，怎么办？

闻到味道就呕吐不止

不管效果怎么样，既然肯定是恶性的，在无可奈何的状态下，遵长征医院医嘱，五一劳动节以后，开始了为期 6 个疗程的化疗。一个月治疗 5 天，休息 21 天。前三次还好，除了稍微有点恶心之外，没有太多的不良反应。第四、第五次就给我颜色看了，各种反应都竞相上演，好在原本体质还可以，强撑一下就过去了！

第六次化疗后，反应就更大了，连续三四天不停地呕吐。更甚的一次，进了病房，闻到化疗药水的味道，还来不及走到马桶边，就吐得一塌糊涂。接着三四天没有一点食欲，胃里可谓是翻江倒海，稀的、稠的、清的、黏的、苦的、酸的……一股脑儿全吐出来了，吐得翻白眼、涨红脸……

我安慰自己：化疗也许会是有效的，要不然，怎会引起这么剧烈的反应呢！

同时，化疗肯定是双效的（有副作用），要不，也不会引起这么剧烈的反应。

与此同时，我已下定决心：后期必须找中医治疗，或许，中药会更温和，会更适合我。

化疗药不是巧克力

四处打听，一位病友向我推荐了上海中医药大学何裕民教授。

2001 年 8 月，第一次看诊，何教授看了我的报告，听了我的倾诉后，说："这个病确实有点棘手，很容易复发。但只要持续吃中药，还是可以控制的。化疗药不是巧克力，应'调整为先、零毒为佳、护胃为要'，以扶正之剂为主，佐以辨证治疗。有中药加持，你不要担心，慢慢来吧。"

他强调：此病，化疗只有安慰剂效果，但中医药配合，控制饮食，十分关键。并详细介绍了饮食调整的要点，至今，我记得清清楚楚，不敢违拗。因为临床上确实见过多例复发者可能归因于饮食失控。

教授便介绍几位患同病的患友给我，希望相互取经、帮帮忙。其中有一位姓高的女士，在看教授前，几乎一年复发一两次。在教授处治疗已五六年了，只是第一次教授让她重新做了手术，五六年间控制得不错，一吃上中医药，就没有再复发。后来，我们成为联系密切的好朋友，因为在她身上，我看到了希望及明天。

就这样，我每月复诊一次，一年复查一次，10 年从未间断过，病情没有任何起伏。

2011 年 7 月，转方的曙光医院医生告诉我："10 年过去了，你不必再吃中药了，在医学上已经叫康复了。"

这正合我意，心中窃喜：这么苦，不吃就不吃了，我正不想吃呢。

医生不如我了解自己

不吃中药的三年，我轻松而自在，忘记了手术的恐惧和化疗的痛苦。

2014 年 5 月的一天，咳嗽时我突然发现，咳出来的东西好似有血丝。第一次没当一回事，过两天又来了，又连续多日，咳出来的东西都是像薄膜包好的血块一样。

回忆到"薄膜""血丝"曾经带给我的阴影，我越想越不对劲，赶紧到了曙光医院检查。医生断定："有肿块，但不是复发的，第一次的症状应该五年后就结束了，已经叫临床康复了。你13 年了，不可能再是同一种病了。"

我则反对，辩称道："肯定是复发。"

医生质问我："你怎么这么肯定？"

答："感觉和上次一样。"

接着，又到上海市肺科医院进一步检查，意见和曙光医院一样，说："纵隔有肿块，5 厘米大小，应该不是复发或转移的。"

我执着己见："肯定是复发的，我了解自己，和 5 年前现象一样，身体一下子消瘦下来。从 132 斤（66 千克）一下降到 120 斤（60 千克），看到我的人，都问我'为什么这么瘦？'虽然我能吃得下，睡得着。"

从容，源于"有人兜底"

再次确诊后，我反而安心了。想想何教授说得对——这个病容易复发。

也正是因为复发，我突然感觉幸运——因为我接触了太多的同病相怜的患友。大都一两年就复发了，且走得很快，而我毕竟延迟到了 13 年以后。但也有点后悔，如果不停药，或者间隔着吃中药，也许还是太平的。

也正是因为复发，我也更加临危不惧了——这个"坏蛋"好似逃不了何教授的"火眼金睛"，一切在他的意料之中。

也正是因为复发，我突然变得从容不迫了——8 厘米那么大，都过了 13 年，现在 5 厘米又算得了什么呢？当时孩子才 10 岁，现在孩子都这么大了，我还有什么后顾之忧呢？何况，就算再有问题，何教授还可以给我"兜底"呀。

就像电影《无问西东》中，陈鹏很爱王敏佳。王敏佳因批斗差点丧命后，心里留下了巨大的阴影。她不敢闭眼，一闭眼就觉得自己在往深渊里掉，一直往下掉。

这时陈鹏对王敏佳说："你别怕，我就是那个给你托底的人，我会跟你一起往下掉，不管你掉得有多深，我都会在下面给你托着。我什么都不怕，就怕你掉的时候把我推开，不要我给你托着。"

回想到电影台词里的这句话时，我泪流满面，因为，有人愿意为你"兜底"，并有能力为你"兜底"，实乃人生之大幸！

我学会了听话

2014 年 6 月 3 日，入住上海肺科医院，开刀出来，除了形状比第一次略小外，其他几乎一样，同样像薄膜包着。医生对我老公说："对的，就像你老婆讲的一样，还是这个毛病。不过是转移到纵隔的。"

带着不安和愧疚，2014 年 8 月，又去找何教授。轮到我，教授第一句话就问我："多年不见，你怎么又来了？……"

我把过程复述之后，心里忐忑不安，唯恐教授劈头盖脸训斥我一顿。没敢抬头，只听教授轻轻地说："怎么自主停掉了？"

我答："您的号太难挂，没来看您。再加上多位西医都说我康复了……"

何教授笑了笑说："号难挂，可以直接来找我呀，我们都是属大'龙'的，加个号不就行了吗？这次可不要再盲目停药了。"隔一会儿，他又自言自语地说："以后，你的停药，必须通过我批准……"

看来，我还是大有希望的，忙连声答应道："不停了，不停了，再也不敢停了！您怎么说，我就怎么做。"

这一次，教授坚决不让我再化疗了，因为一则无效；二则第一次化疗已有教训；三则教授认为此病一般不会沿淋巴转移，会沿血行转移。既然手术出来包膜比较完整，先观察一下吧。别匆匆忙忙化疗，得不偿失……这些，正好契合我意。他又强调，必须认认真真地配合中医药等的综合治疗，包括饮食调整等。我当然也是极其赞同，因为这个不难做到。

就这样，从 2014 年到 2024 年，又是整整 10 年，除了过年，中药就没停过。但后几年遵教授医嘱，只是隔三岔五地减量吃。且一年四次，一定准时地复诊。

因为谁都认为，包括我的西医大夫也认为——我患这个病，已经复发了，能够顺顺利利活过 23 年，绝对是奇迹！世纪之交的那第一批患友 10 多年前就了无踪迹。复发后的那批病友也纷纷先后都走了！尽管教授一直嘱咐我可以减少喝药时间和次数，我总觉得喝着就是上保险，就是希望，就是安全。现在，我正好六十整了，属大龙的，比教授小一轮，能够安安全全活到今天，如果不提示，面对面走来，也许打死你也不会相信我曾经的经历。这些，一大半靠中医药呵护。当然，教授给的精神支撑及不断指引，也至关重要！

麻醉师眼中的癌症密码

对于女性患者而言，肺癌、乳腺癌、卵巢癌、宫颈癌都很常见，肉瘤不常见，而平滑肌肉瘤更是罕见，可谓是被遗忘的肿瘤。尤其对于三十多岁就发病的我来说，发病的原因一直是我想探寻的问题。

咨询过很多医生，有的认为可能与生物学因素有关，有的认为和环境因素有关，有的认为和遗传因素有关。

可是，我的家族并没有此基因，祖上没有长瘤的先例。直到和一位麻醉师聊天时，我仿佛找到了最有可能的根因。

麻醉师分析认为我的平滑肌肉瘤可能和工作有关系。我所在的单位是批发商品的央企，全区的供应链就此一条。从早到晚，工作都很忙，节奏快；更何况，我负责数据的记录与整理，全天待在电脑、复印机旁。

前些年是手工记录入库和出库，本世纪初，整个供销系统都转成自动化了。早上 8：30 开始，一直到晚上 11 时许。除了吃饭，就是手忙脚乱，不停地输入数据，打印复印。因为当天的报单必须赶出来，每天的数量不一样，每天的价格不一样，所以没有复制或者借用的捷径，就连休息日也是加班。

所谓的"闲人愁多，懒人病多"，指的是"空虚让心灵受到折磨，懒惰让身体受到伤害"，这个古老的谚语倡导行动和运动，但时过境迁，现在看来这句话对于健康而言，是需要改改了！

医 者 点 评

临床各种肉瘤并不少见，特别是平滑肌肉瘤。平滑肌肉瘤在临床中约占了所有肉瘤的 1/3，本人治疗过的平滑肌肉瘤患者两三百例。在姚女士找我之际（2001 年），我已经诊疗过几十例平滑肌肉瘤患者，颇有经验教训及思考体悟了。

说实在的，平滑肌肉瘤发病机制至今还说不清楚：可能与基因有关，也可能和某种外伤有瓜葛，一定程度还受制于饮食因素等。我早年（1996 年前后）曾诊疗过一位与我同姓（何姓）女孩，江西南昌郊区人，长在右臀部的平滑肌肉瘤患者。她父亲记得孩子 6 岁时曾后仰摔过一跤，屁股重重顶在硬石上，当时痛得"哇哇"直叫，局部瘀青、红肿。后发育过程右腿有障碍，明显短于左脚，跛了腿。7～8 年后的初中时期，右臀部再次出现剧痛、发硬，辗转求医，到上海找到我。当时患者右臀特别大，很僵硬、冰冷；一般白天疼痛感觉消失，但入夜疼痛明显。在我建议下，做了手术，病理明确为平滑肌肉瘤。术后被要求加强化疗，家长很犹豫，又来征求我的意见。

考虑到：一是家庭经济条件差，二是化疗效果差，三是女孩处于生理发育关键期。当时我建议先观察，中医药调整再说。几年后恢复很好，因感激我的知遇，又同姓何，认我为义父。

这案例让我依稀觉得很可能与外伤有一定关联性。

从临床观察看，平滑肌肉瘤还可能和饮食有瓜葛。清楚记得，世纪之交前曾治过一位患者，上海中山医院护理部主任，张姓，长得清瘦标致，时年四十多岁，曾在手术室工作过。平滑肌肉瘤长在左腹部乙状结肠拐弯处。术后类同部位，一年多时间复发 2 次后，中医药配合，找到我诊治，一度控制很好。在我处诊疗 4~5 年间，发现其特点：贪吃肉，一旦憋不住，吃一段时间后，3 个月到半年间必然复发。而她原本很少沾肉腥，从那时起，我加强了观察，发现此类并非偶然现象。遂在平滑肌肉瘤（推而广之——肉瘤）患者中建议多吃点鱼、蛋、家禽类，但强调少吃畜肉，尤其是红肉类。不敢说是定论，但对大家都疑惑且控制不佳的病症，保险起见，还是有必要谨小慎微。

早前 1996 年，笔者就曾诊疗过一位平滑肌肉瘤患者，朵云轩集团大师，在印泥工艺上造诣很深，姓高，年长于我。找我之前三年内已复发了四次，都是在长海医院做了手术。第四次术后主任医师无可奈何地对她说，再复发也没招了，建议她尽快找中医试试看，也许能走出泥淖。

辗转找到我时，已是术后多个月了，已见复发证据，但没医生愿意再手术。我们医患相互配合，内服外敷综合调整半年后，患者体力明显改善，肉瘤还在缓慢增长中。遂建议高女士还是找长海医院医生再做一次姑息术，同时不松懈地借中医药内服外敷综合调整。此后，病情一直十分稳妥，终未复发。在 2007 年"否定中医"歪风中她还发声，仗义执言，以其切身体会为捍卫中医呼吁。她的病理类型及部位都与本文女主人公姚女士完全一致。故我牵线让她们相互交流，希冀高女士帮助姚女士。

姚女士来初诊时，我已有较多经验教训了，故对她信心较足。前十余年诊疗中，医患交流颇为频繁，得知她也属"龙"，小我一轮，当时她女儿才不到 10 岁，故很担忧。因西医已全盘告知其病情，且给出了消极的暗示。故在最初十年里她积极配合，一直内服外敷，严格遵循医嘱，控制得很好。也许，受民间影响，总认为癌患 5 年就康复了，10 年就安全了，所以姚女士自行停药了。另外，平滑肌肉瘤能平平稳稳 10 年，的确也是很不错的。

停药失联几年后姚女士又忐忑不安地找我，一晃又是十余年，还算控制得不错。现今，我让她停药她也不愿意。如果能看到她，你完全没法相信她已六十有余，且有过恶性程度颇高，又转移到纵隔的平滑肌肉瘤患者已平安度过了二十多年。

癌症患者究竟多久才算控制住？才能安全停药？其实，每人情况不一，每种癌症情况也差异很大，并没统一标准。比如：乳腺癌患者中我们甚至碰到三十多年后复发的；肝癌更是反复复发。但是，控制好了，改善了癌细胞易生长的土壤，有些人两三年后就控制良好，不太会复发。因此，停药与否，是专业性很强的问题，应该由有经验的主治医生做出判断。平时，经常借中医药调整一下，也许对所有人（尤其是癌症康复者）都有帮助。因为癌细胞是有巨大生存能力的活性细胞，本身有拼命活下去的生物本能；且伴随着衰老，还会拼命蜕变成新的癌细胞。因此，提升抗癌力，防范癌细胞肆虐，是现代人的终身责任。当然，有很多癌症相对易控制些，比如说一般性肠癌，能够很好控制饮食，持久地改变膳食结构及生活方式，3～5年后就基本稳定了，定期做肠镜等复查即可。

总之，对癌几年后完全治愈这种说法，我们是持保留态度的。我们更愿意用疗愈一词。疗愈，有主动参与，从源头控制住之意蕴。这才是应对癌症的正确态度。

回到平滑肌肉瘤：一旦失控了，对化疗、放疗、免疫、靶向药等都不敏感。经验告诉我们，真的有病灶了，趁早做手术是唯一可行的，哪怕只是姑息手术；控制饮食也非常关键。故一旦发现类似肉瘤样的东西，能做手术的尽可能做手术。其他措施则意义有限。

同时，配合中医药全身调整控制，很有好处。必要时，局部借助外敷法，既改善局部血供及可能有的症状，又能通过透皮吸收，影响渗透压，从而抑制新病灶萌生。有时，还可一定程度控制病理进程。

上述的何小姐及姚女士，都长时借助外敷一法，获益匪浅。

编者感思

....

平时临床工作中，经常会有病患咨询我们：现阶段的医疗科技，癌症可以治愈吗？

总结下来：

（1）早期癌症，可以治愈。

（2）对于晚期癌症，即便无法彻底清除癌细胞，用药物控制症状，将癌症变成一种慢性病，患者可以正常生活，也可以认为是治愈。

一般人理解的治愈是"10年治好了、不复发"，可是对于癌症来说，治愈并非如此，它是一种"临床治愈"。

临床治愈是指疾病虽然没有彻底被清除，但所带来的症状却得到了控制，明显改善了生存质量。比如：糖尿病患者的胰岛功能可能很难回到病前水平，通过服用二甲双胍等药物，搭配一定的饮食控制，血糖处在正常范围。没有出现糖尿病足、糖尿病白内障、糖尿病肾病等并发症，就算是临床治愈了。

在癌症治疗中，医生也常常以同样的标准来定义"治愈"，并通过一些检验医学（抽血验尿等）、影像医学（拍片子）的手段来衡量治疗效果，判断再次出现的病灶究竟是转移还是复发。

临床治愈只是临床医生对患者癌症治疗情况的一个评价，并不代表患者体内已经完全没有癌症细胞的存在，可能是由于患者的身体免疫力比较强，癌细胞处在休眠的状态，通过相关的影像学检查没有发现可见病灶，但这些在体内休眠的癌细胞，还是可以在机体免疫力下降等内因和外因的作用下，重新进入生长增殖

康复了，就好了？

的周期，形成复发或转移病灶。因此即使判定为"临床治愈"，仍然不能放松警惕，应该至少每年进行一次相关检查，以便及时观察癌症有无复发的情况。

肿瘤患者吃中药该怎么吃，到底需要吃多久？这也是很多患者和家属经常会问到我们的一个问题，一般情况下，需要有规律地吃 4～5 年中药，中药治疗可以贯穿癌症治疗以及康复的整个过程。

第 1～2 年需要重点地吃，第 3～5 年可以减量吃，5 年之后可以间断吃。中药怎么吃，吃多久，要根据病情和身体状况来决定。中药抗肿瘤需要坚持，肿瘤患者吃中药主要是为了帮助减轻症状，提高免疫力以及预防复发转移。很多患者在病情稳定后就停药，但是这样的患者好多后面都复发转移了，这是为什么呢？

因为早期肿瘤细胞与我们的身体还是处于一种对抗的状态，也是各种症状开始出现的一个阶段，这时候用中药，可以帮助身体增强抵抗病邪的能力，平复症状，但是"病情稳定"不等于"病好了"，只是双方暂时停战了，敌人还没有被消灭。这个时候放松警惕，当体内免疫力低下，或者再次有炎症刺激时，敌人还会卷土重来。

"病来如山倒，病去如抽丝"，就是这个道理。所以中药抗肿瘤要以长期的量变达到质变，才能做到我们所说的"临床治愈"。

不要高估一年的积累，也不要低估十年的改变。

"带着瘤"不等于"不能生存"，"治好了"不等于"病全好了"！

癌情概述

平滑肌肉瘤是一种少见的成人软组织恶性肿瘤，占软组织肉瘤的 5%～10%，以中年或老年患者多见，女性多于男性。可发生在身体的多个不同部位，好发于腹膜后、胃肠道、泌尿生殖道，包括下腔静脉在内的血管及周围软组织内等，以血行播散为主要传播途径。

目前，平滑肌肉瘤的病因尚不清楚，可能与免疫力低下、遗传易感性、接触放射线、接触有毒化学物质、基因突变等有关。由于发病部位不同，其症状亦不相同，取决于肿瘤的位置和大小。

本案例患者发病部位为腹膜后区，而机体腹膜后潜在空间大且深，肿瘤埋藏其中可隐匿性生长，若未侵犯周围脏器，则症状及体征不明显，此时仅少部分患者偶然体检时发现；当肿瘤逐渐增大并浸润挤压周围脏器时，症状会逐渐加重，患者多因腹胀、腹痛、腰背痛等非特异性临床症状就诊。

当前临床治疗平滑肌肉瘤以手术切除为主，尽管放化疗效果不明显，但术后有时仍需辅助放疗和化疗。且因该病诊断较困难，确诊时大多已为晚期，复发转移率较高，多数患者预后不佳。

有研究报道腹膜后平滑肌肉瘤的术后 5 年生存率为 28%～40%，放化疗在改善本病总体生存期方面的作用尚不确定。但是否过了 5 年，就真的能"高枕无忧"？临床上有一种说法"三年一道坎，五年一道关"，若 5 年都没有复发则达到了临床"治愈"。有些患者熬过 5 年生存期后，就以为彻底安全了，急着将癌症这顶"帽子"脱掉，无所顾忌。但实际上，"5 年"只是一个统计概念，并不是绝对的安全线。尽管通过手术等治疗手段，表面上将肉眼可见的癌肿消灭了，但患者体内仍可能残留看不见的微小癌细胞，在未对患者进行系统的"体质"调理前，很难改变患者适合癌细胞发芽、生长的身体内环境，即便已过 5 年临床康复期，甚至是本例患者的 13 年，癌细胞仍有可能"有迹可循"，不断地扩散和蔓延。

　　中医药在综合控制平滑肌肉瘤，防止复发、转移方面有着比较大的优势。临床治疗以"调整为先、零毒为佳、护胃为要"为治疗原则，以扶正之剂为主，佐以辨证治疗。一方面，可增强患者术后免疫力，减轻不适症状，提高患者生活质量；另一方面，通过对机体的长期综合调理，改善患者体质，防止复发转移。

　　影响腹膜后平滑肌肉瘤术后生存期的因素，除了根治性手术、中医药治疗等医学手段外，饮食因素、心理因素也占据着不容忽视的重要地位。患者应注意营养均衡，食物尽量多样化，主食粗细粮合理搭配，多吃高蛋白、多维生素、低动物脂肪、易消化的食物，以及新鲜水果、蔬菜；同时，患者和家属都应学会调整心态，积极面对疾病，必要时寻求心理支持和帮助。